精神科作業療法の理論と技術

編集 早坂 友成 杏林大学 保健学部 作業療法学科 講師

MEDICAL VIEW

Theory and Practice of Psychiatric Occupational Therapy
(ISBN 978-4-7583-1925-6 C3047)

Editor: Tomonari Hayasaka

2018. 4. 10   1st ed

©MEDICAL VIEW, 2018
Printed and Bound in Japan

Medical View Co., Ltd.
2-30 Ichigayahonmuracho, Shinjyukuku, Tokyo, 162-0845, Japan
E-mail   ed@medicalview.co.jp

編集の序

『精神科作業療法の理論と技術』を発刊するにあたり，私の過去の思いが本書に大きく影響しました．

私が作業療法士の養成校に入学してから，早いもので20年以上が経過しました．その頃の情報量は現在とは比較にならない程に差があり，特にインターネットによる情報は天と地ほどの差がありました．パソコンは大変高級品であり，講義や実習のレポートは手書きの時代でした．ワープロを卒業研究のために購入した際は，それすら便利時代の到来をしみじみ感じたものです．あの頃から早20年，時代は急速な変化を遂げました．精神科医療も同様です．

私が初めて就職した勤務先は"小さな町の大きな精神科病院"．このイメージは当時からあり，精神科デイケア，精神科作業療法において患者さんと様々な作業を共有しました．しかし，あの頃の私は漠然とした思いをいつも抱え，「何かが違う」という思いに支配されていたように思います．辛い臨床でした．その思いは時間の経過とともに膨れ上がり，私の体には治りつかない状態になったことを思い出します．もちろん楽しいことも多くありました．同僚に恵まれ，仕事終わりには作業療法について語り明かしました．あの頃の私に今の私が助言するのであれば，「良本を手に取り，勉強し，あなたの作業療法を研修会や学会で深化させ，目の前の患者さんに向き合いましょう」と叱咤激励すると思います．あの頃の私は，精神科作業療法を学ぶ手段を手に入れなければならなかったのだと思います．これらが本書の根源となりました．

本書の役割は，精神科作業療法を深く理解し，患者さんに良質な精神科作業療法を提供したい方の役に立つことです．この度は新進気鋭の22名の作業療法士に協力を依頼しました．執筆者全員が現在の精神科作業療法におけるトップランナーです．精神科病院の作業療法士だけではなく，地域支援に従事する作業療法士，大学などの教育に携わる作業療法士など全領域の作業療法士が集結しました．本書では精神科作業療法士が担うべき役割，活躍すべき施設や機関などの詳細を解説し，精神科作業療法の治療構造を具体的に示しています．また，統合失調症モデルに偏ることなく，うつ病，双極性障害といった，多くの精神疾患を疾患ごとに解説しています．さらに，精神科医療において重要とされている精神療法，認知行動療法をはじめ，近年において実用性が具体的になったリワークプログラムや認知リハビリテーションについても詳しく解説しています．本書が精神科作業療法の発展に寄与し，臨床や教育において活用されることを願います．

文末になりましたが，本書においてご協力いただきました作業療法士の方々，本書においてご助言くださった恩師の方々に深くお礼を申し上げます．

2018年2月

早坂友成

執筆者一覧

■編　集

早坂友成	杏林大学　保健学部　作業療法学科　講師

■執筆者（掲載順）

照井林陽	社会医学技術学院　作業療法学科
黒川喬介	帝京科学大学　医療科学部　作業療法学科
稲富宏之	京都大学大学院医学研究科　人間健康科学系専攻　教授
德永直也	不知火病院　リハビリテーションセンター
稲垣成昭	東北福祉大学　健康科学部　リハビリテーション学科　作業療法学専攻　講師
長島　泉	杏林大学　保健学部　作業療法学科
高橋　健	柏メンタルクリニック
福家亜希子	いわき病院　作業療法科
佐藤嘉孝	岡山県精神科医療センター
髙橋章郎	ルーツ・ユアセルフ，首都医校　教務部　作業療法学科
芳賀大輔	ワンモア豊中
宮崎宏興	いねいぶる
南　庄一郎	国立病院機構　やまと精神医療センター　リハビリテーション科
早坂友成	杏林大学　保健学部　作業療法学科　講師
森元隆文	札幌医科大学　保健医療学部　作業療法学科　講師
岩根達郎	京都府立洛南病院　リハビリテーションセンター長
岡崎　渉	NTT東日本関東病院　精神神経科
田尻威雅	桜が丘病院　作業療法室
木納潤一	秋津鴻池病院　リハビリテーション部
織田靖史	玉野総合医療専門学校　作業療法学科
中村泰久	日本福祉大学　健康科学部　リハビリテーション学科　作業療法学専攻
田中友紀	東邦大学　医学部　精神神経医学講座
龍　亨	不知火病院　リハビリテーションセンター

目次

I章　精神科作業療法の意義

1　精神科作業療法の歴史・関連法規 ……………………………………………… 照井林陽
　　精神科作業療法の歴史 ……………………………………………………………… 2
　　関連法規と精神科作業療法 ………………………………………………………… 4
　　診療報酬と精神科作業療法 ………………………………………………………… 7

2　医学モデルと生活モデル ………………………………………………………… 黒川喬介
　　医学モデルとは ……………………………………………………………………… 9
　　生活モデルとは ……………………………………………………………………… 10
　　精神科作業療法における医学モデルと生活モデルをどうとらえるか ……… 10
　　精神科作業療法の過去と未来 ……………………………………………………… 12

3　精神疾患の理解 …………………………………………………………………… 稲富宏之
　　はじめに ……………………………………………………………………………… 15
　　統合失調症はどのようにして診断されるのか …………………………………… 15
　　統合失調症は医学的にどのように理解されているのか ………………………… 18
　　ほかの精神疾患はどのようにして理解されるのか ……………………………… 19

4　精神科におけるチーム医療 ……………………………………………………… 德永直也
　　チームについて ……………………………………………………………………… 21
　　チーム医療 …………………………………………………………………………… 21
　　チーム医療の一方向性と双方向性 ………………………………………………… 22
　　精神科チーム医療を構成するメンバーとそれぞれの役割 ……………………… 25
　　精神科作業療法の専門性と特殊性そして臨床チームにおける役割 …………… 26
　　まとめ ………………………………………………………………………………… 29

II章　精神科作業療法の役割

1　精神科病院 ………………………………………………………………………… 稲垣成昭
　　施設の役割 …………………………………………………………………………… 32
　　精神科病院における作業療法士の役割 …………………………………………… 34

2　総合病院 …………………………………………………………………………… 長島　泉
　　はじめに ……………………………………………………………………………… 40
　　施設の役割（対患者，対社会）……………………………………………………… 41
　　施設の仕組み（構成要因）…………………………………………………………… 42
　　作業療法士の役割 …………………………………………………………………… 43

3　精神科診療所（精神科クリニック）の機能と役割 …………………………… 高橋　健
　　施設の役割 …………………………………………………………………………… 47
　　施設の仕組み ………………………………………………………………………… 49
　　作業療法士に求められる役割 ……………………………………………………… 51

4　デイナイトケア …………………………………………………………………… 福家亜希子
　　デイナイトケア等の役割 …………………………………………………………… 54
　　デイナイトケア等の仕組み ………………………………………………………… 55
　　作業療法士の役割 …………………………………………………………………… 56

v

5　訪問リハビリテーション：精神科アウトリーチ　　佐藤嘉孝
　　施設の役割 59
　　組織の仕組み 59
　　作業療法士の役割 59

6　就労移行支援　　髙橋章郎
　　はじめに 68
　　障害者総合支援法 68
　　精神障害者の就労支援における作業療法士の役割 72

7　復職支援　　芳賀大輔
　　復職支援（リワーク）とは 73
　　作業療法士の役割 74
　　事例 77

8　グループホーム　　宮崎宏興
　　共同生活援助（グループホーム）とは 79
　　共同生活援助の利用に際した費用の考え方 83
　　さまざまな支援との関連性 83
　　実践例 84
　　作業療法士の役割 84
　　おわりに 85

9　医療観察法病棟　　南　庄一郎
　　施設の役割（対患者，対社会） 86
　　組織の仕組み（構成要因） 87
　　医療観察法病棟における作業療法士の役割 87

Ⅲ章　精神科作業療法の治療構造　　早坂友成

1　作業療法の手順
　　各工程の対応と方法 94
　　作業療法の心得 101

2　作業療法の仕組み
　　4重の治療構造 102
　　対応法と構造化（治療計画）の要素 106

3　評価と治療の原則
　　患者・対象者のとらえ方 110
　　回復段階 110
　　治療段階 112

4　作業療法の原理・原則 114

Ⅳ章　各精神疾患の精神科作業療法

1　統合失調症　　森元隆文・岩根達郎
　　はじめに 116
　　評価法 116
　　治療法（支援法） 122
　　事例（典型例） 127

2　うつ病　髙橋章郎・岡崎　渉
- はじめに ……………………………………………………………………………… 133
- 評価法 ………………………………………………………………………………… 134
- 治療法 ………………………………………………………………………………… 136
- 事例（典型例）……………………………………………………………………… 138

3　双極性障害　田尻威雅・木納潤一
- 評価法 ………………………………………………………………………………… 143
- 治療法（支援法）…………………………………………………………………… 145
- 事例（典型例）……………………………………………………………………… 148

4　神経症　織田靖史・芳賀大輔
- 評価法 ………………………………………………………………………………… 157
- 治療法（支援法）…………………………………………………………………… 160
- 事例（典型例）……………………………………………………………………… 163

5　依存症　佐藤嘉孝・南　庄一郎
- はじめに ……………………………………………………………………………… 167
- 評価法 ………………………………………………………………………………… 167
- 治療法（支援法）…………………………………………………………………… 171
- 事例（典型例）……………………………………………………………………… 174

6　摂食障害　稲垣成昭・長島　泉
- はじめに ……………………………………………………………………………… 179
- 評価法 ………………………………………………………………………………… 179
- 治療法（支援法）…………………………………………………………………… 182
- 事例（典型例）……………………………………………………………………… 184

7　認知症　照井林陽・黒川喬介
- 評価法 ………………………………………………………………………………… 191
- 治療法 ………………………………………………………………………………… 194
- 事例 …………………………………………………………………………………… 197

8　発達障害圏　中村泰久・宮崎宏興
- 発達障害の疾患特性 ………………………………………………………………… 203
- 発達障害の二次障害としての精神疾患 …………………………………………… 203
- 社会参加状況 ………………………………………………………………………… 204
- 評価法 ………………………………………………………………………………… 204
- 治療法 ………………………………………………………………………………… 205
- 事例 …………………………………………………………………………………… 206

9　早期精神疾患　田中友紀・龍　亨
- 精神疾患の早期介入について ……………………………………………………… 211
- 評価法 ………………………………………………………………………………… 213
- 治療法（支援法）…………………………………………………………………… 214
- 事例（典型例）……………………………………………………………………… 216

10　その他の精神疾患　早坂友成
- パーソナリティ障害 ………………………………………………………………… 220
- 身体症状症 …………………………………………………………………………… 222
- 不眠障害 ……………………………………………………………………………… 223

V章　各理論と精神科作業療法

1 **精神療法** .... 稲富宏之
　　精神療法 226
　　精神療法の分類 227
　　精神科作業療法への活かし方 230

2 **力動精神医学** .... 織田靖史
　　力動精神医学とは 232
　　作業療法への活かし方 235
　　留意点 236

3 **地域生活支援** .... 木納潤一
　　精神障害リハビリテーションとリカバリー 238
　　地域生活を支援するうえでの心構え 238
　　精神科退院前訪問指導 238
　　長期入院患者への生活支援 245
　　長年にわたる生活支援 246

4 **認知行動療法** .... 森元隆文
　　認知行動療法とは 248
　　精神科作業療法への活かし方 253
　　留意点 254

5 **社会生活技能訓練** .... 中村泰久
　　社会生活技能 256

6 **認知リハビリテーション** .... 岩根達郎
　　認知リハビリテーション 261

7 **運動療法** .... 田尻威雅
　　運動療法とは 268
　　精神科作業療法への活かし方 269
　　運動プログラムの流れ 270
　　介入のポイント 270
　　各運動の目的と効果 271
　　留意点 274

8 **リワークプログラム** .... 芳賀大輔
　　リワークプログラム 276
　　精神科作業療法の活かし方 280
　　留意点 282

索引 283

I章

精神科作業療法の意義

1 精神科作業療法の歴史・関連法規

照井林陽

精神科作業療法の歴史

作業を用いた療法の起源は古代ギリシャ，エジプトの時代に遡って語り継がれている。当時は音楽，踊り，乗馬や農作業など，各種の作業活動が精神と身体の健康を保つのに活用され，Claudius Galenus（130〜201頃）の**仕事（作業）は自然（天然）の最良の医師であり，人間の幸福に不可欠である**というとらえ方はまさに，**作業をすることで人は元気になる（健康になる）**という，現代における作業療法（OT）のとらえ方となんら変わりがなく，古代においても作業を用いる療法の核がいかにシンプルなものであったかがわかる。

精神科作業療法としての明確な源流は，18世紀における精神科医 Philipp Pinel（1745〜1826）による精神科患者の処遇改革にあるととらえられる。彼は精神疾患をもつ者を犯罪者扱いせずに医療を施す患者としてみるべきだとし，患者を拘束から解放しただけでなく，それぞれの患者に合った作業を提供することで精神症状の安定などを図っていた。患者の得意な作業，好む作業を把握し，回復段階に応じて適切な作業活動を設定して取り組ませるその手法はまさしく精神科作業療法そのものであり，当時におけるピネルの作業を用いる療法の実践センスには，作業療法士（OTR）を初心に帰らせるものがある。

Samuel Tuke（1784〜1857）は，仕事や作業を用いて精神科患者の心身回復を促すという人道（道徳）療法を進める際には，精神科患者を人間として尊厳をもって接することや患者の好む作業を行うことを原則としていた。彼は，**精神科患者の精神的側面，知的側面，活動性は失われているのではなく病によって歪められている**ととらえ，患者の能力などが一部異常であっても，そのほかの事柄については正常である場合もあるとして，多面的な患者理解の必要性を示している。また，残された力の使用と培養による効果についても触れており，残存機能・能力や強みを生かし，否定的側面ばかりにとらわれない視点が報告において複数確認できる。

Adolf Meyer（1866〜1950）は，OTの原理として患者の利点を把握して引き出すこと，残存機能・能力を活用し向上させることを推奨し，作業を行うことは患者の回復に欠かせないとした。マイヤーは，**物事を仕上げる喜び，手や筋肉を使い活動することの真の喜び，時を大切にすることの幸せが患者を動かす強い刺激剤になりうる**とした。また，**患者に与えるべきは処方箋よりも機会である**とし，働く機会，事を行い，計画し，想像する機会，物を使うことを習う機会であるとした。

Hermann Simon（1867〜1947）は，精神科医療の安静，臥褥優先を批判し，OTを積極的に実践した。彼も患者の残存機能・能力，ストレングスに相当する部分を把握することの重要性を挙げ，**その残存した健康な側面は表面からうかがうよりはるかに広範囲にわたるものである**と説いた。作業の段階付けを活用するなど，院長という立場にありながら精力的にOTを実践していた。

呉 秀三（1865〜1932）は，1901年に欧州留学から帰国し，院長に就いた東京府癲狂院（後の巣鴨病院，現：松沢病院）において患者を拘束から解放し，建物を明るく改修するなどして改革

に取り組む。呉は病院に裁縫室を設置してOTを開始し，その後は裁縫のほかに園芸や農作業の用具を揃えて本格的にOTを実践していった。

「我邦十何万ノ精神病者ハ実ニ此病ヲ受ケタルノ不幸ノ外ニ，此ノ邦ニ生マレタルノ不幸ヲ重ヌルモノト云フベシ」という呉の言葉は，現代において精神科作業療法を実践するうえでも忘れてはならず，病の回復だけではなく社会生活上の困難さも解決することを求められる対象者であり，退院に向けて，あるいは退院後の対象者にOTRは何ができるか，ということを念頭に置いた精神科作業療法の実践を求めている言葉と受け止めることができる。

呉のOTと遺散療法とを組み合わせた移導療法は，精神疾患によって逸脱する観念を健全なほうへと移し導くという考え方に立っており，精神症状によって思考やエネルギーが病的世界に向かうのを，作業のもつ現実性，集中を求める要素，適応的な発散などによって健全なものへと転換していく精神科OTの作用と一致する。また，患者が作業に興味を抱いて取り組むことで，病によって受動的生活だったのが能動的生活に変化し，症状の軽快を促進するとしており，臥床傾向にある患者にOTが回復の転機となりうることをとらえている。これらから，呉のOT実践から100年以上経過する現代における精神科作業療法は，その基本とする部分，核は変わっていないことがわかる。つまり，その核を継承した精神科作業療法の実践は，理論が発展していく今後においても継承されていくべきものである。

呉のOT実践の思いはその後，加藤普佐次郎(1888〜1968)に継承され，薬物療法も満足に成立していないなか，理解の乏しい医局員の揶揄を受けながらも患者とともに作業治療として造園作業を実践した。その実践には，患者の主体的な取り組みの促し，環境設定，協同作業，役割，楽しみの設定があり，患者が歌いながら，笑いながら土を掘って運ぶという生き生きとした作業への取り組みを引き出した。加藤は，**作業の価値は種類が無数にあり，あらゆる患者の趣味能力に適応できることだ**としている。また，**作業によって散漫な注意力は集中に至り，錯乱は影を潜め，幻覚などは理性の働きによって意識から除かれ，仕事の達成によって再び自尊心が獲得される**と述べている。加藤のこの実践と理論にも，OTの基本を見出すことができる。

呉と加藤の実践は菅 修(1901〜1978)が継承し，論文「作業療法の奏効機転」においてOTは強制作業を目的としたものではなく，効果のある療法であることを強調し，生活療法との混同による誤解によって矢面に立たされる精神科作業療法を擁護した。菅は，この論文においてOTの効果をまとめており，基本的欲求の充足，機能低下防止，生活リズムの改善，社会性の改善などを挙げている。また，作業に患者を当てはめるのではなく，治療目標に従って作業種目，方法を選択することが重要であるとし，そのための準備に努力と工夫が必要であるとしている。

このように，現代の精神科作業療法は多くの先人達の熱意，実践の数々によって今日があるといえ，各人が挙げた作業を用いた療法のポイントは今でも臨床実践において新鮮さを失わない。さまざまな療法が存在する精神医療のなかにおいて，OTがこれからもその力を発揮するには，先人達が残したOTの核を忘れずに，時代に即した根拠のある実践が不可欠である。先人からさまざまなOT実践の核が見出せるなか，矢谷令子が挙げるOTの4大特徴は非常に本質的であり，OT実践の普遍的な核として参考になる。矢谷は，OTの4大特徴として

第1の特徴：「『作業』を，その手段として対象者のニーズに適用し，効果を出す点」

第2の特徴：「心と身を同時に，かつ同等に重要視する点」

第3の特徴：「治療的な自己活用（the therapeutic use of self）」

第4の特徴：「代償法の活用」

を挙げている[3]。これらの考え方に立つ点が，ほかの療法とは異なる点であるとしている。

精神科作業療法というものがどのようにして築かれたかについて，歴史をとおして振り返ることは今の精神科作業療法実践がその原理からそれたものとなっていないかを確認するのに有用である。特に，4大特徴については日々の臨床において念頭に置きながら実践することが非常に重要である。

関連法規と精神科作業療法

精神病者監護法

「精神医療の歴史は拘束から始まった」ともいえ，現代においてもまだ十分に解決されたとはいえない課題となっており，精神科作業療法が対象とする精神障害者の処遇を象徴する法律である。

1900年3月に精神障害者に関する初の法律「精神病者監護法」が制定され，呉　秀三が問題視して調査を行った「私宅監置」いわゆる座敷牢が公認となる。病院における監置も行われていたが，経済的に困窮している家庭における費用負担は大きく，人権侵害ともいえる私宅監置の蔓延を招く状況につながった。

呉の「精神病者私宅監置ノ實況及ビ其統計的観察」[12]「我邦ニ於ケル精神病ニ関スル最近ノ施設」[13] に詳しい私宅監置の実態は目に余る状況にあり，特に屋外の簡易的な小屋による監置は雨風や暑さ寒さをまともにしのげない状況で，当時の政府と社会が精神科患者は社会的に害であるとしていたであろう姿勢は，精神科患者の処遇に暗い影を落としていた。1910年時点で約24,000人とされる精神科患者数に対し，当時の病床数は約2,500人であり，私宅監置に至っては約3,000人とされている。この状況を経て，1919年3月に精神病院の設置促進を目的とした「精神病院法」が制定されるものの，政府の監置志向は依然としてあり，公立病院の設置は進まず民間病院が精神科患者を収容するという状況を招いた。この2つの法律は1950年5月に制定される「精神衛生法」まで続く結果となった。

この当時は精神科患者を治療するという視点が中心ではなかったため，拘束志向とは反対に位置する道徳的志向性を背景にもつOTは発展できないまま経過している。

精神衛生法

第二次世界大戦後に民主化が進むなか，人権尊重の機運が社会において徐々に高まり，世界に比べて大きく遅れていたわが国の精神衛生もようやく日の目を見るようになる。1950年，「病者の医療と保護，国民の精神的健康の保持と向上」を目的として「精神衛生法」が制定された。これにより，各都道府県における精神科病院の設置が義務付けられ，50年あまりも続いた私宅監置はついに廃止され，そのほか，措置入院制度や入院費の公費負担などがようやく定められることとなった。

しかし，措置入院の要件には曖昧さがあり，患者の家族が公費負担による費用負担軽減を目的に必要のない措置入院を望み，措置入院患者が急増するという新たな問題を生んだ。また，ライシャワー事件による影響で，民間精神科病院の乱立は職員不足，入院治療とは名ばかりの使役的作業を課す実態などの問題を生み出した。

1964年3月，ライシャワー駐日大使がアメリカ大使館内で19歳の精神疾患をもつ少年に右大腿部を刺された事件は社会における治安維持志向を急速に強め，精神科患者の監禁拘束，施設収容という処遇が強まることとなった。1965年6月に精神衛生法は一部改正となり，通院医療費の公費負担，保健所による訪問指導，各都道府県に精神衛生審議会の設置義務などが追加された。

1974年に，ようやく精神科作業療法は念願の医療保険点数が認められ，精神科医療の一翼として正式に認められるようになった。ここに至るまで，呉による作業療法開始から73年もの歳月が経過していた。

しかし，1975年5月に，精神科作業療法は使役的で治療的ではないとするなどの誤解に基づいた批判により，日本精神神経学会から「作業療法点数化に対する決議」が提出され，療法として否定された苦い時代も経験している。これは作業療法の核，原理の再確認へとつながっており，後に誤解の解消に至っている。

精神保健法

1984年，看護資格をもたない職員が入院患者を虐待するなどして死亡させるという衝撃的な実態が社会問題となった宇都宮病院事件をきっかけに，精神科医療の隠れた問題が明らかとなり，精神科医療全体に対して社会からは厳しい目が向けられた。このことを契機に，1987年9月に「精神保健法」が制定され，1988年7月に施行された。人権保護と社会復帰の推進が同法において明確となった。

宇都宮病院事件には作業療法が不本意にも関係しており，同病院によって患者へ強制労働を強いた行為がOTではないにもかかわらず，OTと称されていたことがわかっている。そのため，この時代の精神科作業療法は，生活療法との混同，社会的事件における誤解とを背負う不遇の時期を送っている。

また，この精神保健法には第29条のしばりがあり，法律上でOTの実施は院内OTに限られるため，回復が進んだ患者に対して社会的要素を求めやすく，実践的なリハビリテーションとなる院外プログラムを実施する必要性に反するものであった。

精神保健福祉法

1993年に成立した「障害者基本法」を受け，1995年に「精神保健法」は「精神保健福祉法（精神保健及び精神障害者福祉に関する法律）」に改正され，精神障害者の社会復帰などのための保健福祉施策の充実と，よりよい精神医療の確保などが図られた。具体的には，精神障害者保険福祉手帳制度の創設，医療保護入院時の告知義務徹底，生活訓練施設や授産施設などの社会復帰施設についての規定を法律に明記するなどである。2014年に「改正精神保健福祉法（精神保健及び精神障害者福祉に関する法律の一部を改正する法律）」が施行され，保護者制度の廃止，医療保護入院の見直しなどが盛り込まれた。

心神喪失者等医療観察法

2001年6月の附属池田小学校事件は精神科治療歴がある者に対する社会の大きな不安を引き起こし，異例な短期間での法案作成によって2003年7月，心神喪失者等医療観察法（心神喪失等の状態で重大な他害行為を行った者の医療及び観察等に関する法律）が制定された。これは，

心神喪失等にある状態で重大な他害行為を行った者に対して適切な医療と観察，指導を行い，病状改善と再犯防止を図って社会復帰を促すための法律であり，OTRもかかわる機会がある領域の法律である。

OTRは作業活動を通じて衝動性を緩和，身体感覚の回復，現実感の回復，社会生活能力の獲得，対処行動の般化など，多職種チームの一員としてさまざまなアプローチを行う。

理学療法士及び作業療法士法

1965年に制定され，1966年に施行された。日本においてOTRが医療専門技術の資格者として正式に定められることとなった法律である。翌年に第1回目となる国家試験が実施され，養成校卒業生5名，特例条件を満たした15名，米国でOTR免許を取得した2名，計22名の有資格者が誕生している。業務独占ではなく名称独占（名称の使用制限）ではあるが，医師の処方に基づいて実施されるため，実質は業務独占に該当する。成立から50年以上が経過し，法律上で定義されるOTについては，2010年に厚生労働省からの通知により「手芸・工作を行わせる」といった現状のOTの適用範囲などにそぐわない部分は認識の修正が促されたが，今現在も同法の見直しを求める声が上がり続けている。

障害者差別解消法（障害を理由とする差別の解消の推進に関する法律）

2013年6月に制定され，2016年4月より施行された。「障害及び社会的障壁」という表現が盛り込まれ，社会的障壁が対象者の生活障害を生んでいるというとらえ方を含む点で，物理的障壁ばかりではなく，周囲の人的環境の障壁も指している。つまり，機能障害に焦点を当てた医学モデルではなく，社会的構造に焦点を当てた社会モデルが特徴となっている。生活のしづらさ，社会生活上の課題などにも焦点を当ててアプローチする精神科作業療法とも関連する部分がある法律である。

個人情報の保護に関する法律（個人情報保護法）

本人の個人情報に対する権利と利益の保護，個人情報を活用する有効性の維持が目的となる。2005年に施行され，2017年に改正された。

ここでの個人情報とは，生存する個人に関する情報であり，生年月日や，その他により個人を特定できる情報を指す。改正後は「個人識別符号」として身体的な特徴などのデータ（DNA，虹彩，声紋，指紋など）の公的な番号情報（マイナンバーや免許証番号など）も保護対象としてより明確化された。

OTにおいてもOT実施記録，症例報告，研究など，対象者に関する個人情報の取り扱い範囲が多岐にわたるため，対象者個人を識別可能な情報の取り扱いには最大限の注意が必要となる。同法の成立以降は，施設内におけるOTに関する写真の掲示や発信も控えられ，画像加工などによって個人を特定できないようにする配慮が浸透している。

守秘義務（職務上知り得た個人の秘密守秘，対象者の秘密保護の責任，プライバシーの権利保護）に基づいて厳正に取り扱うべきであると作業療法士の職業倫理指針（日本作業療法士協会）にも示されており，遵守が欠かせない。

記録の保存義務

医師法第24条などでは診療録として診療完結日から5年間，関連諸記録は2年間など，種類に応じて保存期間が定められている。OTの記録もこれに準じて一定期間の保存，管理を行い，再来，情報開示に備えることが求められる。ただし，精神科入院治療においては入院期間が数十年に渡るなど長期化する場合があるため，医療機関によってはこの限りではなく，入院期間に応じた長期保存も行われている。

診療報酬と精神科作業療法

前述のとおり，1974年にOTが保険医療点数として認可されたが，その点数は大規模デイケアの半分であり，身体障害を対象とするOTにおいては半分以下であった。当時は大規模デイケアで60点，精神科作業療法は30点から始まったが，その後点数は引き上げられていき，1978年には3桁の100点に達する前者のデイケアに対し，後者の精神科作業療法は1990年の改定まで2桁の70点であった。ようやく3桁となった1990年の改定当時であっても，身体障害（簡単）の145点よりも低い100点であった。そして，1992年で精神科作業療法は大きく引き上げられて200点となり，1994年改定で220点と順調な点数の引き上げが期待された。しかしながら，2017年改定時点で精神科作業療法は220点であり，23年にわたって220点のまま据え置きとなっている。なお，デイケアに至っては同年改定で小規模は590点，大規模は700点となっている。

そのため，施設基準の平米数，集団対応を招いて個別対応を困難とする点，精神科患者への身体的アプローチが困難な点など，現行算定要件などでは精神科作業療法が十分に力を発揮できない状況が生み出されている。そういった状況では，民間施設における経営優先の精神科作業療法部門運営という問題をはらみ，OTRがルーティンとしてプログラムを運営するだけになってしまうリスクを招き，ひいては精神科作業療法の発展を妨げているといえる。

しかし，現行の施設基準や算定要件は確かにOTRにとって不利な条件であるものの，対象者の個別対応や身体的アプローチは不可能ではなく，プログラム構成の工夫，理学療法士との連携などによって可能であり，それを実現している施設は増えている。例えば，精神科において疾患別リハビリテーション料を算定できる各施設基準があれば，包括医療の療養病棟，急性期治療病棟を除き，運動器や脳血管疾患，廃用症候群，心大血管，呼吸器でそれぞれにリハビリテーションを実施して算定が可能である。実際の施設基準の要件，算定日数などからは，運動器Ⅱや脳血管疾患Ⅱの算定が現実的である。精神科においても身体的アプローチの必要性と要望が年々高まり，精神科作業療法士の対応も加速度的に求められている。しかし，精神科作業療法として精神科患者への対応も同時に求められるため，施設基準をもたない単科の精神科においては場合によって個別の精神科作業療法として身体的アプローチを実施する施設も少なくない。

精神科作業療法の規定においては，日本作業療法士協会およびリハビリテーション専門職団体協議会より診療報酬改定に関する要望が厚生労働省に提出され続けており，OTR1人に対する単位あたりの時間と人数の要件見直しや個別対応加算などにより，急性期患者，認知症患者への早期リハビリテーション，高齢患者，身体合併症患者への対応，地域移行支援をより可能にすべく，

働きかけが続けられている。長きにわたって点数が据え置きとなっている以上，診療報酬改定を待つのではなく，現状のなかで創意工夫して対象者にとってよりよいアプローチ，OTを実施することが必須である。そのためには部門運営とプログラム構成の根本的な見直し，他部門との緊密な連携，人材育成など，部門単位での創意工夫と努力が不可欠である。そして，医師をはじめとする他職種の理解を得られ，必要とされるためにも，OTR1人1人による丁寧な実践と啓蒙が欠かせない。

精神科医療，関連法規，診療報酬といったさまざまな変遷のなかで，ときには誤解や批判にさらされながらも精神科作業療法は先人から連綿と実践が継承されてきた。法律上でOTRが産声を上げてから50年以上が経過した現代においても，先人から受け継ぐべきことは受け継ぎ，精神科患者が置かれていた状況，置かれている状況，人道的視点，OTの特徴，核といった点をしっかり念頭に置いた精神科作業療法の実践が，現代のOTRには期待されている。

引用・参考文献

1) 日本作業療法士協会：作業療法学全書 第5巻 作業治療学2 精神障害，協同医書出版社，1996．
2) 秋元波留夫，冨岡詔子：新 作業療法の源流，三輪書店，1991．
3) 矢谷令子，福田恵美子：作業療法実践の仕組み 改訂第2版，協同医書出版社，2014．
4) 山根 寛：精神障害と作業療法 新版 病いを生きる，病いと生きる 精神認知系作業療法の理論と実践，三輪書店，2017．
5) 日本作業療法士協会：作業療法学全書 改定第3版 第5巻 精神障害，協同医書出版社，2010．
6) 日本作業療法士協会：作業療法学全書 改定第3版 第1巻 作業療法概論，協同医書出版社，2010．
7) 二木淑子，能登真一：標準作業療法学 専門分野 作業療法学概論 第3版，医学書院，2016．
8) 香山明美，小林正義，鶴見隆彦 編著：生活を支援する精神障害作業療法 第2版 急性期から地域実践まで，医歯薬出版，2014．
9) 小林夏子：標準作業療法学 専門分野 精神機能作業療法学 第2版，医学書院，2014．
10) 朝田 隆，中島 直，堀田英樹：精神疾患の理解と精神科作業療法 第2版，中央法規出版，2012．
11) 精神保健医療福祉白書編集委員会：精神保健医療福祉白書2017 地域社会での共生に向けて，中央法規出版，2016．
12) 日本公衆衛生協会：我が国の精神保健福祉（精神保健福祉ハンドブック）平成27年度版，日本公衆衛生協会，2016．
13) 呉 秀三，樫田五郎：精神病者私宅監置ノ実況及ビ其統計的観察（精神医学古典叢書新装版），「新樹会」，創造出版，2009．
14) 呉 秀三：我邦ニ於ケル精神病ニ関スル最近ノ施設（精神医学古典叢書新装版），創造出版，2003．
15) 澤村誠志：社会リハビリテーション論 第2版，三輪書店，2007．
16) 風祭 元：わが国の精神科医療を考える，日本評論社，2001．
17) 蜂矢英彦，岡上和雄：精神障害リハビリテーション学，金剛出版，2000．
18) 鎌倉矩子：作業療法 改訂第6版，協同医書出版社，1989．
19) 精神科医療史研究会：精神衛生法改正にむけて－精神科医療改革のための提言－，精神科医療史研究会，1986．
20) 精神科医療史研究会：呉秀三先生―その業績，呉秀三先生業績顕彰会，1974．

2 医学モデルと生活モデル

黒川喬介

医学モデルとは

　一般的に，患者となりうる者は，自分の心身に違和感（症状）を感じ，病院（医師）を訪れる。医師は，まず患者が訴える症状の組み合わせや，検査結果などから，疾患名（病名）を診断する。そして，疾患となる原因として存在する「病理」や「病因」に対し，治療する。ここにおける治療とは，この病理に着目し，治癒ないし，症状の軽減緩和に目標を置いている[1]。

　医学モデルとは，疾病・障害・問題などの評価・解明・除去を目的とするものであり[2]，障害は個人の問題と考える立場を意味する。そのため，障害者は，専門家による個別治療や個別訓練という形で提供される医学的ケアが必要となる。この場合，障害への対応の目標は，障害を抱えた者が社会に適応するため，自身の行動を変化させることになる。すなわち，障害を抱えたことで自分自身を変えていくことが求められるのである。よって，リハビリテーションは障害をもった者の心身における機能障害をできるだけ回復，軽減させ，生活水準を向上させることが目標となり[3]，入院治療のなかで，疾患に対する医学的処置を目的にしたものとなる[4]。

　このように，作業療法（OT）を含む，リハビリテーション領域の価値意識は，障害をとらえる見方として，従来から医学モデルを中心としたものであった[5]。

　医学モデルの重要性と成果として，「疾病と外傷に対する広範囲の効果的な管理の基礎をなしており，医学モデルによる応用の多くは，救命および痛みと苦しみの減少をもたらす真に注目すべき成果を示しており」[6]，「診断は，疾病の経過を予測し，適切な治療あるいは治療の選択肢を示すためには，極めて重要である」[6]。また，「専門技術は潜在機能・能力の開発や自立度向上のためには重要な役割を果たしている」[7]が挙げられている。

　しかし，その後，医学モデルに対し，「疾病が否定的な状態である姿勢であること」[6]や，「患者－治療者関係に固定的な位置関係であること」[8]という，縦割の位置関係をもたらし，また，「実践としての治療は専門機関と専門職の占有とされ，その弊害としてパターナリズム[*1]が形成されてきた」[8, 9]。

　また，医学モデルだけで精神疾患をとらえることそのものに，限界が潜んでいる[1]。精神障害者に対する治療において，統合失調症や神経症など精神医学が対象としている症状の多くは，医学モデルによってすべての原因が解明されているわけではない。このため，対症療法としての限界を超えていると考えられ，前述したような医学モデルのみでの枠組みでは十分な対応はできない。

---

*1　パターナリズム
父親の子供に対する関係にみられるような，支配や保護の特質をもつ社会的関係。温情主義，保護主義＝父性原理。

生活モデルとは

　医学モデルは，1970年代後半まで機能回復を中心に向けられてきたが，1980年代に入り，QOL（quality of life）の概念が登場し，対象者を生活主体としてとらえようとする姿勢が現れた[10]。また，1985年，日本作業療法士協会がOTの定義を定め，そのなかで「主体的な生活の獲得」[11]という文言が明記された。このような経過のなか，1970年代後半に利用者を生活という視点から見つめようと，医療者中心の治療主義である「病理モデル（医学モデル）」から，対象者中心の「生活モデル」への発想の転換が求められるようになった[5]。

　これに加えて1989年「高齢者保健福祉推進10か年戦略（ゴールドプラン）」が策定された[12]。「作業療法も単なる機能回復という視点からシフトし，慢性疾患を抱えながら生きる対象者の生活をいかに支援するかという点に主眼を向ける一因になった」[10]。

　特に，精神障害者には病識がないことが特徴であり，現実性を失ったがゆえに社会一般の規範や価値観，法律といった枠組みが作り出す社会的秩序から逸脱する側面がある。入院する目的は，患者ないしは社会を守るという視点から，精神疾患のために失った生活能力を補うことである。また，症状の寛解と再燃を繰り返すのも精神障害の特徴である。それゆえに，精神科作業療法では，障害を抱えていても，対象者が主体的でよりよい人生を送ることを目指す。そのために，障害された側面ではなく，対象者個人のもつ強さ（長所）に焦点を当て，ほかの機能や道具，地域資源などを用いて代償することで，生活水準を向上させるといった，ストレングス・モデルやエンパワメント・アプローチを重視した支援をしていくようになった。生活モデルの特徴として，田中[8]は「個人を生活の主体者として把握」し，「ポジティブな側面も重視する」また「過去にではなく，未来につながる現在に焦点を当てる」「障害は改善の対象であるばかりでなく，障害は個性であるという見方を重視する」と挙げている。

　しかし現在，地域精神医療の推進とともに，生活モデルが基軸となっているものの，実際の精神病院に入院する患者は，集団生活の下，入浴や食事といった日常生活の時間のほとんどを管理されている現状にある。特に，「受け入れ条件が整えば退院可能」な，かつての隔離収容のなごりともいえる20～30年以上の社会的入院の患者は，これまで長い年月の間，主体性や自己決定とは対極にある（職員の指示に従い動くことを求められる）人生を歩んできた。このような患者が，生活モデルが目的とする「患者自身が主体的や自発性をもつことの必要性」について，疑問をもつのも不思議ではない。

　こうした入院患者の状況の改善は長期在院患者の退院・社会復帰に対する地域精神保健の課題であるとともに，生活モデルアプローチの重要な課題である。

精神科作業療法における医学モデルと生活モデルをどうとらえるか

　精神科作業療法士にとって医学モデルと生活モデルのとらえ方は熟慮すべきものである。それは，自身のOTに直結した論理にも影響を及ぼす。医学モデルに偏れば，機能などにのみアプローチし，症状があるなしにこだわる作業療法士（OTR）になりかねず，生活モデルに偏れば，病は治さなくとも社会生活は営めるといったように，自己中心的なOTを展開してしまう結果に陥

りやすい。また，対象者の評価と治療のプロセスにおけるボトムアップ方式とトップダウン方式のとらえ方についても同様である。現在は，トップダウン方式の治療訓練の進め方が広がってきている[13]。確かにトップダウン方式では，対象者の希望に沿って治療計画を組み立て，治療を進めていくなかで治療内容を修正していくといった，対象者の希望を重視し，対象者主体であるという利点がある。しかし，トップダウン方式のみを意識して，動作や生活の不自由だけをみて評価しても，そこには機能面の質の考察がなく，できる（できない）の視点しか生まれない危険性がある。「なぜ，できないのか？」という治療者としての解釈があって，評価となるのである。このときに機能面を評価していないと，OTRとしての考察が雑になり，ときには対象者が生活を不自由にしている要因の核を見落としてしまう危険性もある。また，ボトムアップ方式では，利点として対象者の心身機能の評価から段階的に行い，身体および精神機能面の問題点を詳細にとらえ，それを積み上げながら把握し介入いくことで，障害の質をつかむことができる。しかし，機能面のみに意識を向けてしまい，"人"ではなく，短絡的な，"疾患や障害"だけをみることになる。「対象者を人として，その人格を認め，正確な情報を提供し，対象者が治療訓練に対する判断をすることで，対象者に主体的に治療訓練に立ち向かってもらう」[13]ことが必要なのである。

OTRは，疾患や障害を抱えた人（対象者）がOTを求めているのだということを念頭に置いて行動しなくてはならない。対象者は，「障害を治したい」「（現状よりも）改善したい」と願っているかもしれないし，もしくはすでに自分が抱えた障害を受容しており，「（現状のままでも）もっと思いどおりに生活がしたい」と願っているかもしれない。または，障害を抱えた状態で，何を望めばよいのか自身のなかで整理できていない場合も考えられる。

先述したとおり，OTは医学モデルから生まれ，従来は，疾病や障害などを解明しその除去を目的としていた。しかし，精神障害（特に統合失調症）の原因については，さまざまな知見があるものの，現代の医学でも明確な解明はされていない現状にある。また時代のなかで，医学モデルに代わり，現代の治療計画の基軸となった生活モデルは，対象者の残存能力や維持されている能力に加え，さまざまな機能や道具，社会資源などを使用し，ポジティブな側面を重視して，早い段階での社会参加を目指すことを目的としている。しかし，疾患や障害の質については重視しなくなる危険性がある。

では，対象者やその家族から，精神科作業療法を求められたときに，OTRは，どう対応すべきなのか。大事なことは，まずOTとして提供できる限界（リミテーション）を対象者へ説明することである。そのうえで対象者が今後，"どうなりたいか"という希望（hope）を聴取し，その後，相互の意見を整理し，目標を共有しながら積極的に対象者の希望に沿うことが必要である。なによりも対象者に対してOTを行うことで，必ず目標は達成できるということを約束することが重要である。OTは，これまでの時代の変化に対応してきた療法であり，また，医学モデルと生活モデルの双方を兼ね備えた療法である。OTRはこれらの"強み"を活かし，医学モデルとして，心身における機能障害に視点を置き，障害をどの程度回復軽減させ，いかに生活水準を向上させるかにしっかりと比重を置きつつ，生活モデルとしていかに「応用的動作能力又は社会的適応能力の回復」[11]を図ることができるのかを考慮しなければならない。対象者と向き合い，結果を出すためには，しっかりとしたエビデンスとアイデンティティをもち，日々研鑽と模索をすることが必要であると考える。

精神科作業療法の過去と未来

過去

これまで精神病患者に対し私宅監置が主な処遇であったなかで，わが国は1900年代初めに呉や森田らにより，作業を用いた療法（伝統的作業療法）が開始された。その後，全国に精神病院の設置が義務付けられたものの，結果的に精神障害者の隔離収容が強化された。また，戦後ということも重なり，患者は集団生活管理の手段として，精神医療従事者の不足を補うように，病院業務を行うようになった。本来のOTとしての目的からはかけ離れたものとなり，負の遺産となった。

その間，1952年に，抗精神病薬が発見され，薬物療法が治療的処置の中心となった。1980年，それまで，ひとくくりの概念で包括してきた"障害"を，世界保健機関（WHO：World Health Organization）は，機能・形態障害（impairment），能力障害（disability），社会的不利（handicap）の3つのレベルに分類した国際障害分類（ICIDH：International Classification of Impairment, Disabilities and Handicaps）の試案を国際的な障害の概念として提唱した[14]。しかし当初より，さまざまな批判と誤解が生じていた。

その後，それまで医学モデルとしての機能障害偏重[15]であったICIDHは，2001年に生活機能と障害について「心身機能・構造」「活動」「参加」の3要素と，背景因子として「環境因子」と「個人因子」の2要素で構成された，国際生活機能分類（ICF：International Classification of Functioning, Disability and Health）へ改定された。障害をプラス面とすることに重点を置き，また，障害のとらえ方としてそれぞれが双方向に結ばれていることで，すべての要素との相互に与え合って生活機能に制約が生じるということである。これは，障害を抱えた1人だけの問題ではなく，環境が促進因子にも，阻害因子にもなりうるという概念である。ICFは基本的に生活モデルに基づいている。

現在

わが国の精神障害者に対する医療現場での変化として，経済協力開発機構（OECD：Organisation for Economic Co-operation and Development）の報告書[16]によれば，OECD諸国における精神科病床数の平均および，精神科病院の平均在院日数ともに，世界の動向と比較すると大きく遅れている。わが国では，医療も福祉も一法人の敷地内で丸抱えする傾向にある[17]ものの，OECD諸国は，早期退院により，通院医療につなげていく仕組みと支援が存在している。しかし，わが国でも，1987年の精神保健法改正を機に，精神科病院の収容主義から院内リハビリテーション・デイケア，さらに地域精神医療の推進とともに外来医療を中心とする体制へと，急速に発展しつつある[18]。

そんななかで，現在わが国の精神科病床では，精神科作業療法が定着するようになり，入院患者の早期退院に向けて日々，治療を実施している。臨床のOTRは，個々の患者に適した治療プログラムを実施することを意識しており，例えば，急性期通過直後で心理的・身体的耐久性の低い状態の患者や，対人刺激に反応しやすい患者などへは，個別での対応が必要であると考える。しかし，制度上の問題で個々の患者にあった十分な治療を実施できないことも少なからずみられている。精神科作業療法は，厚生労働大臣が定める特定診療にかかる精神科作業療法の施設基準として，OTR1名に対し，1単位2時間の枠で25人を標準としており，1日2単位，50人まで診療報酬を算

定することができるため，収益性の観点からも集団での療法が主体となることが多い。また，入院を必要としない患者へも診療点数を取るためにプログラムを提供するといった現状がある。このように，病院での精神科作業療法士としての自身の役割が，"治療者である"という自負と，診療報酬加算を取るための治療者であり，いわゆる"点取り屋"という矛盾を抱えているOTRもいる。

未来

内閣府[19]によれば，「団塊の世代」が65歳以上となった2015年以降，高齢者人口は増加を続け，2042年にピークを迎えるも，その後は減少に転じると推計されている。前述した長期（社会的）入院の精神科患者も必然的に減少していくことが予想される。しかし今後，社会情況のより一層の変化に伴い精神障害の多様化が進むことが予測される[20]なか，今後精神科病院の早期退院，外来医療を中心とする体制は，より強化されていることが考えられる。

今後の精神科作業療法として，どのような考えでアプローチするか。入院における精神科作業療法と，地域での精神科作業療法は，ある程度，概念的援助モデルを区別して考える必要がある。精神障害の入院治療におけるOTとして，疾患の病理に着目し，機能面の質を評価する。そして症状の軽減と緩和に向けた治療を行い，対象者の生活水準を向上させる。これは医学モデルの概念としてのアプローチに比重が置かれ，対象者の評価と治療のプロセスは，ボトムアップ方式が相応である。また，地域生活支援へ移った対象者へのOTとして，対象者の健康的な面であり，ストレングス（強み）に焦点を当てた評価・支援を行い，生活モデルとしてのアプローチに比重を置く必要がある。その際には，対象者の評価と治療のプロセスはトップダウン方式が適している。

つまり，「入院に求められる治療は"疾患"に，地域に求められる支援は"障害"に視点を置く」，同様に，「治療に基礎付けられる中心価値は"症状の回復や軽減緩和"とし，地域生活に基礎付けられる中心価値は"社会生活力"」とする方策であるという区分である。

しかし，誤解を招いてはならないのは，入院と地域という状況に合わせて，アプローチ方法を医学モデルと生活モデルに完全に2分化するということではない。入院にも入院直後から退院前の状態に変化があるように，地域に移った後も対象者によって障害の程度は異なる。最終的な目標は，対象者が自分自身で決定できるようにすることである。主体は対象者本人であることを念頭に置き，入院での治療と地域での支援の目指すものが同じでなければならない。よって，対象者個人の状態に合わせて，OTの援助アプローチを替えて提供する必要があると考える。図1に入院から地域における概念的援助モデルの比重を示した。

これまで述べたように，作業療法は古くから存在する療法である。現在，その根拠（エビデンス）が集積されつつあるも，その量は不充分といえる。今後の課題として，精神疾患を呈した対象者に対して，より根拠に基づいたOTの効果を示

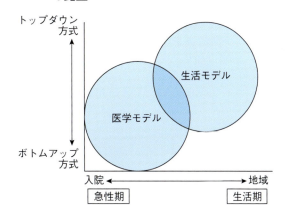

図1 入院から地域における概念的援助モデルの比重

しつつ，回復や改善を図り，さらには開発していく必要がある．そうすることで，精神科医療に貢献でき，逆にそうしなければ，精神科作業療法の発展は望めない．

引用文献

1) 千代豪昭，黒田研二：学生のための医療概論 第2版，p.135，医学書院，2003.
2) 鶴見隆彦，香山朋美，ほか 編：生活を支援する精神障害作業療法 − 急性期から地域実践まで − ，p.51-57，2014.
3) 徳永雄一郎，早坂友成，稲富宏之：うつ病治療の最新リハビリテーション − 作業療法の効果，p.70-71，昭和堂，2010.
4) 日本精神保健福祉士養成校協会 編：新・精神保健福祉士養成講座 1 精神医学，中央法規出版，p.208，2002.
5) 出田めぐみ，西井正樹，辻　陽子，ほか：リハビリテーション領域の専門職の価値意識について − 理学療法士・作業療法士へのアンケート調査から − ，p.119-138，関西福祉科学大学紀要大14号，2010.
6) 山田　孝：作業療法実践の理論 第4版，p.219-224，医学書院，2014.
7) 木村哲彦 監：生活環境論 − 生活支援の視点と方法 − 第6版，p.151，医歯薬出版，2010.
8) 田中英樹：精神障害者の地域生活支援，p.20-21，中央法規出版，2001.
9) 上田　敏，大川弥生：リハビリテーション医学大辞典，p.482，医歯薬出版，2004.
10) 須川重光，小沢加奈子，久常　良：日本の作業療法における対象者理解の歴史的変遷 − 脳血管障害の作業療法からみる健康観と主体性 − ：藍野学院紀要第21巻，p.35-46，2007.
11) 日本作業療法士協会：作業療法ガイドライン2012年度版，p.5，2013.
12) 厚生労働省 編：厚生労働白書平成17年版，p.44，2005.
13) 長崎重信 編：ゴールド・マスター・テキスト4 作業療法学　身体障害作業療法学，p.15，メジカルビュー社，2010.
14) WHO: International Classification of Impairment, Disability, and Handicap, 1980.
15) 朝田　隆，中島　直，堀田英樹：精神疾患の理解と精神科作業療法，p.46，2012.
16) FOCUS ON HEALTH Making Mental Health Count © OECD, 2014.
17) 山本深雪：精神障碍者の地域生活支援 − その現状と課題；ノーマライゼーション，4月号，p.8-11，2010.
18) 土居通哉，坂田悍教，細川　武，ほか：精神分裂病における治療構造の違いについて −O町作業所とA精神病院の比較検討 − ，p.111-116，埼玉県立大学紀要 vol3，2001.
19) 内閣府：平成24年度 高齢社会白書（全体版）（http://www8.cao.go.jp/kourei/whitepaper/w-2012/zenbun/s1_1_1_02.html, 2018年2月現在）
20) 村田信男，ほか 編：精神障害リハビリテーション　21世紀における課題と展望，医学書院，2000.

3 精神疾患の理解

稲富宏之

はじめに

　精神疾患のある対象者は，長引きがちな障害のため自立して暮らすことに意欲をもちにくく，そのうえ生きづらさを感じて回復のイメージも得にくい。そのような対象者が前向きに回復イメージをもつために作業療法士（OTR）は，精神疾患が医学的に対処できること，障害があっても生活していけることを理解したうえで，それをタイムリーに対象者に示していく必要がある。そのため，どのような場合に精神疾患とされるのか，精神疾患を医学ではどのようにとらえられているのかをOTRは理解したうえで，自立生活に役立つさまざまな治療手段の利用の仕方を対象者に提案していかねばならない。このようにOTRが適切に精神疾患を理解しておくことは，対象者が自立して暮らしていくうえで必須となる生活行為の獲得，社会参加の実現や健康増進にかかわる作業療法（OT）の円滑な推進に役立つと考える。

　そこで精神疾患のなかでもOTの主要な対象となる統合失調症を例示しながら，精神疾患は，①どのようにして診断されるのか，②医学的にどのように理解されているのかの，2点について解説していく。さらにほかの精神疾患を理解していくためのポイントについても述べる。

統合失調症はどのようにして診断されるのか

　統合失調症には，経過としていろいろなパターンがあることが知られている。

　まず，青年期に発病するケースがある。たとえば中学生や高校生あるいは大学生といった年代で友人関係になじめず学校を休みがちになり，あるとき「誰かが自分の悪口を言っている」「外出すると周りの人が自分のうわさをしている」など，家族や周囲の人たちが考えにくい事柄を口走るようになる。また，朝と晩の睡眠リズムが逆転し，ずっと家に引きこもり，家族とも話をしなくなり，誰もいないのに笑ったり独り言を言ったりして過ごすようになるケースもある。

　社会生活をしているときに発病するケースもある。仕事や家庭での役割や，そこで繰り広げられる人間関係にうまく適応できずに心身の異変が続いた結果，あるとき考えがまとまらなくなる，ほかの人には聞こえないが自分を責める声に苦痛を感じる，なかには制止しないと激しい興奮によって自分や他人を傷付けるという場合もある。

　こうした発病時点から数年にわたって再発を繰り返したことで，もともと備わっていた能力が落ちて働くことができなくなり，趣味への興味もなくし，人との交わりを楽しめなくなる。自分の病気を認めたがらず，生きていくのに自信をなくしてしまうことも珍しくはない。

　このように統合失調症はさまざまなパターンがあるようにみえ，1つの病気とは思えない印象をもたれるが，きちんと医学的な診断が与えられる疾患である。

　統合失調症が1つの病気として提唱されたのは20世紀初頭のことで，Emil Kraepelin（エミール クレペリン）（1856-

1926)によってである。クレペリンは，統合失調症を青年期に発病して時間経過に沿って徐々に進行して予後不良に至る，脳の機能障害に基づく疾患と考えた。薬物療法の進歩や作業療法をはじめとするリハビリテーションが積極的に行われている現代では，統合失調症は予後不良の病気ではなく長期的な回復が期待できるようになった。当時の医学的観察による経過をみても，統合失調症が医療の手当を必要とする病気であることがわかる。

その後，Eugen Bleuler（オイゲン ブロイラー）（1857-1939）により統合失調症の医学的なとらえ方が新しく示された。ブロイラーは，統合失調症が青年期に発病するとは限らず，予後不良でもなく，診断時点で特徴的な精神症状を認める疾患としてとらえた。ブロイラーが提案した統合失調症の特徴的な精神症状とは，「連合弛緩」「感情鈍麻」「自閉性」「両価性」である。「連合弛緩」は，考えがまとまらず，余計な考えが浮かび，思考が散漫になることである。「感情鈍麻」は，何事にも無関心になり，1つの感情が長続きせず急激に変化する感情不安定の状態のことである。「自閉性」は，自分の殻に閉じこもり，病的体験や妄想に没頭し，現実との接触が障害されることである。「両価性」は，友好的態度と敵対的態度のように相反する態度や感情が同時に存在する精神状態のことである。こうした統合失調症に特徴的に認められる4つの精神症状を「ブロイラーの4A」ということもある（これは4つの精神症状のドイツ語の頭文字に由来する）。健康であればさまざまな要素で構成される精神機能が統合的に発揮されるが，統合失調症は精神機能の各要素のまとまりが弱まり調和を保てなくなる。こうした病的状態が統合失調症の本質であるとブロイラーは考えたのである。

統合失調症という疾患をより精度高く特定できる臨床的な診断を目指したKurt Schneider（クルト シュナイダー）（1887-1967）は「一級症状」を提唱した。シュナイダーの一級症状は，①考想化声，②話しかけと応答の形式をとる幻聴，③自分の行為を指示する形式の幻聴，④身体への影響体験，⑤思考奪取やそのほかの思考領域での影響体験，⑥考想伝播，⑦妄想知覚，⑧感情と意思の領域におけるさせられ体験と影響体験，とされている。これらの精神症状は，自己と他者の関係において自分という主体的意識を認識することが困難になる「自我障害」のことである。そのような自我障害が認められ，かつ身体疾患および脳の器質性精神障害や，精神作用物質使用に伴う精神障害が除外できる場合は，統合失調症と診断できるという考え方である。

このような流れを汲みながら，現在の統合失調症の診断基準は，**表1**に示す世界保健機関（WHO：World Health Organization）の国際疾病分類第10版（ICD-10：International Classification of Diseases, Tenth edition）[1]，および**表2**に示す米国精神医学会の精神疾患の診断・統計マニュアル第5版（DSM-5：Diagnostic and Statistical Manual of Mental Disorders, Fifth Edition）[2]の2

表1　ICD-10による統合失調症の診断基準

（a）～（d）のうち1項目（十分に明確でなければ2項目以上），または（e）～（i）のうち2項目が，少なくとも1カ月間以上持続（治療されていようといまいと）

(a) 考想化声・吹入・奪取・伝播
(b) 身体・運動・思考・行動・感覚の作為・被影響妄想，妄想知覚
(c) 注釈・会話幻声，身体に発する幻声
(d) 文化を考慮してもありえないそのほかの持続的妄想
(e) 頻繁に生じる持続的なそのほかの幻覚
(f) 思考形式の障害（途絶・挿入・滅裂・不適切な会話，言語新作）
(g) 緊張病性の行動（興奮・常同姿勢・ろう屈症・拒絶症・緘黙症・昏迷）
(h) 陰性症状〔著明な無気力，会話の貧困，情動反応の鈍麻（通常，対人的引きこもりや社会的能力の低下を生じる）〕
(i) 関心喪失，目的欠如，無為，自分のことだけに没頭した態度，および社会的引きこもりとして明らかになる，個人的行動のいくつかの局面の全般的な質にみられる，著明で一貫した変化

（文献2より引用）

つが用いられており，それぞれに特徴がある．

国連加盟国全体の合意によって世界保健機関が公表しているICD-10は，死因や疾病に関する情報の国際比較や，医療機関で管理されている診療記録で用いられることが多く，厚生労働省が行う統計調査や日本作業療法士協会の会員情報でも採用されている．

一方，臨床と研究のどちらでも利用できることを目的として開発されているDSM-5は，より病因と診断が対応することを目指して2013年に改訂が行われ，**表3**に示すような統合失調症を中心に類似する疾患が段階的に連続する「スペクトラム」という考え方が反映されている．統合失調症をスペクトラムとする考え方は厳密で確定的な基準というよりも，これまでの研究成果に基づいて病因と診断が一緒になるような意図の表れである．

さらにICD-10とDSM-5の類似点は，精神症状の持続が1カ月以上という点である．相違点としては，ICD-10で基準「(h) 陰性症状」と「(i) 行動の質の変化」の2項目のみを満たすような統合失調症は，DSM-5では統合失調症とは診断されない可能性もあることが挙げられる．こうした類似点と相違点は，それぞれの診断基準の優劣を示すものではなく，診断分類の使用目的と立場によって使い分ける必要があることを意味している．

ICD-10[1]とDSM-5[2]を参照して理解を深めてほしい．

こうした診断は脳の病理と精神疾患の分類が対応することを目指して研究が進められている点で違いはない．そもそも診断する目的は，①診断分類の使用者同士が精神疾患に関して正しく情報交換し合える「コミュニケーション」，②診断によって精神疾患を最小限に抑えよりよい治療経過を期待する「コントロール」，③診断がつくことでほかの精神疾患と区別できて効果的な治療法の開発によって経過の予測ができるようになる「理解」という3つの点が挙げられる．この点については高橋による解説[3]を参照してほしい．

このように診断は，医療チームのなかでの円滑なコミュニケーション・ツールであり，精神疾患の予後の見とおしに役立つとともに，OTによる効果を測るうえでの目印となるため疎かにできない．何より，診断に基づく精神疾患に関する知識と情報は対象者にわかりやすく伝えられなければならず，OTRはこれまで以上に診断に基づく精神疾患の理解を深めてほしい．

表2　DSM-5による統合失調症の診断基準

(1) 〜 (5) のうち2つ (またはそれ以上)，おのおのが1カ月間 (または治療が成功した際はより短い期間) ほとんどいつも存在する．これらのうち少なくとも1つは(1)か(2)か(3)である

(1) 妄想
(2) 幻覚
(3) まとまりのない発語 (例：頻繁な脱線または滅裂)
(4) ひどくまとまりのない，または緊張病性の行動
(5) 陰性症状 (すなわち感情の平板化，意欲欠如)

（文献2より引用）

表3　スペクトラム（連続体）としているDSM-5

- **統合失調型（パーソナリティ）障害**
  統合失調症の特徴はみられるが，診断基準のいずれの症状も明確でない場合
- **妄想性障害**
  診断基準のうち，妄想だけが認められる場合
- **短期精神病性障害**
  診断基準の症状が1つ以上認められるが，1カ月以内に完全に回復する場合
- **統合失調症様障害**
  診断基準を満たすが，6カ月以内に基準を下回る場合
- **統合失調症**
  診断基準の症状が6カ月以上持続する場合
- **統合失調感情障害**
  統合失調症と気分障害のどちらの診断基準にも十分に合致せず，両疾患の特徴を有している場合

（文献2より引用）

統合失調症は医学的にどのように理解されているのか

統合失調症は，多くは青年期に発症する病気とされており，さまざまな統計調査によって値の前後はあるが生涯のうちに罹患する人が人口のおよそ1%であるとされる精神疾患である。この統合失調症は，知覚，思考，感情，意欲といった精神機能の主要な側面に障害が現れ，幻覚や妄想と自我障害などの陽性症状，そして感情鈍麻や自閉と意欲減退などの陰性症状を認めるようになる。こうした陽性症状と陰性症状だけでなく，統合失調症のある人は生活のなかで認知機能障害も認める。認知機能は注意，記憶，計画の実行などが障害され，日常生活上の動作や行動，統合失調症の人が望む行為や希望する社会的な役割を担うのが困難になる。こうした統合失調症で認められる陽性症状と陰性症状や，認知機能障害が，これまで医学的にどのように理解されているのかを病気の原因と成り立ちという視点で解説する。

病気の原因と成り立ち

統合失調症は原因が今も明らかになっていないが，生物学的要因や心理学的要因からなる「脆弱性」と社会的なストレス要因の相互作用によって発症すると考えられている。これは脆弱性－ストレスモデル[4]といわれるものである。

生物学的要因のなかには，複数の遺伝子と環境因子の交互作用による遺伝学的要因，脳の成長と発達に伴う形態学的要因，ドーパミン系神経伝達物質の過活動による神経化学的要因があると考えられている。

心理学的要因には脳内の情報処理障害によって起こる認知機能障害がある。認知機能障害に関連する要因には，選択的注意，ワーキングメモリ，情報の比較照合，概念形成の困難，応用力低下，問題解決や現実検討の困難がある。そして心理学的要因にはパーソナリティの要因も含まれる。

このように生物学的要因と心理学的要因はその人が生まれながらもちあわせる脆さ，つまり「脆弱性」ということになる。

社会的なストレス要因とは，人生で遭遇する比較的大きな出来事，家族や身近な人から受ける過度で刺激的な感情表出などが挙げられる。比較的大きな出来事は本人の価値観に絡んだストレス要因となっている。たとえば，生きていくうえでの大きな失敗，喪失体験などがある一方，組織内での昇進や重要な役割を担当するといったポジティブなものも含まれるが，これらは突然起こることが多い。また刺激的な感情表出には家族から受ける強い批判や過剰にネガティブな言動がある。感情表出には日常生活のなかで長く続くといった特徴がある。こうした社会的なストレス要因は，人によって受け取り方や感じ方が異なるので，統合失調症の原因というよりは，「脆弱性」をあらわにして精神症状や認知機能障害をもたらすような「誘因」と考えられている。

このようなことから，本人に備わる「脆弱性」の程度によって発病の有無が異なる。ごく単純に示すと，脆さの多い人は青年期で発病してしまい，少々の脆さがある人は青年期の役割をまっとうし課題を乗り越えたとしても，強い衝撃または持続的なストレスを受けた場合は発病することがあると考えられる。また，脆さがほとんどなく心身が健全な人であったとしても，本人の対処能力を超えたストレス要因がかかると発病する可能性がある。この点において，統合失調症は誰にでも起こりうる病気であり，特別な病気ではないと考えることができる。これは統合失調症のある人への心理教育や偏見解消にかかわるOTRにと

って欠かせない知識となる。

こうした脆弱性－ストレスモデルに治療の要素を組み込んだ統合モデルが「脆弱性－ストレス－対処力量モデル」[5]である。対象者と，その人を取り巻く環境と間のバランスを保つことができれば，対象者の生活の質の向上と再発予防を目指せることを示した画期的なモデルとされている。OTプログラムにも積極的に取り入れられている生活技能訓練（SST：social skills training）

の理論基盤になっている。対象者の脆弱性をカバーするような薬物療法の必要性や，日常生活における困難を乗り越えるためのスキル獲得の利点，各種法制度を利用することの便益といった裏付けとなるモデルといえよう。

また，近年では脆弱性とは対照に位置するレジリエンスモデルも取り入れられている。レジリエンスは抵抗力や復元力を意味しており，リハビリテーションでも重要な考え方となってきている。

ほかの精神疾患はどのようにして理解されるのか

ほかの精神疾患においても基本的には統合失調症のような理解の仕方と変わりなく，それぞれの疾患の特徴的な症状がそろえば診断が付けられるようになっている。例えば，うつ病では，抑うつと意欲に関する症状が中核にあって，思考面や身体面の症状がいくつかそろえばうつ病の診断がつく。双極性障害では，抑うつ状態だけでなく躁状態とその持続期間が診断の見極めで重要視される。認知症や神経発達症群などの精神疾患においても同様であり，その精神疾患に特有ないくつかの症状を定義しておき，ほかの疾患と区別できるよう明確な基準が設けられている。

医学的な症状や社会生活における障害を含めて疾病性という。しかし，精神疾患のある対象者を疾病性という視点だけで理解するには無理がある。OTのような社会生活への適応を目的とした治療と支援をしていくためには，個別的な視点も併せて対象者を理解していく必要がある。例えば，精神疾患のある対象者が人間関係や集団，または社会のなかでどのようにして不調なのか，または逸脱しているのか，あるいは，その対象者が生活での主観的な困難と苦悩をどのようにして感じているのかといった視点での理解の仕方がある。これは事例性とよばれる対象者の個人の適応からみた視点である。このようにOTRが精神

疾患のある対象者の治療と支援を進めていくためには，疾病性と事例性という2つの視点から理解をしていく必要がある。

疾病性では，身体や精神機能を，統計学や心理学などの自然科学的な方法によって明らかにしようとするものを含み，大多数を占める分布の平均値付近を正常と判断するのに対して，平均値から離れた端に分布する裾側を異常と判断するような考え方をする。一般集団における数量的分布を統計学的に調べて正常と異常の規準を設けるやり方がある。身体や精神機能を数量的に測定して，精神症状や社会生活障害の重症度を判定する評価尺度がこれにあてはまる。

また，国や地域，文化や集団における価値に基づいて正常と異常を判断する考え方もある。この場合，理想や常識が正常を意味している。そうした理想や常識から著しく逸脱している場合を異常と判定する。このように価値に規準を置く考え方もある。知的能力，注意や記憶といった認知機能の理解には妥当なとらえ方ができ，神経症性障害やパーソナリティ障害にも価値規準に照らした判定がなされるが，時代や文化によって判定が異なるという点で絶対的な判定とはいえない。このように疾病性は，普遍的な判定はできないことを念頭に置いたうえで，平均や価値を規準におい

た症状と障害を数量的に把握して理解しなければならない。

事例性では，社会のなかで，誰が，何を，どのように問題としているのかという考え方をする。例えば，症状の程度が軽いまたは重い，あるいは生活上の出来事が些細または衝撃的といった違いによって，対象者本人や周囲の人々の問題のとらえ方によって，精神科医療への受診のあり方が大きく異なってくる。このように事例性では，対象者の置かれた環境のなかで問題の扱われ方が変わってくるという点で，相対的な視点で理解しているというOTR側の自覚が常に問われる。

対象者の疾病性と事例性の関係について，産業精神保健の観点から述べた荒井[6]の説明を示す。

① 疾病性と事例性がともに「ある」：症状があるため本人と家庭や職場に問題意識があり，症状がなくなれば事例性も問題視されない可能性がある。例えば，統合失調症，うつ病，双極性障害，薬物関連障害など。

② 疾病性は「ある」が事例性は「ない」：症状があっても対象者本人がなんらかの方法によって対処または代償して，周囲に影響を与えていない場合である。例えば，軽度のうつ病，不安障害，睡眠障害など。

③ 疾病性は「ない」が事例性は「ある」：疾病性が認められないにもかかわらず問題視されている場合。例えば，志気の喪失，怠業，頻回の欠勤，一部のパーソナリティ障害など。

④ 疾病性と事例性がともに「ない」：おおむね健康な状態である。

このように，疾病性と事例性の関係は各々の有無によって事態が異なることを例示しており，精神疾患のある対象者を理解していくうえで示唆に富む。さらに，荒井[6]による対象者の病識と事例性の説明についても小林[7]が見解を加えてわかりやすく整理しているので文献を参照してほしい。

文献

1) World Health Organization: The ICD-10 Classification of Mental and Behavioral Disorders: Clinical descriptions and diagnostic guidelines. WHO, Geneva, 1992.（融 道男，中根允文，小見山 実，監訳：ICD-10 精神および行動の障害―臨床記述と診断ガイドライン．医学書院，1993．）
2) American Psychiatric Association: Diagnostic and statistical manual of mental disorders, Fifth Edition: DSM-5, American Psychiatric Association, Washington, D.C, 2013.（髙橋三郎，大野 裕，監訳：DSM-5 精神疾患の分類と診断の手引き．医学書院，2014．）
3) 髙橋三郎：精神科における疾病分類の意義と展開．OTジャーナル，27: 41-46, 1993.
4) Zubin J, Spring B: Vulnerability — A new view on schizophrenia. J Abnorm Psychol, 86(2): 103-126, 1977.
5) Liberman RP: SSTの効果に関する研究の到達点と展望．SSTの進歩：24-25, 1998.
6) 荒井 稔：職場の精神保健．精神科臨床サービス，1(2): 230-234, 2001.
7) 小林夏子：対象理解と評価．標準作業療法学 専門分野 精神機能作業療法学，48-52, 医学書院，2008.

4 精神科におけるチーム医療

德永直也

チームについて

「チーム」について辞書を紐解いてみると「共同で物事をする一組の人々」というふうに記されている。「共通の目的をもち，達成すべき目標に向かって補完の関係でことに当たる1つの集団」ともいえるだろうか。

考えてみればその大小を問わず，われわれの身近にはさまざまなチームが存在している。自分の外側で動いているチームがあれば，自分自身が所属しているチームもある。それら1つ1つが一般的には"チーム"ともよばれ，それらのチーム同士がなんらかの大目的に向かって相互的に影響し合いベクトルを同じくして動くとき，その大きな集合体をまたチームとよべるだろう。

筆者の好きな野球を例に挙げれば，勝利を目的にプレーする選手達（当事者）はチームであり，その選手たちをバックアップすることを目的とした裏方とよばれるスタッフ達もチームである。もっといえば，その野球チームを囲む（応援する）ことを目的に集まる観衆もまたチームとなりうる。

このように考えると，ある目的を達成するための"集合体的チーム"はそれを支え，また相互に補完する複数のチームから構成されるとも考えられる。それらのチームがどのような構図で配置されるのかについてはなんらかの風土や文化なるものが影響を及ぼし，特徴付けていくのであろう。

病院組織で考えるならば，ある理念の下で（目的に向かって）運営される「病院」という集合体的チームが存在し，それを支える複数のチームがある。それは部署単位（例えば病棟や〇〇科・課とよばれるものなど）でもあるし，部署の垣根を越えたもの（例えば院内感染対策委員会，退院支援委員会など）もあるだろう。細かな指針の違いはあっても，病院は病を患った人がより健康的に，自分らしく生きていくことを支えることを主たる使命として運営されるものである。チームを考えるときに大切なのは，集合体としてのチームはどの方向に向かっているのか，周りにはどのようなチームが存在してどのように機能し合っているのか，自分自身の所属するチームは全体のなかのどのピースを担っているのか，などについて1度俯瞰し，整理する必要があるだろう。

チーム医療

近年，いわゆる「チーム医療」とよばれる医療のあり方が声高に謳われるようになり，さまざまな医療現場で実践されるようになっている。2010年には厚生労働省により「チーム医療の推進について」が取りまとめられ"医療の質や安全性の向上及び高度化・複雑化に伴う業務の増大に対応するため，多種多様なスタッフが各々の高い専門性を前提とし，目的と情報を共有し，業務を分担するとともに互いに連携・補完しあい，患者の状況に的確に対応した医療を提供する"[1]という仕組み・考え方が推奨されている。同資料はチーム医療を推進するための基本的な考え方などについ

ても触れている。

　治療は「施す→施される」という一方向的イメージがいまだに強いのも現実であろうし，特に過去の日本における医療はこのような「父権主義的思考」が強く根付いていた[2]。「病院」の意味するところはすなわち「医師」あるいは「看護師」であるかのようなヒエラルキー[*1]が存在し，とりわけ医師については誇張していえばときに神のごとく崇められる風潮があったかもしれない。椎谷らの「チーム医療の状況に関する研究」[3]によれば，医療スタッフでさえ"チームの中心的存在は医師と看護師である"と感じており，その点を鑑みても患者からも同様のイメージをもたれていることが推察しやすい。このことは必ずしも精神科領域に限ったことではないだろう。しかしながら，当然医師，看護師だけで十分な治療，リハビリテーションを担うことは困難であり，そこにさまざまな専門職が加わっていったことで「チーム」化し，分業から協業[4]へ徐々に「チーム医療」という言葉が叫ばれるようになったのである。真に患者を支えるということはそれだけ多くの専門的知見やそれに基づく高いスキルをもって役割を分担し，多職種間で協力していくことが必要になるわけである。特に精神疾患に関してはその病態を脳の器質的病変や神経伝達物質の機能異常などの生物学的レベルの問題のみで理解しようとするのではなく，「多元性」があるものとして心理社会的な要因が密接に関与する[5]という視点ももち合わせて支援に当たることが大変重要であるように思われる。

　このように精神疾患の成り立ちを社会や周辺環境との相互作用という点も絡めて多元的にとらえようとするならば，その分治療やリハビリテーションにおいても多職種によるさまざまな次元での評価とアプローチが求められる。つまり治療（精神症状へのアプローチ）や訓練，指導という側面だけでなく，例えば住居，経済，就労（あるいは復職）や家族の問題から退院後の生活支援まで多岐にわたる。医療の質や福祉サービスの向上，多様化が進む現代においてはなおさらのことである。

チーム医療の一方向性と双方向性

　このような意味において医師をはじめとした多職種による「精神科医療チーム」が1つの形をなすわけであるが，では「チーム医療」とは具体的にはどのようなことだろうか。

「スタッフ協業」と「患者−スタッフ協業」の形

　チーム医療を考える場合，そこにはさまざまな切り口がある。例えばカンファレンス[*2]に全職種が出席する，クリニカルパス[*3]に沿って治療の進捗状況と今後の方向性について確認・検討を行う，患者情報を共有し各専門家が役割を認識してアプローチを行うなど，これらはどれもチーム

＊1　ヒエラルキー
ピラミッド型に上下に序列化された組織構造を指す。階層・階級制。

＊2　カンファレンス
会議を意味するものであるが，医療の現場では「ケースカンファレンス」などといって患者（症例）に関するミーティングを指す場合が多い。

＊3　クリニカルパス
主に医療の標準化および安全性と質の向上を目的として使用される。治療者側によって実施（検討）されなければならない処置・検査，リハビリテーション（狭義）のほか，ソーシャルワーク的な介入事項などを時間軸のなかで適宜確認していく取り組み，またはシートそのものを指す。

医療と考えてもよいだろう。あるいは作業療法（OT：occupational therapy）に看護師やアシスタント，その他の職種が参加してともに活動を行うこともそうであるように，スタッフにより構成される医療チームが相互に協力して患者にアプローチをするという図式はチーム医療といえる。ただし，この時点ではスタッフがチームを組んで協業しているものの，患者はそのチームの外側に位置している格好になる。スタッフがチームを組み患者に治療を施す，支援を行ういわば「一方向的」な形である（図1）。このようなスタイルに対して，近年ではチームのなかに患者やその家族も含める考え方が一般的になりつつある[5]。患者も自身の治療に関して自らの意思を反映させながら協働するという，「双方向的」な形である（図2）。

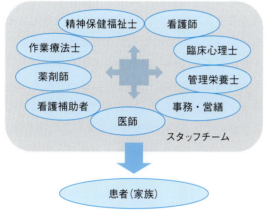

図1 「一方向的」スタイルのイメージ

スタッフチームが患者に治療（支援策）を考案し提供する。

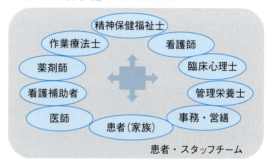

図2 「双方向的」スタイルのイメージ

患者・スタッフがチームとなり，ともに治療（支援）のあり方について協議・考案する。

もう一歩踏み込んだ「患者-スタッフ協業」の形

　一般的に病院は"病を治してくれるところ"と認識され，治療者の処方に従うことで病の治癒を目指そうとすることはなんら不思議なことではない。疾患やその治療方法，計画などに関する治療者側からの説明を適切に理解しようと努め，選択の必要があれば自らの意思をそこに示しながら治療を受ける。このような姿勢で患者と治療者が治療に取り組んでいく格好は紛れもない協働（双方向）的作業であり，この方法でチーム医療を推進している現場が多いのが実情であろう。しかしながら精神疾患を対象とする場合，その発症の原因と病態について前述の「心理社会的要因」という視点を踏まえて考えようとするならば，その複雑さがゆえに治療も複合的になるといえよう。換言すれば生活技能訓練（SST：social skills training）[*4]や認知行動療法（CBT：cognitive behavior therapy）[*5]などの心理社会的治療のみならず，薬物療法も心理療法もOTも，あるいは治療以外の時間の他患者やスタッフとの何気ない会話，活動といったどれもが治療の鍵になりう

[*4] **SST**
social skills training（生活技能訓練）。SSTでいう「生活技能」は主に対人関係技能を指し，それを合理的に訓練するために学習理論や行動理論などの理論を統合し，体系化した治療的な技法である。

[*5] **CBT**
cognitive behavior therapy（認知行動療法）。1種のストレス対処技法といってよいだろう。環境（状況）と認知・気分・行動・身体反応の5つの領域の相関性，相互作用を検証し，悪循環を断ち切るための合理的・適応的な認知，行動のあり方を身に付けるための心理療法である。

る。そのため"治してもらう"という受動一極の構えだけではなく、患者もコミュニティ（チーム）の一員としての自覚の下，できる限り物事に関与していくことが望ましいと思われる。仮に精神疾患がなんらかの対象（人や組織，社会概念などの環境）との間で相互的に影響し合うことによって引き起こされるものであると考えるならば，回復も相互的な関係性のなかでこそ成し遂げられる[7]という考え方に基づくものだ。

そのような観点で考えれば，入院生活を送る患者を囲んでいるのはその病棟で入院生活を同じくする患者チームであり，われわれ治療スタッフチームであり，少し角度を変えれば病棟（病院）の規則，風土，雰囲気というものになる。そのような周囲との交流や体験のなかで，さまざまな影響を受けることが1つの治療であり，例えばコミュニティミーティング[*6]の発想はそのようなことを基盤にしている。

スタッフ間のさまざまな情報共有，相互理解・協力，連携なども非常に重要なチーム医療の要素でありとらえ方であるが，そのなかに患者も加わって自らの治療に責任をもつ，先述したような周囲とのかかわりのなかから生きるヒントと自分らしさを見出す，スタッフも患者と同じ土俵に立って職責・役割をまっとうしていくなかで自分と向き合い，切磋琢磨する。このような1つ踏み込んだ双方向的な発想がこれからの精神科医療に求められるチーム医療の形なのかもしれない。堀川はチーム医療について力動的な観点から「変わるべき，治療されるべき対象を患者（病理）のみとせず，スタッフも病院も，さらには社会をもその対象として，その相互関係のなかで影響し合うという理解の下，治療していくのである」[5]と述べており，この思想はICF[*7]の社会モデル[*8]に通じるところもあるように思われる。受動的に治療にかかわるのではなく患者が能動的に治療にかかわること，同時にその力をエンパワメント[*9]する技術は初期にこそ治療者に求められるであろうが，このようなチーム医療が成熟すればチームがおのずとその役割を担ってくれるであろう。ただし，このような思想でチーム医療を展開していくには，まず治療者自身がこれまでと現在の精神科医療の背景についての理解と認識を十二分にもつことが前提となるだろう。ここまで患者－スタッフの協業という意のチーム医療のあり方について，主に入・通院治療をイメージしながら述べてきたが，フィールドを地域に移すと，近年ではACT[*10]やオープンダイアローグ[*11]などの

＊6　コミュニティミーティング
スタッフのみならず患者も援助能力を有しているととらえ，さまざまな出来事を連絡・報告・議論する場である。病棟を1つのコミュニティとしてとらえ，その構成員1人1人にチームの一員として責任ある言動と助け合いを求める。このような社会的な構造そのものが考えや行動などを修正する治療的な力をもつという治療共同体的思想に基づく。

＊7　ICF
International Classification of Functioning（国際生活機能分類）。人間の生活機能と障害の分類である。2001年5月にICIDHの改訂版としてWHO総会で採択された。その最も大きな特徴は，単に心身機能の障害による生活機能の障害を分類するのではなく，活動や社会参加や背景因子（特に環境因子）に大きく光を当てていこうとする点である[15]。

＊8　社会モデル
障害は主として社会によって作られた問題と見なし，基本的に障害のある人の社会への完全な統合の問題としてとらえる。障害は個人に帰属するものではなく，諸状態の集合体であり，その多くが社会環境によって作り出されたものであるとする[15]。

＊9　エンパワメント（empowerment）
個人や集団（組織）がもっている力を「湧き出させる」支援を行うこと。またはその理念を指す。

＊10　ACT
assertive community treatmentの略称であり，1970年代初頭に米国で開発された。日本語では「包括型地域支援プログラム」ともよばれ，精神障害を抱えた人々の地域における生活を，さまざまな職種から構成されるチームにより24時間体制で支援する取り組みである。

＊11　オープンダイアローグ
フィンランドの精神科病院において1980年代から開発・実践されてきた治療チームによるアウトリーチ手法（アウトリーチは必須条件ではない）。患者本人，家族や関係者，治療チームが「開かれた対話」をコンセプトに治療集結までミーティングを継続し，対話を深め広げることによって心理的な安心と安全感を確保していく支援方法である。

アウトリーチ[*12]によるケア，支援手法も注目されるようになっている。

いずれにしても，このように精神科におけるチーム医療は「スタッフチーム間の相互理解と連携・補完」と「患者・家族・スタッフからなる"コミュニティ"という概念の下での相互作用的治療」という2軸から考えることができる（図3）。

---

*12　アウトリーチ
「手を伸ばす」という意味から派生して支援者が支援を必要をする人のもとを訪れて具体的な介入を行うことを指す（自発的に援助を求めることができるケースとそうではないケースが含まれる）。

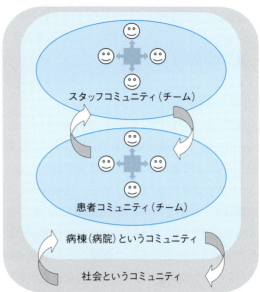

図3　精神科におけるチーム医療のイメージ

患者・スタッフがともに「個人」であるのと同時に，さまざまなステージにおける「コミュニティの一員」として相互作用的に治療されていく（成長していく）というとらえ方。

精神科チーム医療を構成するメンバーとそれぞれの役割

精神科におけるチーム医療においては，そのなかに患者（家族）をも含めるという考え方があることについて触れてきた。さて，ここではあえて病院というチームを構成している医療スタッフについて，とりわけ患者の入院治療・支援に直接的に関与しているスタッフにスポットを当てて概説しておこう。

〈医師〉

心身の医学的診断に基づいて治療の方向付けを行い，いわばチーム医療の舵取り役である。精神療法および薬物療法の施行のほか，心理療法やOTの処方を行う。また，必要に応じて他職種と連携しながら家庭や職場などとの環境調整を図り，患者や患者を取り巻く支援者への助言，心理的サポートを行う。

〈看護師〉

医師の指示に基づく心身の医学的な管理や身体介助，生活指導などを担う。「受け持ち制」をとっている病院が一般的であり，プライマリーナースとして患者の訴えを最初に傾聴する1番身近な存在であるともいえる。OTにともに参加することでさまざまな体験を共有することもあれば，環境調整において他職種と連携を図る場合もある。

〈精神保健福祉士〉

患者の個人（生活）史ならびに社会・経済的背景を聴取・整理し，家族・職場などの状況を把握したうえで必要に応じた環境への介入を行う。また自立・充実した地域生活への移行のための相談窓口となり各種支援制度，福祉サービスなどの紹介や手続きの補助，助言を行いながら心理的なサポートを行う。

〈臨床心理士〉

医師の指示に基づき診断の補助としての各種心理検査を施行し，心理学的な分析・解釈を行う。また，カウンセリング手法を用いて個人の心理面

接を実施し，対象者の抱える心理的問題の整理や焦点化，内発的気付きなどを手伝うかかわりをもつ。またときにOTなどの集団療法にも参加し，心理学的，集団力動的視点からの介入，サポート役を担う。

〈作業療法士〉

作業療法士（OTR：occupational therapist registered）は回復段階や目的に応じたOTを計画し，医師より指示のあった対象者に対して個人OTあるいは集団OTを導入する。他職種からの情報収集と作業を生かした生活機能と障害[*13]の評価を行い，それに基づきながら五感の賦活や情動の安定化，生活リズムの構築などを目指すほか，種々の活動形態を用いた対人関係技能（集団適応力）などの教育，指導，訓練を行う。

以上のようなスタッフが臨床においてより直接的に患者にかかわることになるのであるが，先述したように患者（家族）もチームの一員としてとらえるチーム医療を重要視する場合，「スタッフが患者に与える影響」だけでなく，「患者がスタッフに与える影響」という相互の視点が大切にされなければならない。さまざまな病態の患者の治療を進める過程においてはしばしば攻撃性などに遭遇することがあり，スタッフ集団内も緊張感に包まれる場合がある。そのようなときに患者を含めたチーム内の力動を分析し，"今，何が起きているのか"について思考していくことが患者病理への巻き込まれやチームのいたずらな退行，疲弊を防ぐことにつながる。徳永はこのような例えば患者の攻撃性と治療者間の逆転移[*14]などの問題について，その解決のためにはケースカンファレンスといった公式の場に限らない，さまざまな場所における多職種間での自由なケース討論や語り合いが重要であることを指摘している[8]。

このほかに看護補助者，管理栄養士，調理員，薬剤師，事務系スタッフなどの職種がそれぞれチームとして，あるいはチームの一員として連携することで病院というチームは動いている。

治療というものは診察室に入ってから始まるのではなく，（外来でも入院でも）受付をしたときから，もっといえば病院の門をくぐったときからすでに始まっていると考えてよいだろう。そのような意味では，病院敷地内の清掃や樹木整備などに携わる営繕スタッフなども当然その一員として考えるべきであり，スタッフ自身もそのような意識で業務に臨むことが求められる。

精神科作業療法の専門性と特殊性そして臨床チームにおける役割

精神科におけるOTRの最大の役割はいうまでもなく，個人的にまたは集団の場を用いて「作業」を介しながら対象者のリハビリテーションを図ることである。医師より指示のあった患者に対して導入面接を実施し，リハビリテーション目標と計画などについて協議，共有して治療契約を結んだうえでプログラムへと導入し，生活機能と障害に関する評価とそれに基づく支援を行うわけである。なお，ここでいう「支援」には治療，訓練，教育，指導といった趣旨の行為が包括される。

次に精神科におけるOTRの役割を大きく3つの観点から述べる。

[*13] **生活機能と障害**
心身機能（機能障害）・構造（構造障害），活動（活動制限），参加（参加制約）を包括する用語である。マイナス面だけでなくプラスの側面（≒ストレングス）にも光を当て，環境因子なども含めて相互作用の観点から評価を行う[15]。

[*14] **逆転移**
かかわりを通して治療者が患者（来談者）に対して抱く感情を指す。ユング派心理療法のカウンセリングにおける1つのキーワードであり，患者もしくは治療者自身の問題につながると考えられている。

評価的側面

　OT導入時点ですでに患者に関する一定の情報はカルテやカンファレンスなどを通じて得られていなければならないが，これらの情報（評価）は間接的でありまだ断片的なものである。一方でOTでは，スタッフが患者とともに作業を体験するなかで多くの直接的な情報を入手していくことが可能になる。いわゆる「関与しながらの観察・評価」である。

　これらの評価はICFを用いるならば身体構造・心身機能・活動状態・参加状況から構成される「生活機能と障害」と環境因子・個人因子から構成される「背景因子」とを「構成要素の相互作用」という観点でとらえていくことになるだろう（図4）。

　このような表現をしてしまうと何やら難しく考えなければならない気がしてしまうかもしれないが，疾患ありき評価項目ありきのフィルターを通すことなく，まずは全人間的視点でふれあい，とらえていくことが大切ではないかと思う。OTRが（セラピストとして）直接関与するなかで見たこと，聞いたこと，感じたこと1つ1つが結果としていずれかの評価項目に当てはまり，それが人物像を立体的に形成していく材料になるのである。OTにおける評価で具体的にいえば，例えば精神的な安定性（または攻撃性など），心身の連動性，生活リズム，対人緊張の強弱，生活（主に対人）技能，集団への適応パターン，認知機能，作業パターンなどが挙げられるだろう。集団はそれ自体が退行[*15]を促進する要素をもっており[9]，同時に作業活動における没我性や投影性などの特性[10]も相まって，より「その人らしさ」や「心の内」が滲み出る瞬間となる。そのため

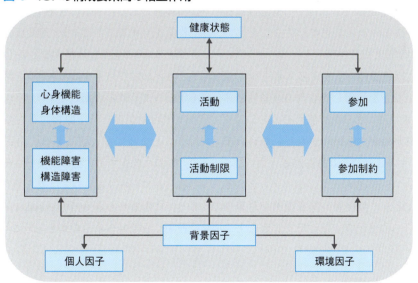

図4　ICFの構成要素間の相互作用

（文献15より引用）

---

*15　退行
防衛機制の1つとしても考えられ，「幼児返り」とも表現される。心理学，精神病理学用語としても用いられ，困難な状況に陥ったときに精神発達上，より未熟な段階に回帰して現実に対処しようとする反応とされている。

*16　ストレングス
対象者やその環境の持ち味，「強み」を指す。それを引き出し，活用することを軸に支援を行う（ストレングスモデル）。

OTは「今，目の前に存在する人の状態」を多角的にとらえることを助けてくれる現場となるのである。このようなOTRの評価に他職種からの評価（情報）を統合する形で対処すべき課題について抽出し，対象者のニーズとストレングス[*16]の視点からリハビリテーションゴールを焦点化，設定し，リハビリテーションを進めていくことになる。OTのアプローチ内容とその効果，また対象者の回復状態や置かれている境遇の変化の有無などを全体相互的に点検する作業（再評価）を繰り返しながらより効果的かつ意義のある作業を対象者とともに模索していくのである。

治療・訓練的側面

このようにOTRは対象者と関与しながら（作業を介しながら）さまざまな水準での評価をしていくわけであるが，それに基づく形で行うアプローチは非言語的なものに主眼を置いて，必要に応じて言語を組み合わせる形で実施する。

急性期状態においては，例えば運動−リズム感覚といった身体性と精神性の相互性[11]を生かしてパターン化された単純作業活動を提供するかもしれないし，対人緊張が高ければパラレル[*17]な集団を用いて作業への閉じこもり[11]を保証し，緩やかに集団体験を促していくかもしれない。そして，集団に入ることができればその適応性を高めるために各種ミーティングやSSTなどを用いて生活技能の学習と汎化を図り，リワーク[*18]を目指すものには協調性を重視するスポーツや企画活動，CBTなどを活用して心身の連動性と体力の強化，セルフモニタリング能力やストレスマネジメント能力の向上を促すかもしれない。また，場を共有することにより得られる「今，ここで起きているコト」「造られているモノ」という確かな材料はときに対象者の無意識的な葛藤や"生きづらさ"への気付きを促してくれることもある。

このように，評価に基づき対象者にとって適切と考えられる集団の形態，作業内容・方法などをマネジメントして提示していくことによって心身のバランスおよび多面的な準備性を整え，再び生活の場へと戻す支援を行っていくのである。OTRにとって作業分析の視点は1つの専門性であり，常に対象者と作業の双方からの分析と統合が欠かせない[12]のである。

言語を主とせずもっぱら作業を用いるOTの現場は視線の被曝に対するシェルター[11]のような機能を有し，心理的な侵襲性を最大限に抑えながら体験をともにすることができる。

作業を介することにより，適度な心理的距離感を保ちながら場面を共有するという積み重ねが人と人との結び付きを，人が1歩を踏み出すことを手伝ってくれるのだ。

OTRは対象者と時空間を共有しながら作業を行うことをとても大切にする。作品の完成を喜ぶ，勝利に興奮する，場の緊張感を味わう，課題の難しさに直面する，外では風を感じ，季節を感じる。であるからこそ，同じ目線に立った「生きた言葉」を発せられるのかもしれない。

[*17] パラレル
並行を意味する。集団形態の1つであり，そこに所属する者は直接的な関与を強いられることなく，時空間のみを他者と共有しながら各々のペースで作業を進めることができる。

[*18] リワーク（rework）
return to workを略したもの[16]である。病気によって休職した者が職場へ復帰すること，病気を再発させずに仕事を継続すること，またはそれを支援する種々の取り組みを指す。職業リワーク，産業リワーク，医療リワークなどがある。

多職種連携

　精神科病院でも実に多くの専門家が支援に当たっている。前述したとおり，チーム医療は分業ではなく，協業でなければならない。それをより機能させていくには，まず各自が職種の専門性と特殊性あるいはチームにおける役割について整理することで，互いの理解を深めておくことが必要だろう。とりわけ，精神科におけるOTというものは（筆者の経験からしても）その理論と手技とを統合させて，その効果と必要性をほかの職種に伝えることは容易ではなく，多くの工夫が必要かもしれない。それは前述したとおり治療そのものが複合的であるからともいえるだろう。しかしながら対象者の立体像を構築し，理解を深めるに当たってOTRの関与しながらの観察と評価，そして作業分析・活動分析を生かしたアプローチは，作業という媒体の特性の恩恵を受けて非常に有用なものとなる。それを周囲にうまくアピールしていくことが大切である。山根も"作業を介した関与は「的確さ」「客観性」という点では言語には及ばないが（中略）侵襲性の少ない特性が，言語による治療を補完する"[11]と述べている。

　1人1人の患者の治療指針を軸に，「パス」という時間軸だけではなく「患者のペース」という時間軸も大切にしながら各職種が適時介入するのであるが，このように部分的には各職種が専門性を駆使してアプローチを行いながら，全体では補完の関係で支援にあたるという認識が大切であり，それが各スタッフを機能させアイデンティティの確立を手伝う。このように考えるとアイデンティティというものは"作るものであるし，作られるものでもある"といういい方ができるだろう。これは技術的な側面に限らず，スタッフのメンタル面においてもお互いがカバーし合うという関係性，換言すれば「自分が失敗しても仲間が助けてくれる」という安心，安全感にもつながるものである。患者アプローチに関しては治療指針に沿って全職種がベクトルを同じくして支援に当たることが原則であろうが，臨床においてはある状況下で，指示や助言を待たない関与が求められる場合がある。基盤に安心，安全感のある職場においては個々のスタッフが己の（知識と経験に裏付けされた）臨床的直感に基づいたタイムリーな行動を起こすことができるのである。徳永は歴史的な日本人の集団凝集性の観点から，集団への安心感や帰属性の薄まりは個人主義と他者批判を生み出し，穏やかな人間関係の減少や生産性の低下を招く[13]として，これからの組織のあり方に警鐘を鳴らしている。

　このような点からスタッフの安全・安心感は最終的には患者治療に還元され，患者の安心，安全感にもつながっていくものと考える。

まとめ

　安心・安全感のあるチームが個々のスタッフの力を引き出し，治療に関与し続けるモチベーションと発想の豊かさを生み出す。患者はこのような生き生きとしたスタッフ1人1人との関係性を通じて，またその人を囲むいくつものグループ（コミュニティ）での照り返しを通じて相互扶助的に成長を遂げるものである。ゆえに，当然スタッフもともに成長する機会をいただいているといえる。最終的には断片化されている入院生活でのさまざまな体験やその影響が治療的にどのような意味を帯びていたのか？　ということが統合され，患者，スタッフともに理解に結び付いていくこと[5]がチーム医療を実感するうえで重要であるし，このプロセスがチーム構成員の自己効力感

を生み出し,機能するチーム[14]を生み出すことにつながるものと考える。

文献

1) 厚生労働省:チーム医療の推進について(チーム医療の推進に関する検討会 報告書), 2010. (www.mhlw.go.jp/shingi/2010/03/dl/s0319-9a.pdf, 2017年10月15日現在)
2) 徳永雄一郎, 早坂友成, 稲富宏之, ほか:うつ病治療におけるチーム医療の考え方. うつ病治療の最新リハビリテーション, p.64-92, 昭和堂, 2010.
3) 椎谷淳二, 尾形多佳士, 谷中輝雄:専門職からみた精神科病院におけるチーム医療の現状. 北海道医療大学看護福祉学部紀要, 16: 61-68, 2009.
4) 早坂友成, 織田靖史:チーム医療と作業療法. うつ病の作業療法(早坂友成, 稲富宏之, 編), p.32-50, 医歯薬出版, 2013.
5) 山本賢司:チーム医療とは. 精神科医療におけるチーム医療. チーム医療の目的. チーム医療の基本. 精神科チーム医療における倫理的な問題. 精神科領域のチーム医療実践マニュアル(山本賢司, 編), p.10-21, 新興医学出版社, 2016.
6) 堀川公平:精神科病院における「力動的チーム医療」. 精神科領域のチーム医療実践マニュアル(山本賢司, 編), p.24-46, 新興医学出版社, 2016.
7) 武井麻子:「グループ」という方法-看護における治療共同体的アプローチの今日的意義-. 精神療法, 32(3): 2006.
8) 徳永雄一郎:ストレスケア病棟の現状と問題点. 精神療法, 36(2): 161-165, 2010.
9) 高良 聖:特集に当たって-グループ臨床を考える. 臨床心理学, 9(6): 713-718, 2009.
10) 山根 寛, 二木淑子, 加藤寿宏:道具としての作業・作業活動. ひとと作業・作業活動(鎌倉矩子, 山根 寛, 二木淑子, 編), p.48-65, 三輪書店, 1999.
11) 山根 寛:ひととことばと作業と. 臨床精神病理, 35(1): 59-66, 2014.
12) 清水 一:作業分析. 図解 作業療法技術ガイド(石川 齊, 小平憲子, 寺山久美子, ほか, 編), p.210-219, 文光堂, 1998.
13) 徳永雄一郎:ストレスを生み出さない組織になるために. 「脳疲労」社会-ストレスケア病棟からみえる現代日本, p.191-196, 講談社, 2016.
14) 徳永雄一郎, ニール・クロフォード, 田中理香:今, 職場を生き返らせるには. スピッティング!職場のいじめ, p.253-265, NHK出版, 1998.
15) 世界保健機関:国際生活機能分類(ICF)-国際障害分類改定版(障害者福祉研究会, 編), 中央法規出版, 2002.
16) うつ病リワーク研究会:うつ病リワークプログラムのはじめ方(秋山 剛, 監), 弘文堂, 2009.

II章

精神科作業療法の役割

1 精神科病院

稲垣成昭

施設の役割

精神科病院とは

「精神病院の用語の整理等のための関係法律の一部を改正する法律」[1]として「精神保健及び精神障害者福祉に関する法律」の一部改正が，2006年12月23日に施行された。

日本における精神障害者施策（精神病者監護法～精神衛生法）は，施設収容という主義の下に行われてきていた。そのため，「精神病院」という用語は，医療施設ではなく精神病者を収容する施設というイメージが今も根強く残っている。この改正には，「精神病院」を，精神科という診療科名を用いて「精神科病院」という専門的医療を提供する施設であることを明らかにする用語に改めることで，精神科医療機関に対する国民の理解の深化を促し，患者や患者の家族の心理的抵抗を減らし，受診しやすい環境を整えるという考えがあった。

精神科病院は，精神病床（精神疾患を有する者を入院させるための病床）のみを有する精神科医療を担う病院である。

精神科病院の現状について

精神科病院数および精神病床数（精神科病床総数），在院患者数などの5年間の推移[2-8]については，次のような現状になっている（**表1**，**2**）。

精神科病院数・病床数，病床利用率については

表1　精神科病院における推移

	病院数	精神病床総数	精神科病院病床数	病床利用率	平均在院日数
2017.7月末	1,060	332,537		86.0*	256.4*
2016年	1,062	334,258	249,903	86.2	269.9
2015年	1,064	336,282	251,631	86.5	274.7
2014年	1,067	338,174	252,747	87.3	281.2
2013年	1,066	339,780	253,489	88.1	284.7
2012年	1,071	342,194	254,364	88.7	291.9

＊病床利用率，平均在院日数は2017年6月の情報である。

表2　精神科病院における1日平均患者動向*

	在院患者数	平均退院患者数	平均外来患者	新入院患者
2016年	218,581	721	57,850	717
2015年	220,890	717	57,675	710
2014年	223,843	714	57,047	703
2013年	226,885	710	56,927	703
2012年	229,296	701	57,216	692

＊単科精神科病院における数である（一般病院，診療所での数は含んでいない）

（文献2～8より作成）

年々緩やかな減少傾向にある。それに伴い，在院患者，在院日数は減少傾向にある。その反面，1日平均退院患者数，外来患者数，新入院患者数は増加傾向にある。

精神科病院の役割

医療施設としては大きく分けて2つ役割がある。1つは，外来診療（通院治療およびデイケア施設）・在宅医療としての役割，もう1つは，入院部門としての，入院を必要とする患者の治療，合併症をもつ要入院患者の治療の役割である。そのほか単科精神科病院にはいくつかの特徴がある。精神科病院は100床以上を有していることが多く，機能分化がなされ必要な回復状況・治療に応じて，救急病棟，急性期病棟（開放・閉鎖），療養病棟（開放・閉鎖），認知症病棟などの病棟に分けられ，職員数，入院期間・診療報酬などが規定され，治療・援助が進められている。

これらの機能分化[9]（図1）は，2004年に厚生労働省精神保健福祉対策本部が示した「精神保健医療福祉の改革ビジョン」にて，「入院医療中心から地域生活中心へ」という理念が提示され，「国民意識の変革」「精神医療体系の再編」「地域生活支援体系の再編」「精神保健医療福祉施策の基盤強化」という方針が進められたためである。また，これにより，以前から課題となっている社会的入院患者といわれる「受入条件が整えば退院可能な者」の退院促進を図ることが目的ともなっている。しかし，入院患者数および精神病床数の減少ペースは緩やかであり，長期在院患者動態は大きく変化していない。これは，入院患者の高齢化と認知症患者が増加し，新たな長期在院者となっている状況である[8-12]。

外来患者数については，2014年には361.1万人で，1999年の2.1倍となっている。また，気分障害では108.7万人（30％），認知症は60.1万人（17％），

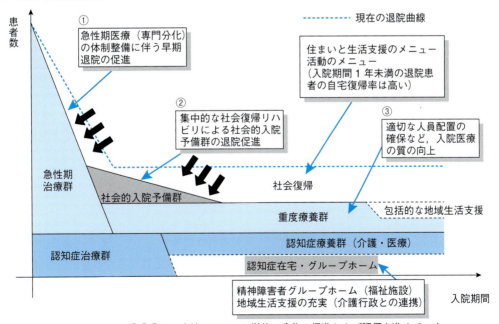

図1　病床の機能分化のイメージ

①②③は，病棟・ユニット単位で分化の促進および評価を進めていく。

（文献9より改変引用）

神経症性障害，ストレス関連障害が71.8万人（19.8％）と急増している。

精神科病院は医療機関としての予防，診断，治療（早期支援）などの医療を提供する場であるが，精神科においては，国の施策として歴史的に保護（収容）・生活する場，社会復帰施設としての機能も含んでいた。精神科病院が多くの機能を有することで，地域社会から隔離された環境となり，地域社会からの受け入れや社会的偏見が消えない原因の一端になっていたと思われる。そのことが，地域で支えるという概念の浸透の遅れ，地域での居住施設や福祉的サービスの不足・社会復帰体制の立ち遅れを招き，社会的入院患者を増加させたことも確かである。

2014年のOECD（Organisation for Economic Cooperation and Development：経済協力開発機構）による報告書「Making Mental Health Count」[10]において日本の精神病床数の多さは突出している。OECDのほとんどの国では「長期入院病床」は，精神病床に含まれていないことはあるが，しかしながら，わが国では10万人当たり269床であり，OECDの平均は68床である。諸外国では「脱施設化」による病院から地域へと移行が進んでおり，わが国では入院での治療が主であることを示唆している。しかし，諸外国との医療制度の違いも多く，単純に比べることはできないとの意見も多い。日本の精神科医療で実施されている急性期，療養病棟における治療の充実および包括型地域生活支援プログラム（ACT：assertive community treatment）などの訪問支援システムの充実が必要である。

精神科病院における作業療法士の役割

作業療法が行われる場所

医療領域における精神科作業療法は，入院医療，通院医療，訪問医療として，院内では設備の整っている作業療法室を中心に行われるが，回復過程により急性期や維持期などで病棟から出られない場合には病棟にて，ベッドサイドや病棟内のデイルームなどのスペースに出向いて行う。また，身体感覚の回復などの目的で，体育館やホール，グラウンドなど院外でも行う。そのほかには，日常生活技能や社会生活技能などは実際の場面での訓練が必要な場合には，公共施設や交通機関を直接使用する場合も多い。通院医療として，外来作業療法として作業療法室にて，精神科デイケア，ナイトケア，デイナイトケア，ショートケアなどでの支援を行う。訪問医療として，訪問リハビリテーションや訪問看護として，居宅，生活訓練施設（援護寮など）に出向いて支援を行う。

精神科作業療法の診療報酬

精神科専門療法は，精神科で行う治療，医学管理など，リハビリテーション，在宅医療の区分に療法をまとめたものであり，原則として精神科を標榜する医療機関が算定できる項目である。リハビリテーションの区分に精神科作業療法が含まれている。精神科作業療法における診療報酬と精神科作業療法室の施設基準（**表3**），作業療法（OT）が関与する精神科専門療法における診療報酬一覧（**表4**）を示す。

診療報酬については2年に1度改定されている。医療・社会保険制度はこまめに確認する必要がある。

表3 精神科作業療法の施設基準と診療報酬

従事者	・作業療法士は，専従者として最低1人が必要であること ・患者数は，作業療法士1人に対しては，1日50人を標準とすること ・おおむね25人の患者を1単位として，1日2単位50人以内を標準 ・患者1人当たり1日2時間を標準	診療点数 220点／日
施設	・専用の施設であり，施設の広さは作業療法士1人に対して50平方メートル（内法による測定による）を基準とすること ※精神科作業療法を実施している時間帯においては「専用」である	
代表的な諸活動	創作活動（手工芸，絵画，音楽など），日常生活活動（調理など），通信・コミュニケーション・表現活動（パーソナルコンピュータなどによるものなど），各種余暇・身体活動（ゲーム，スポーツ，園芸，小児を対象とする場合は各種玩具を用いた活動など），職業関連活動 など	
その他	精神科病院または精神病棟を有する一般病院にあって，入院基本料（特別入院基本料を除く），精神科急性期治療病棟入院料または精神療養病棟入院料を算定する入院医療を行っていること	

表4 作業療法士が関与して算定できる精神科診療報酬

	特掲診療料「精神科専門療法」	
入院医療	精神科作業療法	・表3 参照
	依存症集団療法	340点／回 ・治療開始日から6カ月以内，週1回を限度 （医学的に必要な場合は，治療開始日から2年以内，週1回かつ計24回まで）
	入院生活技能訓練療法	100点　（入院日から6カ月以内） 75点　（入院日から6カ月超） 患者1人当たり1日1時間以上実施⇒週1回
	精神科退院指導	320点／回　（入院中に1回） ・精神科地域移行支援加算：退院時1回200点加算 入院期間1年を超える入院患者，家族に対して必要な指導
	精神科退院前訪問指導料	380点／回　退院日に算定 ・1回の入院につき3回　（6カ月超入院は，入院中6回）
	救急患者精神科継続支援料	435点／回　【入院中の患者】 ・週1回以上の診察を行っている精神科医または当該精神科医の指示に基づき助言・指導などを行った場合　月1回 135点／回　【入院中の患者以外の患者】 ・入院中に当該患者の指導を精神科医の指示の下担当した者が1カ月間に2回以上，電話などで指導などを行った場合，退院から6カ月に6回
通院医療	精神科作業療法	・外来作業療法として実施
	精神科継続外来支援・指導料	・精神科医が，対象者に病状，服薬状況および副作用の有無などの確認を主とした支援を行った場合，患者1人につき1日1回55点 ・精神科医の指示の下，作業療法士または精神保健福祉士などが患者または家族などに療養生活環境を整備の支援を行った場合，援助加算の点数を1日1回40点
	精神科デイケア 精神科ナイトケア 精神科デイナイトケア 精神科ショートケア	精神科デイケア　　　　　　　小規模　　590点／日　　大規模　700点／日 精神科ナイトケア　　　　　　　　　　540点／日 精神科デイナイトケア　　　　　　　1,000点／日 精神科ショートケア　　　　　小規模　275点／日　　大規模　330点／日 ・退院支援の一環として，退院予定の入院患者（精神科退院指導料を算定した場合に限る）に対して，精神科デイケア，精神科ショートケアを行った場合は，所定点数の50/100を入院中1回に限り算定
	重度認知症患者デイケア料	重度認知症患者デイケア　　1,040点／日 ・算定を開始した日から起算して1年以内，精神病床を退院して1年以内に行われる場合早期50点を加算 ・当該療法に引き続き2時間以上の夜間ケアを行った場合には，当該療法を最初に算定した日から起算して1年以内の期間に限り，夜間ケア加算として，100点を所定点数に加算
在宅医療	精神科訪問看護・指導料	・精神科訪問看護・指導料（Ⅰ）：同一建物居住者以外 ・精神科訪問看護・指導料（Ⅲ）：同一建物居住者
	精神科重症患者早期集中支援管理料	・長期入院患者または入退院を繰り返し，病状が不安定な患者に対し，多職種により計画的な医学管理の下に定期的な訪問診療および精神科訪問看護を実施。急変時などに常時対応できる体制整備，多職種が参加する定期的な会議を開催 ・訪問診療を月1回以上および精神科訪問看護を週2回以上実施している患者に対し，初回の算定日から起算して6カ月以内 保険医療機関が単独で実施： 　単一建物診療患者数が1人1,800点（2人以上1,350点） 訪問看護ステーションと連携： 　単一建物診療患者数が1人1,480点（2人以上1,110点）

作業療法の目的

OTでは，回復時期によって変わらない，どの回復段階においても常に共通した目的をもち続けなくてはいけない．それは，対象者を「生活者」－「生活する主体」としてとらえ，心身機能の向上・維持を含めた生活での障害の軽減，生活の安定的な維持を図り，本人がより満足のできる生活を構築（再編）していくことである[14-16]．これは，病気や障害があっても生活を再編することはできると考え，対象者の心身機能の障害を改善・軽減するのみでなく，対象者の望む生活を形作ることであり，対象者自身が望む生活をできるよう支援・援助することである．目的を成就するには，対象者の状態や回復過程に合わせ治療形態や用いる手段・方法を柔軟に変更・調整する．また，対象者のdemandと治療者のneedの調整を適宜行いながら対応を進める必要がある．そのために，OTでは対象者や家族などと連携し，基本的能力，応用的能力・社会適応能力および環境資源の要素の改善や維持を，作業療法評価～評価結果に基づいた治療・指導・援助計画を元に実施する．

● 各期における作業療法の役割

精神科作業療法では，対象者の回復の程度や障害の状態に合わせてアプローチを行うことが大切である．回復の状態は，

> ①急性期（要安静期，亜急性期）
> ②回復期（回復期前期，回復期後期）
> ③生活（維持）期（社会内生活維持期，施設内生活維持期）
> ④緩和期[17]

に分けられている．しかし，回復の状態や段階が，継時的に進んではいかないことは周知のとおりである．そのため，各期におけるアプローチの期間は回復の状態や個人差によっても短・長期化することがある．

回復状態に応じたOTの役割については，山根の「回復状態に応じたリハビリテーションと作業療法」[18]として表に整理されており，理解しやすいため次に示す（**表5**）．

①急性期作業療法（亜急性期，回復期前期）

発症および再発により，精神症状が活発な極期で救急・安静が必要な要安静期後である急性状態後の疲弊状態・不安定状態の亜急性期と，疲弊状態～回復してくる回復期前期がこの時期に当たる．この時期は約1～2カ月（～3カ月を目処）とされている．亜急性期は，急性期から回復期への移行時期であり，些細な刺激にも敏感で混乱をきたしやすいため，心身ともに配慮が必要である．回復期前期では疲弊状態が意識されるようになり，徐々に現実感を取り戻し始める．亜急性期では，「病状の安定と慢性状態への移行防止のため，安全・安心の保障，症状の軽減，無意識的欲求の充足，衝動の発散，休息の保障，基本的生活リズムの回復，現実への移行の準備」[17-19]，回復期前期では，「現実への移行の支援と基本的な心身の機能の回復のため，身体感覚の回復，基本的生活リズムの回復，楽しむ体験，基礎体力の回復，身辺処理能力の回復，自己のペースの理解，自己コントロール能力改善，退院に向けての指導や支援」[17-19]などを行う．

②地域移行支援作業療法（回復期後期および施設内維持期）

地域生活・社会参加に視点を向け，自分なりの生活を再建していく過程および，生活の質を維持するために保護的な環境で考慮・調整する時期である．そのため，早期退院に向けては「自律（最大限の自立）と適応の支援を，長期在院における地域移行支援は，生活の質の維持・向上，施設内生活の支援を図りながら退院に向けた支援を行う」[17-19]としている．

表5 回復状態に応じたリハビリテーションと作業療法

回復状態と援助	予防	要安静期	急性期		回復期		維持(療養)期		緩和期
			亜急性期	回復期前期	回復期後期	社会内維持期	施設内維持期		
期間(救急入院を基盤)		1～2週	～1カ月以内	～1.2カ月くて3カ月	～1年程度				
リハビリテーションの目標	治療医学的関与	治療医学	医学的側面におけるリハビリテーション	個人的側面におけるリハビリテーション	生活的側面におけるリハビリテーション	社会的側面におけるリハビリテーション	—	医学的側面と生活的側面におけるリハビリテーション	個人的側面におけるリハビリテーション
	再燃・再発の防止 危機介入	救命安静	病的状態からの早期離脱 二次的障害の防止	現実への移行の援助 心身の基本的機能の回復	自律(最大限の自立)と適応の援助	生活の質の維持・向上 社会生活・社会参加の援助	生活の質の維持・向上 施設内生活の援助		生活の質の維持 看取りと癒し
作業療法の役割	クライシスOT	—	早期(急性期)OT		回復期OT		維持期OT		緩和期OT
	安全・安心の保障 症状の抑制 安静・休息	—	安全・安心の保障 症状の軽減 無意識的欲求の充足 衝動性の発散 休息の保障 基本的生活リズムへの復帰 現実への移行の準備 鎮静と賦活	身体感覚の回復 基本的生活リズムの回復 楽しむ体験 基礎体力の回復 身体処理能力の回復 自己コントロール能力 自己のペースの理解 改善 退院指導・援助	生活管理技能の改善 対人交流技能の改善 役割遂行能力の獲得 自己能力や限界の確認 達成感の獲得 社会性の回復 職業準備訓練 家族調整・環境整備 社会資源利用の援助 障害との折り合い・受容	社会生活リズムの習得 社会生活技術の習得 病気との付き合い方 仲間づくり 地域社会との交流 生活の自己管理 余暇の利用 環境調整 相互支援ネットワークづくり 就労援助 適切な危機介入	生活の自己管理 病気との付き合い 仲間づくり 役割・働く体験 楽しむ体験 趣味を広げる 基礎体力の維持 他者との生活上の交流 環境整備		安全・安心の保障 安心して過ごすことができる場づくり 小さな楽しみの提供 生活リズムの維持 安静・休息
作業療法の形態と役割	個別のかかわり	個別のかかわり	個別作業療法	集団作業療法プログラム			個人作業療法 集団作業療法 連携プログラム		個別のかかわり
	ソフト救急として生活上の相談者	医療従事者としての責任をとる治療者	パラレルな場 対象者との共同作業を通じて治療を進める治療者		対象者が主体的な生活に向かうための援助者	生活の主体者である対象者に対する支援者 家族や関係者との連携役		同伴者	
						訪問作業療法			
治療・援助の場	外来作業療法、デイケア、デイナイトケア、ショートケア、ナイトケアなど	精神科急性期治療病棟		精神科一般病棟	外来作業療法、デイケア、デイナイトケア、ショートケア、ナイトケア	保健所 デイケア グループホーム 福祉ホーム 地域活動支援センター 居宅など	精神科療養病棟		
					精神科療養病棟		病院以外の福祉施設	精神科治療病棟	地域生活者の場合は居宅

予防期：初期化や予防ではなく、回復期や維持期いずれの状態にもみられる再発期に関連してクライシスが表面化した(ソフト救急)が必要な状態。
要安静期：初発もしくは再発後、医療保護下で救命・安静が必要な状態。入院の場合は入院後1〜2週間。
亜急性期：要安静を要する急性症状期もしくは弛緩状態。
回復期前期：安静・現実を必要とする急性症状期を必要とする状態。基本的なるい身の機能訓練を必要とする指導、訓練を行うことが必要な状態。入院の場合は入院後おおよそ6か月〜1年。
回復期後期：ホスピタル機能を維持しながら生活に視点をおいた援助が必要な状態。通院治療を受けながら地域で生活することが主となる状態。
維持（療養）期：これらの状態を示す各時期は時系列的なものではなく、各状態と目的を示した関係でも固定されたものではない。
緩和期：これらの状態を示す各期は時系列的なものではなく、各状態と目的を示した関係でも固定されたものではない。

(文献18より引用)

Ⅱ章 精神科作業療法の役割 精神科病院

③地域生活支援作業療法（社会内維持期）

　生活の質の維持・向上，社会生活・社会参加の維持に向けて，通院治療を受けながら，機能を維持しながら，再発を防ぎながら，地域での生活の維持（社会内維持）と，医療などの保護的環境が整った療養施設・病棟などで生活を支える維持（施設内維持）がある。再発予防のための機器介入や日常生活への支援を行う。

④緩和期作業療法

　生きた証を尊重して過ごす大切な時間であり，人生の最期の日々を豊かに安らかに最後まで生きるために，人生の質を配慮しながら，「看取りと癒し」といった視点から支援する。

精神科作業療法で実施される種目

　OTにおける作業は，手段として，目的として，場として，また治療手段として用いていることは周知のとおりである。治療としての作業は，非言語的な特性を生かした手段・媒介である意義は大きい。

　作業療法白書2015[15]において，精神科障害領域にて実施される種目として，各種作業活動－創作・芸術活動（79.2％），手工芸（71.1％），身体運動活動など（66.6％），生活圏拡大活動（52.0％），日常生活活動（48.9％），各種ゲーム（43.5％）が挙げられている。「作業療法で用いられる作業の具体例」[16]を示す（**表6**）。

表6 作業療法で用いる作業の具体例

対象	作業療法で用いる作業	具体例
1. 基本的能力（ICF：心身機能・身体構造）	感覚・運動	物理的感覚運動刺激（準備運動を含む），トランポリン・滑り台，サンディングボード，プラスティックパテ，ダンス，ペグボード，プラスティックコーン，体操，風船バレー，軽スポーツなど
2. 応用的能力（ICF：活動と参加・主に活動）	生活行為，セルフケア，ADL，IADL	食事，更衣，排泄，入浴などのセルフケア，起居・移動，物品・道具の操作，金銭管理，火の元や貴重品などの管理練習，コミュニケーション練習など
3. 社会的能力（ICF：活動と参加・主に参加）	創作	絵画，音楽，園芸，陶芸，書道，写真，茶道，貼り絵，モザイク，革細工，籐細工，編み物，囲碁・将棋，各種ゲーム，川柳・俳句など
	仕事・学習参加	書字，計算，パソコン，対人技能訓練，生活圏拡大のための外出活動，銀行や役所など各種社会資源の利用，公共交通機関の利用，一般交通の利用など
4. 環境資源（ICF：環境因子）	用具の提供，環境整備，相談・指導・調整	自助具，スプリント，福祉用具の考案作成適合，住宅など生活環境の改修・整備 家庭内・職場内での関係者との相談調整 住環境に関する相談調整など
5. 作業に関する個人特性（ICF：個人因子）	把握・利用・再設計	生活状況の確認，作業の聞き取り，興味・関心の確認，対象者にとって意味のある作業の提供に利用，価値のある作業ができるように支援，ライフスタイルの再設計など

（文献16より引用）

引用文献

1) 参議院法制局 HP: 精神病院の用語の整理等のための関係法律の一部を改正する法律（平成 18 年 6 月 23 日法律 94 号）：法律の条文
(http://houseikyoku.sangiind.go.jp/bill/pdf/h18-094.pdf)
2) 厚生労働省 HP: 平成 28 年（2016）医療施設（動態）調査・病院報告の概況, 2017.
(http://www.mhlw.go.jp/toukei/saikin/hw/iryosd/16/dl/gaikyo.pdf)
3) 厚生労働省 HP: 平成 27 年（2015）医療施設（動態）調査・病院報告の概況, 2016.
(http://www.mhlw.go.jp/toukei/saikin/hw/iryosd/15/dl/gaikyo.pdf)
4) 厚生労働省 HP: 平成 26 年（2014）医療施設（動態）調査・病院報告の概況, 2015.
(http://www.mhlw.go.jp/toukei/saikin/hw/iryosd/14/dl/gaikyo.pdf)
5) 厚生労働省 HP: 平成 25 年（2013）医療施設（動態）調査・病院報告の概況, 2014.
(http://www.mhlw.go.jp/toukei/saikin/hw/iryosd/13/dl/gaikyo.pdf)
6) 厚生労働省 HP: 平成 24 年（2012）医療施設（動態）調査・病院報告の概況, 2013.
(http://www.mhlw.go.jp/toukei/saikin/hw/iryosd/12/dl/gaikyo.pdf)
7) 厚生労働省 HP: 医療施設動態調査（平成 29 年 7 月末概数）, 2017.
(http://www.mhlw.go.jp/toukei/saikin/hw/iryosd/m17/dl/is1707_01.pdf)
8) 厚生労働省 HP: 病院報告（平成 29 年 6 月分概数）, 2017.
(http://www.mhlw.go.jp/toukei/saikin/hw/byouin/m17/dl/06-kekka.pdf)
9) 精神保健医療福祉の改革ビジョン（概要）, 2004.
(http://www.mhlw.go.jp/topics/2004/09/dl/tp0902-1a.pdf)
10) making mental health count, 2014.
(https://www.oecd.org/els/health-systems/Focus-on-Health-Making-Mental-Health-Count.pdf)
11) 精神保健医療福祉施策の現状について.
(http://www.mhlw.go.jp/file/05-Shingikai-12201000-Shakaiengokyokushougaihokenfukushibu-Kikakuka/0000108754_11.pdf)
12) 第 1 回これからの精神保健医療福祉のあり方に関する検討会資料, 参考資料.
(http://www.mhlw.go.jp/file/05-Shingikai-12201000-Shakaiengokyokushougaihokenfukushibu-Kikakuka/0000108755_12.pdf)
13) 土田英人：地域精神保健医療福祉の現状と課題. 京都府立医科大学雑誌, 122（10）: 697-705, 2013.
14) 澤田雄二：作業療法ガイドライン. 作業療法全書 作業療法概論, 改定第 3 版（日本作業療法士協会 監, 杉原素子 編）, p.52-59, 協同医書出版社, 2010.
15) 日本作業療法士協会：作業療法白書 2015, p.48-49, 日本作業療法士協会, 2017.
16) 日本作業療法士協会：作業療法ガイドライン実践指針 2013, 日本作業療法士協会, 2014.
17) 山根 寛：回復過程と状態. 精神障害と作業療法 新版, p.74-75, 三輪書店, 2017.
18) 山根 寛：付表 2. 精神障害と作業療法 新版, p.372-373, 三輪書店, 2017.
19) 山根 寛：作業療法の実践. 精神障害と作業療法 新版, p.216-250, 三輪書店, 2017.
20) 堀田英樹：精神科作業療法の基礎知識. 精神疾患の理解と精神科作業療法 第 2 版（朝田 隆, 中島 直, 堀田英樹 著）, p.44-53, 中央法規出版, 2012.
21) 厚生労働省 HP：特掲診療料の施設基準等. 2016.（http://www.mhlw.go.jp/bunya/iryouhoken/iryouhoken12/dl/index-047.pdf, 2018 年 2 月現在）
22) 厚生労働省 HP：精神科専門療法. 2016.
(http://www.mhlw.go.jp/bunya/iryouhoken/iryouhoken12/dl/index-018.pdf, 2018 年 2 月現在)
23) 厚生労働省 HP：平成 28 年度診療報酬改定説明（医科）. 2016.
(http://www.mhlw.go.jp/file/06-Seisakujouhou-12400000-Hokenkyoku/0000115982.pdf, 2018 年 2 月現在)

2 総合病院

長島　泉

はじめに

　総合病院とは，医療法において主要な診療科（最低でも5科）を標榜し許可病床数100床以上の病院と規定されていたが，1996年の改正により現在は廃止されている名称である．2017年現在，総合病院の英語名称であるgeneral hospitalにあたるのは一般病院である．一般病院とは，医療施設（動態）調査・病院報告の概況[1]によれば，精神科病院以外の（20床以上の病床を有する）病院のことを指す．本項目における総合病院は，精神科病院以外の入院診療を実施している病院で，複数の診療科を有し，二次・三次救急の急性期医療を提供する病院とする．そのため，一般病院，大学病院，特定機能病院，地域医療支援病院を含む概念であり，特に記載が必要である場合は，そのつど医療施設類型を明記する．

　わが国の一般病院において精神科を標榜する病院は，2015年現在1,698施設あり，一般病院7,416施設全体のおおむね23%である．最も多く標榜される診療科目は，内科6,823施設（92%），次いでリハビリテーション科5,429施設（73.2%）である．また，一般病院における精神科病床数は84,651床で，精神科病院を除いた病院の総病床数に対する割合はおおむね6%である（図1）．一方で，精神科病床における一般病院の精神科病床数の割合は4分の1を超えている（図2）．

　米国では，精神科病床数全体を削減し，総合病院精神科の病床数を増加させることで，精神医療の中核的機関を精神科病院から総合病院精神科へと移行させ，カナダ，イタリアなどでも，精神科病院数を削減すると同時に総合病院精神科を強化して，地域精神医療への転換を図っている[2]．

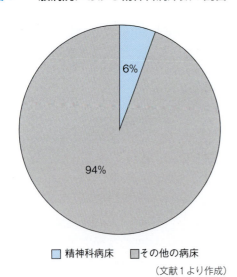

図1 一般病院における精神科病床数の割合

精神科病床　その他の病床
（文献1より作成）

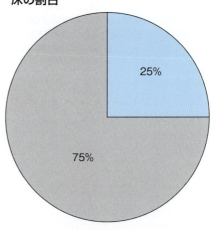

図2 精神科病床における一般病院の精神科病床の割合

一般病院の精神科病床　精神科病院の病床数
（文献1より作成）

施設の役割（対患者，対社会）

総合病院精神科の果たすべき役割として，一般医療における役割と精神医療における役割が挙げられる[3]。

一般医療における役割

● 自殺企図・救命救急医療

大学病院の救命救急センターに搬送される患者の15～18%は自殺企図者であるという報告がある[4]。その後の精神科的対応や身体科との連携は，搬送先の総合病院精神科で担うのが最も合理的である[5]。

● 他科・他職種との連携

①プライマリケア医との連携

多くのうつ病患者は精神症状を主訴として医療機関，とりわけ精神科に受診することには抵抗が強く，精神科受診に至る前にプライマリケア医を受診していることが多い[6]といわれる。総合病院では，プライマリケアを担当する診療科と精神科との連携を図りやすい。

②コンサルテーション・リエゾン活動

医療の専門化，高度化に伴い，治療を受ける患者側から精神的ケアのニーズが増加している[5]。精神疾患と身体疾患のそれぞれの専門家との円滑な連携を組んで治療に当たる必要性は年々高まっている[7]。

③自殺予防

自殺企図により救急搬送された患者は，その後の自殺の危険例が高く予防が重要[8]である。また，自殺の動機で高い割合を占めるのが身体疾患に関する悩みである[8]。

精神医療における役割

● 精神科救急・急性期医療

統合失調症の急性期では著しい内的混乱状況のなかで生命的危機に至る場合も多く，精神・身体両面からの迅速なアプローチを必要とする[7]。また，急性期の精神病状態では脱水や身体の消耗があり，薬物療法の細かい調整とその副作用の管理，特に悪性症候群，不整脈，深部静脈血栓症，肺血栓塞栓症などのチェックとこれらの事態が生じた際の迅速な治療が重要である[5]。そのため，一般診療科と連携しやすい総合病院精神科の果たす役割は大きい。

● 鑑別診断

①身体疾患[5,7]

精神症状を呈する身体疾患の鑑別に一般診療科との連携は欠かせない。

②認知症

MRIや脳血流SPECT，MIBG（meta-iodobenzylguanidine）心筋シンチグラフィなど専門的特殊検査は総合病院精神科で行われることが必要である[5]。

● 身体合併症医療

身体合併症医療とは，精神科病院入院患者が身体合併症を有した際に適切な治療を提供するよう，行政区によって定められたシステムである。精神科病院に長期入院中の患者が合併症を有する率は高い[5]。また，合併症の重症度が高いほど，総合病院精神科の必要性は高まる[7]。

● 児童思春期精神医療[9]

小児の精神疾患では身体愁訴を主訴とするこ

とが多く，患児の最初の相談窓口は小児科医療機関であることが多い。また，児童思春期においては，周囲のかかわりや接し方が精神面に大きく影響するため，各診療科と協力体制を確立する必要がある。総合病院では身体科との連携が円滑で精神科治療の導入や継続がしやすい。

● **摂食障害，身体表現性障害，修正型電気けいれん療法**[5]

摂食障害では，密度の濃い身体的関与と同時に精神療法的かかわりを要する。重篤な身体疾患を合併することも多く，栄養管理は慎重に行う必要がある。

身体表現性障害は，精神科か身体科かという二分法では対処が困難な病態の1つであり，診療科目間の連携が求められる。

うつ病のほか，疼痛性障害などにも適応可能性が広がっている修正型電気けいれん療法は，麻酔科との連携が必要となる。

● **難治の精神障害に対する診断・治療**

治療抵抗性統合失調症治療薬による治療を行うには，薬剤による副作用が発現した場合に適切に対応するための体制が整備されている必要がある。

難治性うつ病の原因には，診断の誤りや，適切な治療対応の誤りがあることが指摘されている[10]。脳器質疾患など身体疾患の除外には，一般診療科との連携のしやすさが求められる。

● **災害精神科救護**[11]

甚大な災害直後に被災者が殺到する病院においては，身体の救急患者と同時に精神科的救急患者も搬送される可能性が高い。災害拠点病院では，身体・精神の両面において一体的な対応が求められる。

施設の仕組み（構成要因）[3]

施設の仕組み（構成要因）

総合病院では，専門的な診療がそれぞれの診療科において実施されている。特に精神科で行われる診療は「精神科専門療法」として，診療報酬上独立した項目とされている。「精神科専門療法」とは，精神科で行う治療，リハビリテーション，医学管理，在宅医療を1つにまとめた項目であり，「精神科作業療法」もこれに含まれる。

総合病院における「精神科作業療法」は，精神科に所属する作業療法（OT）部門が実施する場合もあるが，身体のリハビリテーションを実施するリハビリテーション科所属の精神科作業療法部門が実施する場合もある。

野口ら[3]は，精神科を標榜し「内科・外科を含む複数の診療科を有し，主として二次救急を含む急性期医療を提供する病院で，精神科病床が全病床の半数以下」の総合病院を対象として調査を行った。有床・無床の施設形態が明確にされた520施設における，精神科の治療構造を抜粋して**表1**に示す。有床施設において，精神科病床数は50床以下，看護配置は13対1と15対1を合わせて，それぞれ過半数以上の割合となった。医師，コメディカルスタッフ数ともに有床施設のほうが多かった。精神科作業療法士数は，施設全体で平均1名に満たない結果であった。精神科治療の実施状況について，抜粋して**表2**に示す。いずれの精神科治療においても，有床施設のほうが無床施設よりも多い結果であった。

表1 総合病院精神科の治療構造

		有床施設（n=203）		無床施設（n=317）		総計（n=520）	
		n	%	n	%	n	%
届出精神病床数	10床以下	2	1	245	77.3	247	47.5
	11〜50床	115	56.7	0	0	115	22.1
	51〜100床	57	28.1	1	0.3	58	11.2
	101床以上	24	11.8	0	0	24	4.6
	不詳	5	2.5	71	22.4	76	14.6
精神病棟看護配置	7対1	6	3	22	6.9	28	5.4
	10対1	26	12.8	7	2.2	33	6.3
	13対1	67	33	0	0	67	12.9
	15対1	67	33	0	0	67	12.9
	その他	9	4.4	5	1.6	14	2.7
	不詳	28	13.8	283	89.3	311	59.8
精神科医数	平均±標準偏差	7.7±6.6（人）		1.4±1.4（人）		4.3±5.6（人）	
精神保健指定医数	平均±標準偏差	5.8±10.7（人）		1.1±1.0（人）		3.4±7.9（人）	
精神保健福祉士数	平均±標準偏差	2.1±2.7（人）		0.5±0.8（人）		1.3±2.2（人）	
臨床心理技術者数	平均±標準偏差	1.6±1.5（人）		0.8±1.0（人）		1.2±1.3（人）	
精神科作業療法士数	平均±標準偏差	1.1±1.5（人）		0.1±0.5（人）		0.6±1.2（人）	

有床施設：精神科病床を有する，無床施設：精神科病床がない

（文献3より抜粋）

表2 精神科治療の実施状況

	実施状況	有床施設（n=203）		無床施設（n=317）		総計（n=520）	
		n	%	n	%	n	%
修正型電気けいれん療法	実施	129	63.5	6	1.9	135	26
	未実施	62	30.5	233	73.5	295	56.7
	不詳	12	5.9	78	24.6	90	17.3
精神科作業療法	実施	58	28.6	16	5	74	14.2
	未実施・不詳	145	71.4	301	95	446	85.8
精神科デイケア	実施	55	27.1	19	6	74	14.2
	未実施・不詳	148	72.9	298	94	446	85.8
職場復帰支援プログラム	あり	18	8.9	6	1.9	24	4.6
	なし	173	85.2	232	73.2	405	77.9
	不詳	12	5.9	79	24.9	91	17.5

有床施設：精神科病床を有する，無床施設：精神科病床がない

（文献3より抜粋）

作業療法士の役割

表1で紹介したように，わが国において総合病院精神科に勤務する作業療法士（OTR）は非常に少ない．ここでは取り組みの現状を紹介するとともに，将来的な構想を含めて，総合病院精神科においてOTRが果たすべき役割について示したい．

一方で，総合病院ではリハビリテーション科を標榜する施設が多い．身体障害領域に従事する

OTRの8割以上が身体合併症をもつ精神障害者に対応した経験があり，困難を感じている[12]と報告されている。前述のように，総合病院では精神－身体の診療科目の垣根を越えた連携が求められており，OTにおいてもその必要性は同等であろう。

身体合併症医療や自殺企図・予防における役割

身体合併症医療における役割は，現状は身体障害領域に従事するOTRや他職種がそのほとんどを担っている。田島ら[12]は，所属する施設の精神科標榜の有無で検討したところ，一般病院において精神科のない施設に所属しているOTRのほうが，有意に精神身体合併症患者への対応に困難を感じていることを示した。また，困難要因の内訳として「訓練意欲に乏しい」（13％），「訓練拒否・非協力的」（10.4％），「対応に時間がかかる」（9.6％），「コミュニケーションがとりにくい」（8.1％）などが挙げられた。このような患者の様相は，精神科作業療法の現場においても頻繁にみられるものであり，対応技術は精神科のOTRのなかに培われている。そのため，総合病院精神科勤務のOTRは，身体障害領域に従事するOTRや他職種と情報を共有し，身体のリハビリテーションと並行して，対象患者の意欲や活動性を引き出す精神科作業療法を提供する役割が求められると考える。

自殺企図者においても，身体障害領域のOTRや他職種との連携は欠かせない。リストカットによる腱断裂，縊首や飛び降りによる脊髄損傷，焼身による重度の熱傷などは，専門的な身体のリハビリテーションが必要である。精神科作業療法では，急性期の身体リハビリテーションがある程度落ち着いた後，対象患者が社会に戻る力を涵養し，自殺の再企図を予防する役割を果たす必要があるだろう。

コンサルテーション・リエゾン活動における役割

小石川[7]は，リエゾンチームにおけるOTRの役割として「患者の日常生活に視点を置き，患者の強みや長所に焦点を当てる観点（ストレングスモデル）からチームメンバーに情報を提供する」「作業療法が必要と思われるケースに対して作業療法を提供する」こと，そして身体障害領域のOTRや他職種との連携のしやすさも期待できるとしている。

井上ら[13]は，身体障害領域に従事するOTRとしてリエゾンチームに所属し，他職種から情報を収集することで，身体合併症患者に対するリハビリテーションのスムーズな実施に貢献できていると述べている。

早坂[14]は，リエゾンチームにおけるOTRの特殊性として，医学モデルと社会モデルに等しくわたるOTの論理の多様性を挙げている。また，専門性として，動作性・言語表出の乏しい精神症状を伴う患者に対し，折り紙などの作業活動を用いて，形式的評価では評価できない患者の機能や能力の評価や治療を行うことを挙げている。

また，前述のように，自殺企図による重篤な身体障害を負った患者は，まず身体障害領域のOTRや他職種がリハビリテーションを行う。精神科未治療で自殺企図をした患者には，潜在的に「精神科」に対して拒否的な構えを有するケースが多い。その場合には，精神科作業療法を提供することは困難であるため，精神科作業療法士は身体リハビリテーション場面での自殺再企図予防の実施について，具体的なリエゾン活動を行う役割があると考える。

認知症の鑑別診断と早期治療における役割

　筆者の勤務する大学病院精神科では，抑うつ状態で入院し最終的には認知症の診断を受ける患者を多く経験する。このような患者は老年期うつ病との鑑別が重要なごく初期の認知症であることから，一緒に暮らす家族にも，システマティックに流れる病棟生活でも，その臨床症状は見過ごされやすい。精神科作業療法では，一定時間対象患者とともに作業活動を介してかかわるため，軽度の失行・失認・遂行機能障害を観察によって評価し，鑑別診断と早期治療の開始に寄与することが可能である。

難治の精神障害に対する診断・治療における役割

　筆者の勤務する大学病院精神科では，難治性うつ病入院プログラムを実施している[15]。これは，1週間の入院期間で，診断や症状，心理的特徴，性格や発達の傾向，身体状況などのほか，作業遂行特徴について精査し，診断や治療方針を決定するプログラムである。集団のなかで一定時間，定められた場所で実施することを構造的特徴とする精神科作業療法は，疑似社会的な状況をつくる。そのため，患者の社会生活における行動を推測しうる作業遂行の特徴が観察されやすい。また，創作的活動は，無意識のうちに自己を投影しやすい。このような作業活動を用いて，患者が選択した活動，活動の実施状況，完成作品の取り扱い方などの作業遂行特徴を評価することは，患者のパーソナリティの特徴を評価し，社会生活遂行上の指針を提供することに寄与している。

　治療抵抗性統合失調症治療薬による治療は，十分量に達するまで慎重に行われることから，導入期は長期の入院とならざるをえない。定期的な血液検査を実施し，結果によって薬物の増量が滞ることもある。このような状況下では，精神科作業療法は，患者の治療に対するアドヒアランスの維持に貢献することができる。精神科作業療法の場面では，患者は「作業を主体的に行う人」であり，自身の強みを認識することが可能である。そして，精神科作業療法士は，患者の強みは退院後の生活に具体的につながっていることを本人とともに共有し，希望をもって治療することを援助する。

退院促進・外来診療・地域連携における役割

　総合病院精神科での入院診療から退院支援をする際の課題の1つとして，患者が既存の在宅系サービスを利用することに対して心理的ハードルが高いことがある。

　宇田川ら[16]は，作業療法部門とデイケア部門を1つの精神科リハビリテーション部門として機能させ，入院中は病棟内デイルームから外来利用者と合同の病棟外プログラムへの参加を促し，退院後の継続利用をスムーズにする仕組みを紹介している。加えて，グループホームの支援および運営を多職種で実施することにより，入院から地域へと連続性，一貫性のある支援を可能にしている。地域に求められる機能をもつ総合病院精神科へと変化していくために，精神科作業療法士は「多職種チームがよく機能していて，作業療法士もその一員であること」「地域社会資源とのつながりをもち，作業療法士も支援理念を共有していること」「新しい分野にも挑戦し，そのために必要な知識を身に付けていくこと」が求められるとしている。

　また，精神科作業療法部門が身体リハビリテーション科のなかの一担当チームとして存在する

ことが地域連携において有効であることも示されている。長谷川[17]は，身体障害や在宅支援関係のリハビリテーションを経験しているスタッフが精神科作業療法を実践することによって，総合的な介入が可能となり，個別訓練，在宅支援作業がスムーズであったこと，および，精神科経験のスタッフは身体障害のリハビリテーションにおいて精神心理面での対応に広がりができたことを報告している。これは，リハビリテーション部門内での，リエゾン活動といえる。

引用文献

1) 厚生労働省：平成27年（2015）医療施設（動態）調査・病院報告の概況，平成28年11月．
2) 黒木宣夫：総合病院精神医学の概要－歴史と全体像．総合病院精神科・神経科ガイド（総合病院精神科・神経科ガイドプロジェクトチーム 編），p.67-73，星和書店，2002．
3) 野口正行，小林孝文，佐竹直子，ほか：2012年総合病院精神科基礎調査からみた総合病院精神科の現状－第1報－．Jpn J Gen Hosp Psychiatry, 26(2): 182-190, 2014.
4) 河西千秋：救命救急センターにおける自殺未遂者への支援と自殺再企図予防方略の開発．学術の動向，13 (3): 39-43, 2008.
5) 野口正行：総合病院精神科の将来像．精神医学，52 (3): 239-246, 2010.
6) 尾崎紀夫：3．プライマリケア医と精神科医の連携．第129回日本医学会シンポジウム記録集 うつ病，p.61-65, 2005.
7) 小石川比良来：総合病院における精神科の位置づけとリエゾンのあり方．作業療法ジャーナル，48 (13): 1280-1284, 2014.
8) 大塚耕太郎，酒井明夫，遠藤 仁：総合病院精神科における自殺予防の役割．臨床精神医学，43 (6): 885-890, 2014.
9) 河野美帆，大下隆司，井上敦子，ほか：東京女子医科大学病院神経精神科における児童思春期精神医療の現状と課題．東女医大誌，86 (suppl): 164-166, 2016.
10) 井上 猛：難治性うつ病の原因．Depression Strategy, 3 (3): 1-4, 2013.
11) 佐藤茂樹：災害における総合病院精神科の役割．臨床精神医学，43 (6): 879-884, 2014.
12) 田島加奈子，大澤 彩，田野将尊，ほか：一般病院における身体疾患を合併した精神障害者に対する作業療法の現状と意義－身体障害領域に従事する作業療法士への質問紙調査から－．作業療法，32 (1): 75-85, 2013.
13) 井上慎一，岩籠かをり，新田和子，ほか：身体合併症を伴う精神科疾患患者の支援．作業療法ジャーナル，48 (13): 1302-1306, 2014.
14) 早坂友成：第5章 精神科リエゾンチームにおける各職種の役割とチームの調整，作業療法士の立場から（秋山剛，宇佐美しおり・編）．精神科リエゾンチームガイドブック－はじめ方からトラブル対応まで－．医歯薬出版，p.67-72，東京，2017.
15) 早坂友成，坪井貴嗣，長島 泉，ほか：うつ病とパーソナリティ障害の併存．精神科，30 (6): 486-490, 2017.
16) 宇田川恵美子，片倉知雄，坂本泰樹：旭中央病院における多職種での取り組みと地域連携．作業療法ジャーナル，48 (13): 1291-1296, 2014.
17) 長谷川敬一：総合病院における精神科作業療法の役割．作業療法ジャーナル，48 (13): 1285-1290, 2014.

II章 精神科作業療法の役割

3 精神科診療所（精神科クリニック）の機能と役割

高橋　健

本項目では，最初に精神科診療所の役割（対社会，対患者）について述べる。そして，診療所の概要や仕組みについて説明した後，診療所での作業療法士（OTR）の役割について述べる。

本文においては，「精神科診療所」ではなく，臨床で使われることが多い「精神科クリニック」という名称を用いている。

施設の役割

精神科診療所（クリニック）とは

まず，診療所についての医療法の規定は，「医師又は歯科医師が，医業又は歯科医業を行う場所であって，患者の収容施設を有しないもの又は患者19人以下の収容施設を有するもの」とされている。

診療所であっても19床以下であれば入院施設を有することが可能であり，その場合は有床診療所，入院施設がない診療所のことを無床診療所と分類する。

精神科の診療所に関しては，無床の施設がほとんどなので，無床診療所の機能について紹介する。

●精神科クリニックの役割（対社会）

精神疾患を有する総患者数は「患者調査（基幹統計）」[3]によると392.4万人となっている（図1）。2011年度の同じ調査では患者数は320.1万人であり，総患者数は増加している。調査では総患者数を外来患者数と入院患者数に分けている。2011年の入院患者数は32.3万人だったのに対して，2014年には31.3万人に減少している。一方で外来通院により治療を行っている患者は361.1万人となっており，増加傾向である。精神疾患を有する患者の92％は外来で治療している（2012年630調査によると，そのうち53.5％が精神科診療所である）[4]。

診療の対象としている年代の幅は広い（児童精神科等を標榜している施設もある）[1]（図2）。また，多様な疾患を対象としている[1]（図3）。

2011年の調査と比べると，2014年の調査では双極性障害を含む，気分（感情）障害の割合が増加していることがわかる。労働者のメンタルヘルスという視点でも，早期発見・早期治療が必要であり，早めに不調に気が付き，早めに受診をして重症化させないことが大切である。そのような対

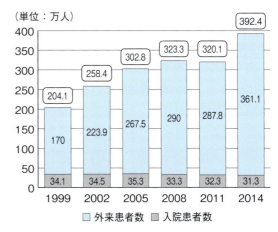

図1　精神疾患を有する総患者数の推移

外来診療を受けている患者の割合は多い。
※2011年度の調査では宮城県の一部と福島県を除いている。
（文献3より改変引用）

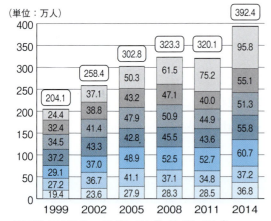

図2 診療を受けている年代別の割合
※2011の調査では宮城県の一部と福島県を除いている。
(文献3より改変引用)

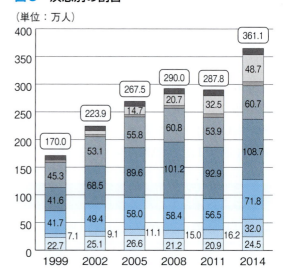

図3 疾患別の割合
※2011の調査では宮城県の一部と福島県を除いている。
(文献3より改変引用)

策のうえでもクリニックは受診先のファーストチョイスにもなる。

● 精神科クリニックの役割（対患者）

　精神科クリニックは精神科単科の病院に比べると，利便性のよさや気持ち的な行きやすさもあり，初回の受診の選択肢となりやすい。受診をする場合は，インターネットで自分の症状を調べて，主訴（眠れないなど）の改善のためや精神疾患を疑って来院することがある。また，身体的な不調を感じて内科や総合病院などの他科を受診して検査し，ほかの内科的疾患の有無を調べて，数値などに異常がなく，その施設で心療内科・精神科の受診を勧められて来院する場合もある。
　診察をうけ医師の判断で薬物療法が開始されることが多く，薬が処方された場合は，定期的な通院が必要となる。そのため，通院のしやすさ，アクセスのよさも重要となる。また，自分の生活パターンのなかに，定期的な通院治療の時間を組み込めることも必要となる。例えば，ビジネスパーソンの場合，平日の日中しか診察をしていないクリニックでは仕事にも影響が出てしまう。ビジネスパーソンで精神科クリニックに通院する場合は，会社の帰りに寄れる施設や，会社から比較的近い駅や乗り換え駅から行ける施設を選ぶケースも見受けられる。
　外来通院をしながら日常生活を送っている人たちが，継続して通院しやすい環境を整えることが必要である。立地的な通院のしやすさや時間帯を担保し，患者が通院しやすい時間帯や曜日に診察を受けられることが大切である。
　そして，外来通院で入院までに至らないように治療を継続して，QOL（quality of life）をできるだけ落とさないような治療を継続できる環境を整えることが大切である。

施設の仕組み

クリニックの構造

クリニックの仕組みについて次に紹介する。

精神科クリニックは全国で3,890ヵ所あり[2]，3年前の同じ調査では，3,568ヵ所であったので，その数は増加傾向にある。数が増えるなかで，クリニックによってその専門性や治療内容などに特色をもたせることが増えてきている。また，都市部と地方においても備えている機能の違いがみられる。また精神科クリニックといっても各クリニックによってさまざまな違いがある。

精神科クリニックの概要や組織の仕組みについて次に紹介する。

● 運営母体について

クリニックの運営母体は大体は，個人か，医療法人かで分ける。

医師・歯科医師であれば，自由開業医制度により，都道府県に届出を出すことで，自由に開業できる。

医療法人がクリニックを開設している場合は，サテライトクリニックとよぶ。もともとは精神科病院を運営しており，病院よりも立地やアクセスがよい駅前などに開設して通院の利便性を確保している。

● クリニックで行っていること

まず，精神科クリニックでの主たる業務は診療である。患者が通院してきて診療を受けるものである。外来診療は診療報酬上では通院精神療法とよばれる。診察だけでなく，ほかの専門療法を行っているクリニックもある。

併設している機能によって分類すると**表1**のようになる。ほかに認知行動療法を行うなど，診療報酬上に規定されている療法を行っている場合もある。カウンセリングに関しては，診療報酬上の規定はなく，実費負担となる。

表1　クリニックの機能の分類

①外来診療のみ
②外来診療，精神科デイケアを併設
③外来診療，カウンセリングを併設
④外来診療，精神科デイケア，カウンセリングの両方を併設

クリニックのなかには患者が通院するだけでなく，クリニック側から訪問する形式をとっている施設もある。訪問診療（往診），精神科訪問看護，ACT（assertive community treatment：包括型地域支援）を標榜している。

ほかに医師の専門分野を活かしたクリニックも増えており，対象疾患を明確にして診療を行うなど特色をもったクリニックが増えてきている。

● クリニックの立地，環境

クリニックはその立地や環境，地域のニーズに合わせて設けられている。

都市部の場合は，ビルの1室を借りて開業しているクリニックが多い。デイケアを併設する場合，ビルの1室だけでなく，ワンフロアを借りたり，何フロアかを借りて，診療とデイケアなど，いくつかの機能を併設して，多機能型のクリニックを運営している場合もある。

また，地方では，クリニックを開業する際に建物を建て，精神科・心療内科だけではなく，内科などを併設して，家庭医的な役割を果たしている場合もある。

● クリニックで診察する医師

クリニックでは，医師が1人で診察している場合と何人かの医師が勤務している場合がある。医

師が1人の場合は1診体制とよばれる。同時刻に2人の医師が診察をしている場合は2診体制とよばれる。

個人開業の場合は，医師が院長1人しかいない場合もある。その場合，どの曜日でも院長が診療することになる。そのため，自分の行きたい日に必ず主治医が診察をしている。サテライトクリニックの場合，非常勤の医師もおり，医師によっては週1回，半日勤務（例えば，毎週月曜日の午前のみ診察）の場合もある。その場合，受診する曜日が固定される。非常勤の医師を含めると医師の数は多く，男性医師，女性医師が勤務している場合があり，選択肢の幅は広がる。

また，普段は母体の病院で勤務し，週1回，クリニックで診療枠をもっている場合もある。

● スタッフ数

クリニックは病院に比べると従業員数は少ない。入院患者がいないので，通院してくる患者に対応できる従業員数がいればよい。医師がいれば診療は可能であり，ほかに看護師，事務員で成り立つこともある。

クリニックにおける職種別の従業員の配置状況を調査したものがある[2]。その調査によると常勤では，医師のほかに，事務職員（67.2%），看護師（40.7%），准看護師（17.2%），精神保健福祉士（25.9%）となっている。臨床心理士（20.8%），OTRは1.9%となっている。

次に職種による主たる業務について紹介する。
医師…診療を行う。
看護師（准看護師）…診療の補助，採血（例：血中濃度を調べる）・注射などの看護業務を行う。
事務員…診療点数の計算など，会計業務を行う。

業務はそれだけではないが，大まかに分類すると以上である。

OTRが外来診療部門に配属されていることは少なく，診療報酬上の関係もあり，多くはデイケアに配属されていることが多い。

● 診療時間とスタッフの勤務時間，診療日

診療日や診療時間はクリニックによって異なっている。例えば，表2のようになっており，大きく分けて午前診療（午前診），午後診療（午後診），夜間診療（夜診）に分かれている。日曜・祝日を休診日としているクリニックは多いが，休診日が平日のクリニックもある。

都市部では夜間診療を毎日行っているクリニックもあり，勤務後に受診できるなど，患者の利便性に配慮している。また，日曜日に診療を行っている場合もある。

クリニックでは，診療時間外や休診日に来院してもスタッフがいないので，対応することができない。

表2 あるクリニックの診療時間と休診日

診療時間・休診日							
月	火	水	木	金	土		日
10時〜13時							休診日
15時〜18時	15時〜18時	15時〜20時	15時〜20時	15時〜20時	14時〜17時		休診日

休診日：日曜日・祭日
夜間診療：水曜・木曜・金曜　18：00〜20：00

月曜から土曜日まで診療は行っているが，日によって時間帯が違う。

精神科診療所（精神科クリニック）の機能と役割

● 標榜している科

精神科クリニックでは，「心療内科・精神科」と標榜していることが多い．両方を標榜していても，どちらかの科を選択して受診するというわけではない．

● 対象者

年代について

クリニックでの診療対象となる年代は，成人期から高齢期まで全年代である．最近では，児童・思春期を対象としたクリニックもあり，クリニックそれぞれにおいて特色がみられている．

高齢の場合，車いすでの受診も可能性としてはあるが，都市部のクリニックは1階にないことが多い印象である．車いすで利用できるエレベーターが必要である．

また，クリニックは病院に比べると検査器具なども少ないため，行える治療行為が限られる点がある．入院も検討する必要がある状態であれば，最初の受診先をクリニックではなく，病院を選択することが望ましい．

● 診療までの流れ（図4）

いつでも行けば受診できるわけではなく，初診時（初めて受診するとき）にも予約が必要である．例えば，風邪をひいたときに近くの内科のクリニックに受診するように，診療時間内にいつでも行けば診察してくれるわけではない．その部分は精神科クリニックの特徴として挙げられる．最近ではクリニックのウェブサイトに当日の初診で受けられる人数を掲載している場合がある．

クリニックを受診する場合は，まずは自分の行きやすい場所でクリニックの有無を調べる．クリニックの情報は駅ホームの看板やタウンページなどもあるが，近年は圧倒的にインターネット経由でクリニックの所在を知って受診することが多い．

ほかの疾患が疑われる場合もあり，あらかじめ内科的疾患に関する検査を受けてから来院するのもよい．そのデータも持参すれば診療の補助となる．

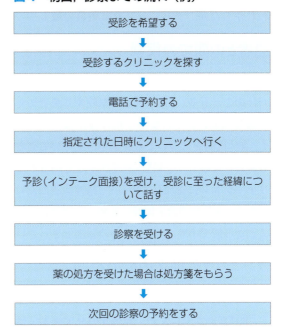

図4　初回，診察までの流れ（例）

受診を希望する
↓
受診するクリニックを探す
↓
電話で予約する
↓
指定された日時にクリニックへ行く
↓
予診（インテーク面接）を受け，受診に至った経緯について話す
↓
診察を受ける
↓
薬の処方を受けた場合は処方箋をもらう
↓
次回の診察の予約をする

作業療法士に求められる役割

精神科領域で働くOTRは精神科病院に勤務している割合が多く，精神科クリニックに在籍しているOTRは精神科デイケアに配属されることが多い．精神科のクリニックは外来診療のみというところも多く，そのようなクリニックではOTRがいないことも珍しくないということを理解することが必要である．デイケア併設のクリニックにはOTRは在籍しているが，その数は1名というところも多い．

クリニックでの役割・特徴としては，職域の広

さが挙げられる。病院に比べると規模が小さいため、OTRとして何かをする前にクリニックの職員として枠にとらわれずさまざまな業務に対応することが大切である。そのなかでOTRの特殊性や専門性を生かしていくことが必要であり、次にOTRの視点からの役割について述べる。

多職種の間での役割

クリニックの患者は通院であるため、診療が終わると帰っていく。そのため、時間内に対応しなければならない。それにより求められるスピードも問われる。

クリニックでは通常のリハビリ業務中でも、突発的にすぐに対応が求められる場面が生じる。外部からの電話や外来患者が入院を必要とする場合など、その内容は多岐に渡る。外部とのやりとりや入院依頼は、精神保健福祉士が対応すると思われがちだが、クリニックでは職員の数も少なく、専門職が複数いない場合もあるため、お互い協力しながら、他職種が対応する場合もある。その意識をもち、コミュニケーションをとり、他職種を理解する努力が必要である。また、患者は地域において生活を送っており、地域のさまざまな社会資源、サービスなどを利用している場合も少なくない。普段から地域の障害福祉サービスなどに目を向け、来院する患者の日常生活をイメージすることが大切である。

患者との間での役割

クリニックにおいて、リハビリ専門職はOTRだけのことも多い。外来診療に来院する患者の年齢層は幅広い。そのなかで精神機能面だけでなく、身体機能面についても課題を抱えていることもある。そのような場合、デイケアなどのリハビリテーションに参加していると、精神機能面だけでなく、身体機能面も同時に評価し、同等に扱うことが可能であり、デイケアへの参加をきっかけに健康について考え始め、内科的疾患のリスクを減らすことに意識を向け始める場合も多くみられる。外来診療を受けている患者に対してもOTRとしての専門性と特殊性を活かし、全体像から始まり、精神機能面、身体機能面の両面を把握して、本人の生活に視点を向け、アプローチすることが必要である。

クリニックの構造内での役割

クリニックでは、病院と比べると職員数が少なく、職種がわかりにくい。職種を外見で判別できるユニフォームを着用していない場合も多く、名札などでわかる程度である。実際、職域によって明確に分かれていない部分も多く、クリニックの一職員として周囲とコミュニケーションをとりながら、臨機応変な対応が必要である。

また、クリニック全体が構造化された治療因子であり、全体をよりよくしていくことを考えることが必要である。クリニックの建物から始まり、そこに存在する人（職員・患者）や物、組織など、その環境すべてが構造を成しており、すべてが大切な治療因子となっている。OTRはその視点に立ち、その治療構造や治療因子を大切にして、よりよい治療が行える空間、環境となるように構造を調整していくことが必要である。

まとめ

精神科クリニックに来院する患者は，精神機能面だけに問題を生じているのではなく，それをきっかけにして身体機能面にも影響が出ていることも少なくない．OTRはその両面を同時に同等に扱える職種であり，そのことを意識して，「その人らしい」生活を支えることに日ごろから目を向け，アプローチしていくことが役割として求められている．

コラム① 「精神科クリニックの名称について」

精神科診療所という枠組みではあるが，○○診療所はあっても，○○精神科診療所という名称を使っている場所は少ない．多くは○○メンタルクリニック，メンタルケア○○，心のケア○○などという名称を用いている場合が多く，受診のハードルを下げるようにしたり，認識しやすいようにしている．さまざまな名称はあるが，医療機関の分類としては診療所の枠に分類される．

コラム② 「心療内科と精神科の違いについて」

精神科クリニックでは，心療内科・精神科を標榜しているところが多い．心療内科は主に心身症を扱い，精神科は精神疾患を扱うとされている．
患者さんのなかには，"精神科を受診している"というよりも，"心療内科を受診している"と認識したほうが受け入れやすいという人もおり，説明などでは，その辺りにも意識を向けて話をすることが必要である．

文献

1) 厚生労働省：平成26年（2014年）医療施設（静態・動態）調査・病院報告の概況．(http://www.mhlw.go.jp/toukei/saikin/hw/iryosd/14/)
2) 平成27年度　日本精神神経科診療所協会会員基礎調査
3) 厚生労働省：平成26年（2014）患者調査の概況．(http://http://www.mhlw.go.jp/toukei/saikin/hw/kanja/14/，2018年2月現在)．
4) 精神科診療所から見た精神科医療のビジョンプロジェクト委員会：精神科診療所から見た精神科医療のビジョンプロジェクト，2016．

4 デイナイトケア

福家亜希子

　統合失調症の軽症化やその他疾患を含めた症状・障害の多様化により，精神科リハビリテーションに求められる役割は大きく変化している。精神科地域ケアの三本柱は，外来診療，精神科デイケア，アウトリーチ活動である。精神科デイケアと総称されることが多いが，実際には，デイケア，デイナイトケア，ナイトケア，ショートケアといった種別がある。デイケアでは，大規模・小規模という施設基準の違いもある。本章では，総称をデイナイトケア等とし，それぞれの種別や基準について示すときには個別名称を用いる。

デイナイトケア等の役割

　デイナイトケア等は，入院治療期間が短縮するなかで，急性期の入院治療が終了後，地域へと移行し治療・リハビリテーションを実施する場である。同時に，地域で次のステップ（福祉サービス，就学・就労など）に進むサポートの役割がある。一方，これまでであれば長期入院を余儀なくされてきたような，症状・障害が重度の人たちが地域に戻り，生活を維持するための居場所や支援の役割も担っている。

　まとめると，デイナイトケア等の役割は，次の3つが挙げられる。

- 回復期リハビリテーション
- 地域移行・地域定着
- 在宅生活支援

　具体的な支援内容としては，対象者の心身機能，生活技能の評価およびトレーニング，心理教育・服薬管理など疾病管理技能に関すること，家族支援，再発予防，クライシスプランなどがある。また，再燃など症状悪化時の危機介入も挙げられる。

　加えて，気分障害による休職者の復職支援の必要性が高まり，デイナイトケア等では認知機能リハビリテーションやリワークなどプログラムが多様化している。

　また，発達障害や依存症，あるいは年代別など，疾患の特性や発達過程に着目したリハビリテーションを実施するデイナイトケア等も増加し，機能分化や多様化が起こっている。

疾患別デイケア
- 統合失調症
- 気分障害（主にうつ病）
- パーソナリティー障害
- 依存症候群
- 発達障害　　など

年代別デイケア
- 児童・思春期デイケア
- 成人（青年期）デイケア
- 高齢者デイケア

　地域のなかで，デイナイトケア等が果たす役割は，大きく4つに分けられる[1]。

- 行政との連携
- 訪問支援（訪問看護や介護）との連携
- 障害福祉サービスとの連携
- 企業との連携

　いずれにしても，対象となる人を中心に，さまざまな支援が横につながり，ネットワークをつくることが目的であり，それが結果として，地域全体の住みやすさ・生きやすさを目指したサポートシステムの構築につながっていくことが望まれる。

デイナイトケア等の仕組み

　デイナイトケア等は，厚生労働省の定める基準に適合した施設で，保険医療機関の精神科担当医師と専従スタッフ（メディカルスタッフ）が入院していない精神疾患を有する患者に実施した場合に，診療報酬を算定できる．ショートケア，デイケアは施設の面積やスタッフの数によって，小規模・大規模に区分され，それぞれの報酬が異なるほか，受け入れられる対象者の数も変わる（**表1**）．

　デイナイトケア等は毎日実施することが可能だが，1年以上経過した場合には週5回に限定される．また，週4回以上実施する場合には，医学的に必要であるという根拠，患者の意向を聞いて作られる診療計画が必要になる．3年以上継続して利用している患者（ショートケアは除く）に対して，週4日以上算定する場合は減額となる（1年以上の長期入院歴のある患者は減額の対象外）．これらは，長期通所に伴う患者の機能，生活の質などに変化がないとして，マンネリ化を防ぐ目的で改正されてきた内容である．一方で，長期入院の退院支援，地域移行・定着支援の目的から，加算項目も設定されている．

● **ショートケア（実施時間3時間）**

小規模：診療報酬：275点

（1回あたり患者20人）

　面積：30m² 以上（1人あたり3.3m²）

　スタッフ数：医師1名，専従スタッフ1名（看護師，作業療法士（OTR），精神保健福祉士，臨床心理技術者のいずれか），合計2名

大規模：診療報酬：330点

（1回あたり患者50人）

　面積：60m²（1人あたり4.0m²）

　スタッフ数：医師1名，専従スタッフ3名（看護師1名，OTRか看護師1名，精神保健福祉士か臨床心理技術者1名），合計4人

（1回あたり患者70人）

　50人を限度とする場合のスタッフに加えて，医師1名およびメディカルスタッフ1名を加えた6人が必要

● **デイケア（実施時間6時間）**

小規模：診療報酬：590点

（1日あたり患者30人）

　面積：40m² 以上（1名あたり3.3m²）

　スタッフ数：医師1名，専従スタッフ2名（看護師1名，OTR・精神保健福祉士・臨床心理技術者のいずれか1名），合計3名

大規模：診療報酬：700点

（1日あたり患者50人）

　面積：60m² 以上（1人あたり4.0m²）

　スタッフ数：医師1名，専従スタッフ3名（看護師1名，OTRか看護師1名，精神保健福祉

表1　デイナイトケア等の施設基準（2016年改定）

	ショートケア		デイケア		ナイトケア	デイナイトケア
実施時間	3時間		6時間		4時間 （午後4時〜）	10時間
診療報酬 （点数）	小規模 275点	大規模 330点	小規模 590点	大規模 700点	540点	1,000点
スタッフ数	2人	4〜6人	3人	4〜6人	3人	3〜6人

【早期加算】ショートケア：20点，デイケア・ナイトケア・デイナイトケア：50点
通所開始1年以内または退院して1年以内に行う場合に加算．
【疾患別診療計画加算】40点
利用目的，短期・長期目標と目標に対する達成の評価が必要．

士か臨床心理技術者1名），合計4名

（1日当たり患者70人）

50人を限度とする場合の従事者に加えて，医師1名およびメディカルスタッフ1名を加えた6人が必要

● ナイトケア（実施時間4時間：午後4時から開始）

（1日あたり患者20人）

面積：40m² 以上（1人あたり3.3m²）

スタッフ数：医師1名，専従スタッフ2名（OTRか看護師のいずれか1名，看護師または精神保健福祉士，臨床心理技術者のいずれか1名），合計3名

● デイナイトケア（実施時間10時間）

面積：40m²（1人あたり3.3m²）

（1日あたり患者30人）

スタッフ数：医師1名，専従スタッフ2名（OTRか看護師1名，看護師または精神保健福祉士，臨床心理技術者，栄養士のいずれか1名），合計3名

（1日あたり患者50人）

スタッフ数：医師1名および専従スタッフ3名（看護師または准看護師1名，OTRか看護師1名，精神保健福祉士・臨床心理技術者・栄養士のいずれか1名），合計4名

（1日あたり患者70人）

50人を限度とする場合の従事者に加えて，メディカルスタッフ2名を加えた6人が必要

デイナイトケア等を行った日には，ほかの精神科専門療法（ほかの医療機関で実施するものを含む）を算定することはできない。つまり，デイナイトケア等を実施した日に，外来作業療法（OT）を実施することはできないということである。1人の患者にデイケアとナイトケアを同日に行った場合は，デイナイトケア実施となる。デイナイトケアとデイケアとショートケアまたはナイトケアを，同時に同施設内で実施することができるが，対象者数の合計がデイケアやデイナイトケアの規定数を超えることはできない。また，作業療法と同様に，消耗材料などは医療機関の負担となる。

作業療法士の役割

デイナイトケア等が病院併設であるか，診療所・クリニック併設であるか，保健所に開設されているかによって，また大規模・小規模という違い，地域性，通所している患者によって，作業療法士に求められる役割は異なる。

デイナイトケア等は，多職種が共同して治療およびリハビリテーションを実施する場であり，職種にかかわらずさまざまな支援に取り組むことが多い。

支援者・スタッフとして求められる役割

対象者の評価
・家族構成・関係，心身機能，生活にかかわること，社会資源や通信手段の利用，医療保険福祉サービスの利用，本人の希望や目標，緊急時の対応

プログラムの立案・運営
・心理教育など自己の疾病管理能力にかかわるプログラム
・生活管理能力にかかわるプログラム：生活技能に直結する作業（調理，買い物）などを実施
・認知機能リハビリテーション，SST（social

skills training）など機能改善を目的とするプログラム
・就労支援，復職支援
・余暇活動としてのプログラム：芸術活動，スポーツなど個人や集団で行い，楽しむ，夢中になる体験，人と協力したり競ったりするなど集団を活かした体験

集団の利用，相互コミュニケーションの促進
・作業・活動を介したコミュニケーション
・集団のなかで生まれる力動
・友人関係，トラブルなどの見守りと適時介入

定期的な振り返り（個々の通所者との面接）
・マンネリ化・社会的長期通所の防止，目標の再確認による主体的な参加・取り組みの継続，終了（卒業）と次のステップへの移行

ネットワークづくり
・行政・福祉サービスなど関係機関とのつながり，ケア会議の開催や参加

家族支援
・各家族との面談
・家族教室の開催，家族に向けた心理教育

　OTという視点で考えると，集団を利用すること，作業を分析し，対象者に合った作業を処方することなど，得意となる役割が多くある。

　例えば，デイナイトケアという治療構造をうまく利用し，就労準備として午前，午後，夕方と作業に従事することで，作業耐性や疲労の自己評価と能力向上などに取り組むことができる。ナイトケアの時間帯にはプログラムを構成せず，個々に時間をどう使うか（休み方も含めて）一緒に考え実践・体験するために利用したり，食事提供を「給食配膳」という受け身的なものではなく，材料を利用して調理するという主体的な作業体験へと変化させることができる。給食メニューをそのまま再現して調理してみてもよいだろうし，みんなで食材から献立を考え，必要があれば食材や道具を買い足しながら，実際に調理し食べるという一連の作業を提供してもよい。そこには集団としての相互交流があり，食材を見て献立を考えるという認知・精神機能への働きかけがあり，調理するという実生活にも通じる生きた作業がある。

　治療構造や集団の性質，またその環境で可能な作業とそれらの工夫から，対象者に求められる作業を選択し提供することが，OTならではの強みであると感じる。また，近年ではリワークプログラムもデイナイトケア等で行われるようになり，OTの専門性が活きるようになった。対象者の望む生活（目標やニーズ）をとらえ，心身機能や作業能力を評価し，回復段階に合わせて支援し，環境調整を行うことができるOTRが，地域生活支援（デイナイトケア等での支援を含む）で求められる役割は大きい。

> **コラム①** 精神科デイナイトケア等の機能分化・多様化の是非の議論

デイナイトケア等には医療(治療，症状悪化への対応，休息)とリハビリテーション(SST，認知機能リハビリテーション，対人関係技能の向上，ストレス耐性の向上など)の機能がある。これがベースではあるが，一方で，個々の利用者のニーズに合わせて，疾患や障害の特性，あるいは年代の別など機能分化や多様化が起こっている。デイナイトケア等自体(全体)を機能分化させた施設もあれば，個々のプログラムを機能分化させたもの(目的別プログラムやグループ)もある。

ただし，機能分化が社会の差別や偏見につながる危険を有しているという議論もある。なぜなら，機能分化や多様化は，社会の効率化や生産性を求める視点を有しているからである。確かに，長期通所，効果の停滞などの問題があるのは事実だが，一方で福祉的な役割，社会のなかでの居場所や仲間づくり，支援者とのつなぎもまた必要な役割である。集団で治療やリハビリテーションを行う場が基本となるので，個々の利用者を評価し，援助する視点・姿勢を中心に，いま現在，地域のなかで，あるいは利用者のなかで求められている役割をスタッフが見出し，それぞれの施設基準や環境のなかで可能な方法を考え実践することが必要なのではないか。地域で生活するために，デイナイトケア等を必要としている人がいる。できないことの理由，批判を並べるよりも「どう行っていくか」という前向きな視点で，その工夫(プログラム，作業，集団利用)が得意なOTRが果たす役割に期待したい。

> **コラム②** 精神科デイナイトケア等が医療機関であること

統合失調症の地域生活支援を中心に発展してきたデイナイトケア等であるが，現在，対象となる疾患や障害の広がり，また福祉サービス・社会資源の充実(生活訓練事業，就労移行・継続支援事業，地域生活支援事業などに基づく事業所)に伴い，デイナイトケア等であることの意味・意義が問われる時代となっている。医療機関であるデイナイトケア等は，専従スタッフが医療知識をもつ専門職であるからこそ，専門的な治療やリハビリテーションを提供できるという強みがある。一方で，医療機関に併設される施設で専門職集団が支援するからこそ，逸脱行動を起こしてしまうような対象者，難治例，長期入院から地域移行や定着が難しい人などの支援も求められる。コラム①でも述べたように，治療やリハビリテーションだけでなく，福祉的な役割を必要としている対象者で，地域の福祉サービスや社会資源でケアしきれていない人たちへの支援である。このようなタイプの対象者の支援には，スタッフの多大な労力とエネルギーと工夫が必要になるため，医療機関であり，専門職集団であるデイナイトケア等が果たせる，もっといえば果たすべき役割なのではないかと感じる。

症状悪化の危機介入から生活訓練，就労移行や就職後の相談，さまざまな場面で支援することができる地域生活支援のプロフェッショナル集団の一員として，かかわるOTRが専門性を発揮し活躍することが望まれる。

文献

1) 日本デイケア学会，編：新・精神科デイケアQ＆A，中央法規出版，2016.
2) デイケア実践研究，vol. 17, 2013.
3) デイケア実践研究，vol. 18, 2014.
4) デイケア実践研究，vol. 20, 2016.
5) 香山明美，小林正義：作業療法実践の場．作業療法学全書，改定第3版，第5巻，作業治療学2 精神障害(日本作業療法士協会，監，冨岡詔子，小林正義，編)，p.96-97，協同医書出版社，2010.
6) 鶴見隆彦：デイケアにおける支援の実際．生活を支援する精神障害作業療法，第2版―急性期から地域実践まで―(香山明美，小林正義，鶴見隆彦，編)，p.197-203，医歯薬出版，2014.
7) 古賀 誠：デイケア，ナイトケア，デイナイトケアと作業療法．クリニカル作業療法シリーズ 精神障害領域の作業療法(石井良和，京極 真，長雄眞一郎，編)，p.200-206，中央法規出版，2010.

Ⅱ章 精神科作業療法の役割

5 訪問リハビリテーション：精神科アウトリーチ

佐藤嘉孝

施設の役割

　筆者が勤務する岡山県精神科医療センター（以下，当センター）は岡山県の精神科救急基幹病院として，365日24時間（夜間・休日は救急対応），さまざまな精神状態にある対象者に対応している。

　当センター内には岡山県精神科救急情報センターがあり，また子どもの心の診療拠点病院，岡山県依存症治療拠点機関，岡山県災害時精神科医療中核病院としても機能し，同法人内に東古松サンクト診療所，相談支援センター鹿田も有している。難治性精神疾患地域連携体制整備事業も受託している。

　入院棟有床数は252床で，救急急性期入院棟（53床・48床），医療観察法入院棟（36床），児童思春期入院棟（18床），総合治療入院棟（55床），依存症入院棟（42床）となっている。デイケア部門，外来診療部門，訪問看護部門も有している。

　2016年度の外来件数は6,347件（実数），入院件数1,373件（のべ数），退院件数1,361件（のべ数）である。なお，退院前訪問件数602件（のべ数），訪問看護件数7,166件（のべ数）である。

組織の仕組み

　当センターで現在作業療法士（OTR）が配属されている部署は，リハビリ部作業療法班（13名）とデイケア班（2名），看護部訪問看護（2名）である。それぞれの部署で必要に応じて精神科アウトリーチを実施している。

作業療法士の役割

　筆者は現在，作業療法班に所属し，主にさまざまな依存症の対象者に対して，入院・外来，集団・個別でさまざまな治療プログラムとともに，精神科アウトリーチを実施している。本項目では，これまでの筆者の経験を基に，精神科アウトリーチに関するOTRの役割や留意すべき点などについて述べる。

「精神科アウトリーチ」とは

　まず必ずしも「訪問リハビリテーション＝精神科アウトリーチ」とはならないことを知っておく必要がある。「訪問」とは「支援者が対象者の自宅に伺う」こととイメージされやすい。一方で「アウトリーチ」も同様のイメージ，あるいは「支援者が，その勤務地（医療機関など）から対象者宅へ伺う」ことと考えられやすい。しかし，「アウトリーチ」には「外（地域）につなげる」といった意味合いがあることを忘れないようにしたい。作業療法（OT）的視点で言い換えるならば，

「対象者の作業を外（地域）につないでいく，外でつないでいく」となろう。「作業を提供する」ことばかりにこだわらず「つなぐ」ことを意識するようにしたい。

支援者が訪問で伺う場所は必ずしも対象者の「ご自宅」ではないし，「作業」はそこだけで展開されるものではない。あらゆる場所で「作業」は展開されているため，OTRもそれに応じた支援をする必要がある。

そして，「訪問」「アウトリーチ」といった「支援者視点」に加えて，「リハビリテーション」「リアルオキュペーション（real occupation，図1）」が展開されるべき場所は「地域である」という「対象者視点」も大切したい（医療機関なども地域の利用可能な資源として考えられるが，この場合はあえてそれら以外の場所を指す）。「リハビリテーション」とは，「全人間的復権，人間の尊厳の回復」であるが，それは「地域」でなされるものであろう。「リアルオキュペーション（本来の作業）」とは「対象者が実際に生活する場所において行われる意味のある（やりがいのある，目的を満たす，役割を果たすなど）作業」であり，それもまさに「地域」でなされるものであろう。OTの専門性が「生活を作業の視点から支援する」ことであれば，アウトリーチこそがその専門性を活かす分野である。

また，アウトリーチは，「退院後から」始まるものではなく，「入院中から」始めるべきものであるということも忘れないようにしたい。そうすることで，対象者の「地域に戻ることへの不安」が軽減されたり，支援者も具体的な支援方法を提供しやすくなることがある。そして，家族からの話を聴取できたり，家族関係の把握やアプローチもできることがある。このように，「本来の場所」に出向くことのメリットは思いのほか大きい。

以後，アウトリーチを「医療機関以外の場所で，対象者と意味のある作業をつなげること」とする。

「精神科アウトリーチ」の歴史とわが国における現状

世界における精神科医療の歴史のなかで，アウトリーチが始まった経緯はさまざまである。

ある国では，それまであった病院を急激に減らしたため社会資源の充足が追いつかず，ホームレ

図1　リアルオキュペーション

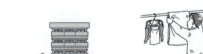

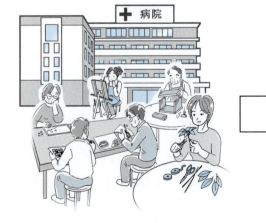
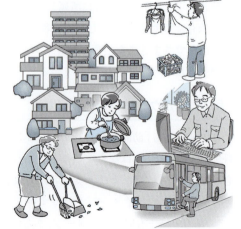

スが増えてしまい，その対策としてアウトリーチが始まった。

またある国では，入院治療の次に外来治療を充実させ，それでもさまざまな理由により十分なサービスを受けることができない利用者のために，アウトリーチが始まった。

アウトリーチが機能分化されている国もある。例えば，急性期症状となった対象者に対応するチーム，比較的症状が安定している対象者に対応するチーム，慢性かつ重篤な症状である対象者に対応するチーム，というようにである。ちなみに，入院スタッフがアウトリーチに対応できるシステムを構築している場合もある。

わが国では，世界的にも類をみない「社会的入院者」への対策が急務であるが，その対策の1つとして，アウトリーチが徐々に広がってきているところである。また，引きこもり支援，未治療者支援としてアウトリーチを行っている機関があったり，さまざまな支援形態としてアウトリーチが広がってきている。

診療報酬にみる「精神科アウトリーチ」の種類

平成28年度診療報酬では，精神科病院やクリニックなどに関係する精神科専門療法として，「精神科訪問看護・指導料」「精神科退院前訪問指導料」が訪問に関するもので，それぞれにOTRも明記されているし，「精神科作業療法」でも「アウトリーチ」は可能である。また，訪問看護ステーションなどに関係する訪問看護療養費にかかる指定訪問看護の額の算定方法として，「精神科訪問看護基本療養費」があり，OTRが明記されている。それぞれにおいて，さまざまな条件による点数の配分などが示されている。

以上のように，診療報酬においても，OTRはさまざまな形態でアウトリーチを行うことが可能である（**表1**）。

「精神科アウトリーチ」に必要なこと

● 身体状況の把握

「精神科」なので，「精神面の把握」のみでよいと考えがちであるが，「身体面の把握」も重要である。他職種と同行する場合も多いかもしれないが，バイタル確認など医療機関では看護師が担当しているような業務や，心臓マッサージ，急変時の対応などは最低限できるようにしておく必要がある。また，精神科薬の副作用（眠気，口渇，めまい，便秘・排尿障害，不整脈，高血糖，体重増加など）にも注意が必要である。

表1 平成28年度診療報酬精神科専門療法と訪問看護における作業療法士のアウトリーチが可能なもの（灰色は精神科専門療法，青色は訪問看護）

精神科退院前訪問指導料 （精神科医療機関）	精神科訪問看護指導料 （精神科医療機関）	精神科作業療法 （精神科医療機関）	精神科訪問看護基本療養費 （訪問看護ステーション）
・入院中の利用者が対象 ・入院期間によって回数に制限がある ・専門職が配置されている施設などへの訪問は対象外 ・多職種訪問で点数加算がある	・地域で生活している利用者が対象 ・利用者の退院してからの期間や状態，職種などさまざまな組み合わせによる点数や訪問回数の設定がある ・多職種訪問で点数加算がある	・入院中，地域で生活している利用者が対象 ・必要であれば地域での算定が可能	・地域で生活している利用者が対象 ・利用者の退院してからの期間や状態，職種などさまざまな組み合わせによる点数や訪問回数の設定がある ・多職種訪問で点数加算がある

● 「狭い意味での精神科作業療法」だけに終始しない

「精神科作業療法」を「手芸やレクリエーションをして楽しみを提供すること」と理解している人は多い。しかし，アウトリーチの場面で手芸をすることはそうそうなく，アウトリーチで25名参加の集団活動を実施することもそうそうない。医療機関などで実施される「模擬的な環境」で「模擬的な作業」だけでは不十分であることが多い。

OTを行うにあたって必要な「環境」「作業」「人」の相互関係の考え方に，「リアルオキュペーション」を加えるとわかるように，「リアルな（本来の）環境」で「リアルな（本来の）作業」を「人（対象者）」ができるように支援していくという考え方が大切である。

例えば，「環境」支援においては，部屋の模様替え（家具の移動・購入，カーテンを変える，枕の材質を変えるなど）といった身近なものから，ケアマネジメントに類するような社会制度サービスの利用援助（ホームヘルパー利用，年金申請，就労支援など）といった大きなものまである。「人」については，利用者の症状や問題点ばかりに着目するのではなく，「ストレングス（strength）」（「希望」「長所」「強み」）なども利用者と一緒に共有するようにしたい。「作業」調整においては，先述した「環境」と「人」を上手につなげられるような「作業」，症状を引き起こす引き金に対する対処法としての「作業」，「ストレングス」を活かすことができる「作業」というようにさまざまな視点から「作業」について検討したい。

対象者宅に訪問した際，その方が「掃除ができるようになりたい」と相談されたとき，OTRとして何を考えるだろうか？ 掃除に必要な能力が十分でなく，かつ他人が自宅に来ることについて抵抗感が少ない利用者であれば，社会資源の利用としてホームヘルパーサービスの利用を考えるかもしれない。1日にすべての部屋を掃除しようとして逆にそのストレスからできなくなったり，利用者の理想に達していないのであれば，1日に掃除する範囲を決めたりして，スケジュール表を作成しながらさまざまな作業のバランス調整を考えるかもしれない。コード付き掃除機の煩わしさが掃除することの障害となっているのであれば，コードレス掃除機やそのほかの代用道具の使用を検討するかもしれない。1日のスケジュールのなかで，疲れがたまった夜に掃除をすることが障壁となっているのであれば，朝するようにしてみるように考えるかもしれない。掃除機を格納場所から取り出すことが障害となっているのであ

図2 ストレングスモデルと医学モデル

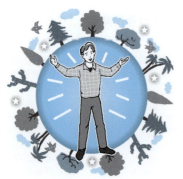

a　ストレングスモデル
利用者の強みとそれを活かす環境をつなげる。

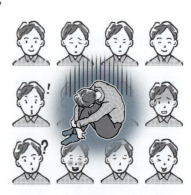

b　医学モデル
利用者の病気や問題点を治す。

れば，格納場所を工夫することを考えるかもしれない．このように，対象者の思いに耳を傾け，「環境」「人」「作業」のアセスメントをもとに，利用者の生活を支援することが大切である．

● ストレングスを活かす

繰り返しになるが，「ストレングスモデル」のように，対象者の長所や強みとそれらを活かすことができる環境と作業を結びつける視点が大切である．「医学モデル」のように，利用者の問題点を解決しようとする視点だけでは，利用者の地域生活を支援することは難しい（図2）．アウトリーチにおいては，「回復してから作業を始める」という視点だけでなく，「作業をすることで回復する」という視点が大切である．

● 「train then placeアプローチとplace then trainアプローチ」と「ボトムアップアプローチとトップダウンアプローチ」

「train then placeアプローチ」とは「はじめに院内などの保護的な環境下で必要な作業技術を獲得し，その後に実際の場所で作業を実施する」ことである．一方，「place then trainアプローチ」とは「はじめから実際に作業を実施する場所に行き，そこで必要な作業技術を獲得する」ことである．「train then placeアプローチ」は前もって準備性が高まる一方で，実際の場所で準備した技術が使えない，あるいは再度修正が必要となってしまうことがある．「place then trainアプローチ」は，はじめから調整をしながら必要な作業技術が身に付けられる一方で，十分な段階付けやサポート体制が整っていないと継続が困難となってしまうことがある．

「ボトムアップアプローチ」とは，精神面や身体面といった基本的な機能を整えた後に，段階的に作業支援や社会参加を進めていくことである．「トップダウンアプローチ」とは，利用者の叶えたい希望や役割などを中心にそれに必要な作業支援や機能調整を進めていくこと」である．

医療機関などでは，「train then placeアプローチ」「ボトムアップアプローチ」が優先されやすい．アウトリーチでは，「place then trainアプローチ」「トップダウンアプローチ」を実践しやすい．

● 連携を忘れない

アウトリーチは，対象者の地域生活を支援する一部分でしかなく，他機関・他職種との連携は欠かせない．「環境」や「作業」の調整においても，OTRだけではどうにもならないことも多々あり，他機関・他職種の力を借りることは，日常茶飯事である．あくまでも「作業療法」が担う部分はアウトリーチの一部分であるという自覚と謙虚さをもっておくことが大切である．

● 管理的になりすぎない

入院治療において，特に急性期症状が活発な場合は薬物療法などの医学的治療が必要となることもあるため，「管理的治療環境」に対象者が置かれる場合も多い．しかし，「アウトリーチ」は地域で行われるものであり，管理的にならざるをえない場合もあるものの，極力「管理的」になりすぎないように，「おせっかい」になりすぎないように気を付けたい．OTRであるならば，対象者の「思い」や「自主性」を大切にしながら，薬物療法以外の「作業」にも着目し，バランスのとれた支援を心掛けるようにしたい．

● 対象者が「作業」をできるように支援する

OTの最終目標は，「対象者が自分で作業ができるようになる」ことである．

「環境」「人」「作業」に着目し，「作業」をとおして，症状の緩和だけでなくQOL（quality of life）の向上も目指した作業療法を対象者自身が自然

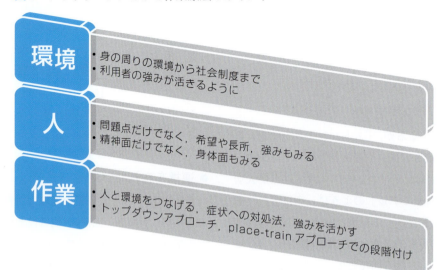

図3 アウトリーチにおける作業療法のポイント

にできるように根気強く支援したい（図3）。

そこには「リカバリー（recovery：回復とは，いかに症状を治すかだけでなく，いかに生きるかということでもある）」「レジリエンス（resilience：困難な状況でも回復できる力）」「エンパワメント（empowerment：生きる力を引き出す）」などの視点への着目と支援の実践も必要である（図4）。

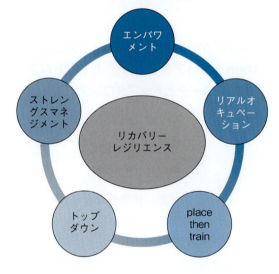

図4 アウトリーチに必要な理念

事例

● アウトリーチを退院支援に活かした事例 ～空手をとおした退院支援～

40代，男性（以下，A氏）。診断名：統合失調症。精神科病院入院歴：20年。生活保護受給。幻聴はときに活発となり，他患者と口論となったり，職員に威圧的になることがあるが，院内OTプログラムには参加していた。退院の話題になると「僕は絶対に退院しない。身寄りもないし，ここ（病院）が家だ」といつも声を荒げていた。

そんなある日，OTRが個別面接時に「退院のことはひとまずおいて，もしこの作業がもう1度地域でできたらいいのになとか，したいなってことはありますか？」と質問した。すると，しばらくの沈黙の後，「空手……。でもな，長い間していないし……。ごめん，無理だわ」と話された。OTRもしばらくの沈黙の後，「確かにそうですよね，20年も入院されているし，家族もいらっしゃらないし……。でも，もしAさんがよろしけ

れば，1度私と一緒に探してみませんか？空手ができるところを……」と伝えた．すると，A氏はしばらくの沈黙の後，「冗談だろ．いい加減にしろよ」と言い，場を去って行った．

翌日OTRは，ベテラン看護師に昨日のことを話したところ，「確かにたまにだけど，朝一緒に空手の形をすることがある．いい顔しているけどな．Aさんはボクシングのライセンスももっていて，その昔入院するときに，人に手は出しませんと誓約書を書いたんだ」と情報をもらった．改めてOTRはA氏にとっての「空手」の意味について，「昔は真剣に取り組んでいたが入院したことにより自信をなくしているかもしれない」「やるなら道場で，とすると，最初は自信がなくて尻込みするかもしれない．しかし，そこから地域での人のつながりができてくるのではないか」などと考えた．そして，まずは道場探しから始めて，体験入門などにも同伴したら，つながっていくかもしれないと考えた．

1週間後，覚悟を決めてOTRは再度A氏に空手について尋ねてみた．するとA氏は「しつこいな，まだそんなこといってんの？」と怪訝な表情になった．そこで「もしAさんがよければ，一緒に道場だけでも探してみませんか？」と再度尋ねた．すると「仕方がないな」と道場探しに同意を得ることができた．

すぐにOTRは上司に報告・相談をしたところ，「集団プログラムの合間を縫ってなら可能」と許可をもらった．

まずOTRは，病院近辺の空手道場探しから始めた．「地図より実際に歩いて探したい」というA氏の意向を尊重し，歩いて探すとすぐに見つけることができた．後になってわかったことだが，実はA氏はずっと以前から「いつかは道場で再び空手がしたい」と思いながら，何度も病院近辺の道場を探していたそうである．

2軒道場が見つかり，それぞれに見学の予約をとった．すると，数日後，一方の道場からOTR宛てに「予約の時間は以前お伝えしたとおり．何度も確認の電話をしないでほしい」と電話があった．これも後になってわかったことだが，不安になったA氏がOTRの名を語り，何度もその道場へ確認の電話をしていたとのことだった．

何度か体験を繰り返し，通う道場も絞り，空手を通じてほかの生徒とも交流ができてきた．しかし，入院している限りは本格的に通うことは難しいとの道場からの判断があった．悩んだ末，A氏は「思い切って退院してみる．ダメなら仕方がない」と話した．そこから退院に向けての環境調整などが始まり，○カ月後アパートでの単身生活が始まった．

1年後，外来でOTRが偶然A氏を見かけると，A氏から「何とか元気にやっています．あのときはありがとうございました．本当は嬉しかったんです……．いろいろ迷惑をかけましたけど……．あんな風に，自分の特技をもう1度発揮できる日と場所はもう訪れないだろうと諦めていたので……」と話してこられた．

A氏の場合，OTRがストレングスモデルとリアルオキュペーションに基づいてかかわりをしていなければ，その後も長らく入院生活が続いていたかもしれない．そして，A氏の退院は「アウトリーチ」抜きでは実現しなかったかもしれない．

● 多機関連携とアウトリーチで危機介入を行った事例

50代，男性（以下，B氏）．診断名：アルコール依存症，統合失調症，軽度知的障害．妻（うつ病，軽度知的障害）と2人暮らし．B氏，妻ともにB型作業所に通所．生活保護受給．月に2回程度で精神科医療機関からの訪問と，月1回精神保健福祉センターの保健師の訪問を受けている．これまでに何度か入院歴もある．

ある日，精神保健福祉センターの保健師から

OTRへ電話連絡が入った。Bさんの奥さんから「夫が酒に酔って暴れている。私は外に避難しているけれど、どうしたらよいだろうか」とSOSが入ったそうで、「対応できないだろうか」ということである。保健師は別件対応中のためすぐに動けないとのことで、OTRが業務を調整して状況把握のため、B氏の自宅を訪問した。B氏は近所の公園で飲酒しており、まずは妻に対応した。妻によると、最近は穏やかに過ごせていたが、妻が友達とカラオケに行ったことにB氏が嫉妬し、飲酒のきっかけになってしまったという。精神的に不安定になっている妻の話を整理しながらまずは妻を落ち着かせ、友人宅へ避難させた。警察通報も妻の意向に任せたが、現時点ではそのつもりはないと話された。近所も「いつものことだ」と無関心でかつB氏も迷惑をかけることはないということである。

その後、B氏と公園で会った。高校生にからかわれていたが、こちらの存在に気が付いた高校生はその場を去っていった。「これから一口でも飲むと私（OTR）は帰ります」と了解をとったうえで、ベンチに座り話を伺った。妻に腹が立っていること、妻に腹を立てている自分が情けないこと、迷惑をかけていることは重々承知していること、酒に頼ってしまう自分が嫌になることなどを、たどたどしく話された。その後、手元にあったワンカップ酒を口にされたので、約束どおりその場を去らせていただいた。

翌日、保健師からOTRに、「奥さんから連絡があり、奥さんも自宅に戻り、Bさんも寝ているそうです。どうやらあの後、Bさんはおとなしく自宅に1人戻ったようです」と連絡があった。また、作業所からも「通所していただいてもいいのだろうか？」との相談があり、B氏とも確認したうえで「（作業所通所が）生きがいでもあるので、継続したい」旨をお伝えし、1週間後から作業所通所も再開された。

その後も支援を継続し、B氏はA型就労継続支援事業所に移行することができた。

B氏の場合、日頃から多機関連携を通じてアウトリーチを行っていたため、タイムリーに危機介入ができた。そして、管理的な支援ではなく、B氏と妻それぞれの思いをくみながら支援を行えたことが、再び地域生活が継続できるようになった理由の1つになったと思われる。

● 入院グループプログラムにアウトリーチを活かした事例

社会的入院者に対して、「1人では不安だけど、ほかに人がいれば外出してみたい」という人を募り、「外出クラブ」（セミ・クローズドグループ）を結成した。参加者は10名程度、毎週火曜日の午後に実施（第1・3火曜日は振り返り・計画・立案、第2・4火曜日は外出）とした。

計画・立案では、前回の外出についての振り返りや感想を共有した後、次回の外出希望場所を募り、「どこに行くか」「どのように行くか」「何のために行くか」ということを共有しながら準備を進めた。外出場所は、「公園」「ショッピングセンター」「地域活動支援センター」「公民館」「ハローワーク」「作業所」など多岐に渡った。そして、このプログラムをきっかけに退院の決意を固め、退院された参加者も多数に上った。

このプログラムでは、「1人では不安だけど、ほかに人がいれば大丈夫」という「グループの力」を「アウトリーチ」に活かした。そして、入院前や入院中に形成された地域生活に対する「ネガティブな印象」を、「現在の地域という環境」での「現実的な作業」の経験を他者と共有することが、エンパワメントにつながり、退院が実現したと考えられる。

引用文献

1) 田中英樹 監訳（チャールズ・A・ラップ，リチャード・J・ゴスチャ 著）：ストレングスモデル，[第3版] リカバリー志向の精神保健福祉サービス（The Strengths Model [Third Edition]），金剛出版，2014．
2) 大橋秀行：精神科作業療法におけるリアルオキュペーションの視点．作業療法ジャーナル，36(2): 101-106, 2002．
3) 吉川ひろみ：作業療法理論の概観．作業療法ジャーナル，37(7): 691-695, 2003．
4) 香田真希子：OTが就労支援を実施するにあたってのバリア．作業療法ジャーナル，40(11): 1128-1131, 2006．
5) 吉川ひろみ：「作業」って何だろう，第2版 作業科学入門，医歯薬出版，2017．

6 就労移行支援

髙橋章郎

はじめに

増える働く障害者

厚生労働省によると，わが国の障害者総数は約788万人，このうち雇用施策対象者（18〜64歳の在宅者）は，約324万人［身体障害者111万人，知的障害者41万人，精神障害者172万人（20〜64歳）］となっている[1]。図1のように働く障害者数は，着実に増加しており民間企業では495,795人であり，前年比4.5％増と過去最高を記録している（厚生労働省，2017年）[3]。2018年4月より，障害者雇用促進法で企業などの事業主に定めている法定雇用率の算定基礎の対象に精神障害者が追加される。それに伴い法定雇用率も，民間企業で2.0％から2.2％へ引き上げられる。企業においてはCSR（corporate social responsibility：企業の社会的責任）への関心の高まりから障害者雇用は今後も伸びることが予想され，なかでも精神障害者の雇用者数は確実に増加すると考えられる。働くことを希望する障害者を支援するものとして，就労移行支援事業，就労継続支援A型事業（雇用型），就労継続支援B型事業（非雇用型）がある。これに加え，公共職業安定所（以下，ハローワーク）や地域障害者職業センター，障害者就業・生活支援センターによる支援もある。各事業と関連施設については後に詳細を示す。

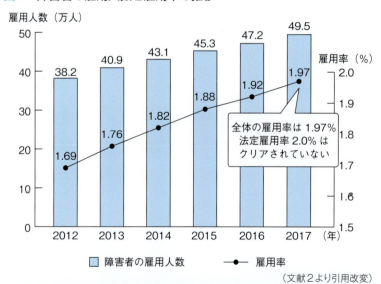

図1　障害者の雇用人数と雇用率の推移

（文献2より引用改変）

障害者総合支援法

障害者総合支援法（障害者の日常生活及び社会生活を総合的に支援するための法律）は2012年

に成立したものである。就労移行・就労継続A型B型事業は，同法において提供されるサービスの訓練等給付に含まれる。2018年4月には新たに就労定着支援が創設され，一般就労後の継続的なフォローを行うサービスとなっている。次に各事業の詳細を示す。

就労移行支援事業

就労を希望する65歳未満の障害者で，企業などの事業所で働くことが可能と見込まれる方へ，生産活動，職場体験そのほかの活動の機会の提供，そのほかの就労に必要な知識および能力の向上のために必要な訓練，求職活動に関する支援，その適性に応じた職場の開拓，就職後における職場への定着のために必要な相談，そのほかの必要な支援を行う（利用期間は2年以内）。

対象者

就労を希望する65歳未満の障害者であって，通常の事業所で働くことが可能と見込まれる方。次に具体例を示す。

(1) 就労を希望する方で，単独の就労が困難で，就労に必要な知識および技術の習得もしくは就労先の紹介そのほかの支援が必要な65歳未満の方。

(2) あん摩マッサージ指圧師免許，はり師免許またはきゅう師免許を取得することにより，就労を希望する方。

福祉施策と労働施策の連携

就労移行支援事業の流れを図2に示した。障害者が働くための基礎的な学習や訓練，職場開拓，就職後のフォローアップまで一貫した支援を行うことが理解できる。また，ハローワークや障害者就労・生活支援センター，地域障害者職業センターなどの労働施策とも協業し，より的確な支援を実施している。

図2　就労移行支援事業と労働施策の連携

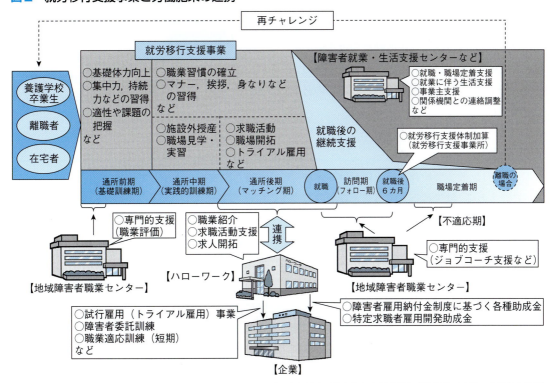

（厚生労働省：就労移行支援事業と労働施策の連携．より改変引用）

就労継続支援事業

● A型事業（雇用型）

企業などに就労することが困難な方で，雇用契約に基づき，継続的に就労することが可能な65歳未満の方（下記対象者）に対し，生産活動その他の活動の機会の提供，そのほかの就労に必要な知識および能力向上のために必要な訓練，そのほかの必要な支援を行う（利用期間の制限なし）。

対象者
(1) 就労移行支援事業を利用したが，企業などへの雇用に結び付かなかった方。
(2) 特別支援学校を卒業して就職活動を行ったが，企業などの雇用に結び付かなかった方。
(3) 企業などを離職した方など，就労経験のある方で，現在雇用関係にない方。

● B型事業（非雇用型）

就労移行支援事業などを利用したが一般企業などの雇用に結びつかない方や，一定年齢に達している方などであって，就労の機会などを通じ，生産活動にかかわる知識や能力の向上，維持が期待される障害者に対し，生産活動そのほかの活動機会を提供し，そのほかの就労に必要な知識および能力向上のために必要な訓練，そのほかの必要な支援を行う。

対象者
(1) 就労経験がある方で，年齢や体力面で一般企業に雇用されることが困難となった方。
(2) 就労移行支援事業を利用した結果，B型の利用が適当と判断された方。
(3) 上記に該当しない方であって，50歳に達している方または障害基礎年金1級受給者。

継続支援事業のイメージ図（**図3**）にあるように段階的にB型からA型，一般就労へステップアップしていけるようになっている。また，**表1**に就労移行支援，就労継続支援A型・B型の概要一覧を示した。

図3 就労継続支援事業のイメージ図

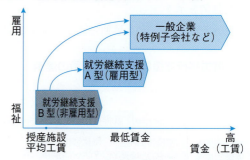

（内閣府：平成18年版 障害者白書より改変引用）

関連施設

本項目では，障害者総合支援法における訓練等給付に含まれる，就労移行支援事業と就労継続支援事業を中心に示した。しかし，**図2**に示したように労働施策との連携は欠かすことができない。次にその代表的な関連機関の概要を示す。

● ハローワーク

個々の障害者に応じた，きめ細やかな職業相談を行うとともに，福祉・教育機関と連携した「チーム支援」による就職の準備段階から定着までの一貫した支援を実施している。

● 地域障害者職業センター

公共職業安定所（ハローワーク）との密接な連携の元，障害者に対する専門的な職業リハビリテーションを提供する施設として，全国47都道府県に設置されている。

事業概要
対象者1人1人のニーズに応じ，職業評価，職業指導，職業準備訓練および職場適応援助の各種

表1　障害者総合支援法における就労系障害福祉サービス

	就労移行支援事業	就労継続支援A型事業	就労継続支援B型事業
事業概要	就労を希望する65歳未満の障害者で，通常の事業所に雇用されることが可能と見込まれる者に対して，①生産活動，職場体験などの活動の機会の提供そのほかの就労に必要な知識および能力の向上のために必要な訓練，②求職活動に関する支援，③その適性に応じた職場の開拓，④就職後における職場への定着のために必要な相談などの支援を行う (利用期間：2年) ※市町村審査会の個別審査を経て，必要性が認められた場合に限り，最大1年間の更新可能	通常の事業所に雇用されることが困難であり，雇用契約に基づく就労が可能である者に対して，雇用契約の締結などによる就労の機会の提供および生産活動の機会の提供そのほかの就労に必要な知識および能力の向上のために必要な訓練などの支援を行う。 (利用期間：制限なし)	通常の事業所に雇用されることが困難であり，雇用契約に基づく就労が困難である者に対して，就労の機会の提供および生産活動の機会の提供そのほかの就労に必要な知識および能力の向上のために必要な訓練そのほかの必要な支援を行う。 (利用期間：制限なし)
対象者	①企業などへの就労を希望する者	①就労移行支援事業を利用したが，企業などの雇用に結び付かなかった者 ②特別支援学校を卒業して就職活動を行ったが，企業などの雇用に結び付かなかった者 ③企業などを離職した者など就労経験のある者で，現に雇用関係の状態にない者	①就労経験がある者であって，年齢や体力の面で一般企業に雇用されることが困難となった者 ②50歳に達している者または障害基礎年金1級受給者 ③①および②に該当しない者で，就労移行支援事業者などによるアセスメントにより，就労面にかかわる課題などの把握が行われている者
報酬単価	711単位(2015年4月〜) ※利用定員が21人以上40人以下の場合	519単位(2015年4月〜) ※利用定員が21人以上40人以下の場合	519単位(2015年4月〜) ※利用定員が21人以上40人以下の場合
事業所数	3,236事業所 (国保連データ2016年12月)	3,518事業所 (国保連データ2016年12月)	10,579事業所 (国保連データ2016年12月)
利用者数	31,679人 (国保連データ2016年12月)	64,239人 (国保連データ2016年12月)	220,747人 (国保連データ2016年12月)

(文献1より作成)

職業リハビリテーションを実施。また事業主に対して，雇用管理上の課題を分析し，雇用管理に関する専門的な助言などの支援を実施している。

職場適応援助者（ジョブコーチ）支援事業

障害者の円滑な就職，職場適応を図るため，事業所にジョブコーチを派遣し，障害者，事業主に対して雇用の前後を通じて障害特性を踏まえた直接的，専門的な援助を行う。

● **障害者就業・生活支援センター**

雇用，保健，福祉，教育などの地域の関係機関の連携の拠点となり，障害者の身近な地域において，就業面から生活面にわたる一体的な支援を実施している。2002年の事業開始時点では21センターであったが，2017年4月時点で332センターとなっている。業務内容や関連する機関も多岐に及ぶ（**図4**）。

図4 障害者就業・生活支援センター

障害者の身近な地域において，就業面と生活面の一体的な相談・支援を行う
「障害者就業・生活支援センター」の設置を推進
21センター（2002年5月事業開始時）→332センター（2017年4月現在）

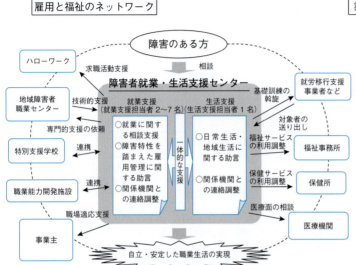

（厚生労働省：障害者の方への施策－障害者就業・生活支援センター．より引用）

精神障害者の就労支援における作業療法士の役割

　精神障害者の就労支援にかかわる法律や関連施設はこのように多岐におよび急速に増加している。また，それぞれに所属する作業療法士（OTR）の数も徐々に増加傾向にある。この分野におけるOTRの役割は非常に重要である。OTRは医学的な知識を背景に，それぞれの疾患，障害特性が，具体的な就労場面や生活に及ぼす影響を知る唯一の専門職である。対象者の段階的な職業準備性の向上，障害特性と業務内容のマッチング，または人的・物的労働環境の改善など，この就労支援の分野においても，段階付けや作業分析といった基本的な知識と能力が必要とされ，それをわかりやすい言葉にして本人と医療福祉，労働分野の橋渡し役を担うこともOTRに期待される役割である。

引用文献

1) 厚生労働省 社会・援護局 障害保健福祉部 障害福祉課 寺岡 潤：障害者の就労支援施策の動向について，平成29年7月(http://www.aigo.or.jp/pdf/290705d4g1.pdf．2018年1月現在)
2) 厚生労働省 職業安定局 雇用開発部 障害者雇用対策課：平成29年障害者雇用状況の集計結果，2017．(http://www.mhlw.go.jp/file/04-Houdouhappyou-11704000-Shokugyouanteikyokukoureishougaikoyoutaisakubu-shougaishakoyoutaisakuka/0000187725.pdf．2018年1月現在)

7 復職支援

芳賀大輔

復職支援（リワーク）とは

　復職支援（リワーク）とは病気などで仕事を休んでいる方がスムーズに仕事に戻るためにサポートすることであり、現在仕事をしていない方に仕事の準備、サポート、定着支援までをサポートする就労支援とは別のものとして扱っている。現実には復職支援をしている場合であっても期限内に仕事に戻れないこともあり、退職を希望する方もいる。そのため現行の制度にのみとらわれるのではなく、対象になる方に合わせた支援をすることが理想といえる。

施設の役割

　高齢・障害・求職者雇用支援機構が運営している各都道府県にある地域障害者職業センターではリワークを実施している。各職業センターによりリワーク支援対象者の受け入れ態勢や人数などに違いがある。復職に必要な課題に対して主に2～4カ月程度のプログラムを実施している。

　医療機関でのリワークは、作業療法（OT）、ショートケア、デイケアセンターなどで実施されている。各医療機関の方針により受け入れ態勢に違いがある。受け入れる疾患、残っている休職期間、主治医の変更の有無などにより受け入れ方が異なっている。

　福祉施設でのリワークは就労移行支援事業や自立訓練などで実施されている。すべての事業所でリワークの受け入れをしているのではなく、事業所の方針などにより受け入れ態勢やプログラムなどに差がある。

復職支援の対象

　リワークプログラムの対象は、主にDSM-5（Diagnostic and Statistical Mannal of Mental Disorders, Fifth Edition）で分類されている。抑うつ障害群や双極性障害および関連障害群を有する患者が中心である。それは、継続的に勤務していた方の休職は、これらの疾患によることが多いからである。しかし近年、障害が複雑化しており、うつ病のベースに発達障害の可能性をもっている者のリワークの取り組みも求められるようになっている。

　抑うつ障害群や双極性障害および関連障害群の患者は100万人を超えており、休職者も年々増加傾向にある。WHO（World Health Organization：世界保健機関）が提言している寿命や健康喪失の大きさを表すDALY（disability-adjusted life year：障害調整生命年）値でうつ病は、全世界では第2位、日本では1位になっている[1]。厚生労働省は、国が取り組むべき疾患をがん、脳卒中、心臓病、糖尿病の4つから精神疾患を加えた5つを提言している。さらに厚生労働省の自殺・うつ病等対策プロジェクトチームは、①普及啓発の重点的実施、②ゲートキーパー機能の充実と地域連携体制の構築、③職場におけるメンタルヘルス対策・職場復帰支援の充実、④アウトリーチの充実、⑤精神保健医療改革の推進の5つを提言している。

またうつ病の診断基準も変化している。従来診断のように原因に内因性に重きを置くものから操作的診断へと変化してきている。DSM-Ⅳでは気分障害を1つのまとまりとしていたがDSM-5では，抑うつ障害群や双極性障害および関連障害群へと改訂されている。このような診断の変化に伴い，学術的には現代型うつ病などが提唱されるようになってきている。また，重度うつ病以外は，薬物療法は治療の第1選択としない治療方針が標準となってきている。こうした診断と治療以外にうつ病は，表情認知の低下や身体図式や体内感覚などが低下するだけでなく認知機能障害，社会認知障害が指摘されている[24]。功刀 浩[5]は，うつ病の治療は，①心身の休養，②環境調整，③心理療法，④薬物療法だけでなく，⑤食生活などの生活指導を強調している。

近年，うつ病が急増しており社会の問題としてとらえられているなかで，作業療法士（OTR）にも今まで重視してきた統合失調症に対してだけでなく，うつ病に対してのOTが求められてきている。

しかしうつ病自体の概念は明確になっておらず，DSMやICD（international statistical classification of diseases and related health problems：疾病及び関連保健問題の国際統計分類）は改訂するたびに診断基準を変えている。また医者の多くは，服薬による治療が認知機能障害を改善すると考える一方で，再発率が高い事実は何かしらの障害が残存することを示している可能性も考えられる。

作業療法士の役割

復職の流れと作業療法士の役割

復職までの流れを5つの時期（①相談・情報収集，②導入期，③継続期，④集結期（復職前），⑤集結期（復職後）に分けて説明していく。その時期ごとのOTRの役割や全体をとおして役割について記述する。

●①相談・情報収集

この時期に最も重要になってくるのが関係づくりである。主治医や会社から，もしくは本人が必要性を感じてリワーク施設を訪れるのが一般的である。特に自分では必要ないと思っているが主治医や会社から復職のためには一定期間の訓練が必要と促されて来られた場合は，最初の見学では施設に対して，「本当に自分に必要なのか」「復職に役立つのか」とやや猜疑的な状態である。このような時期では特に，相手の話を丁寧に聞く，施設や訓練の必要性，支援するスタッフの状況や言動などに注意を払い，信頼してもらえる関係をつくることが重要である。自分から必要性を感じて来所した場合であっても同様に傾聴，復職支援のためのオリエンテーションなどを通しての関係づくりは重要である。またこの時期には焦ってすぐに復職するための実績づくりを希望する人も少なくない。その場合でも詳しいことはわからない時期ではあるが，関係づくり，復職訓練の必要性などを説明しプログラムに積極的に参加するための土台づくりが大事になってくる。そのためこの時期は，本人の復職までのイメージやタイムスケジュール，休職に至った原因なども詳しく聞いておく必要がある。これらの話をとおして本人の認識や認知のずれや歪みなどもアセスメントすることになる。多くの場合，復職への焦りの理由としてお金がないことを挙げる。それらの話では実際の給与や今かかっている生活費のこと，ときには生活全般をお聞きすることもある。そうした情報をとおして現在の生活状況や復

職までの見通しなどを検討していくことになる。そのため情報収集には多くの時間が必要になることがあり、1度に多くのことを確認しようとすると一問一答のような質問になりがちになり、関係づくりの視点がおろそかになる可能性があるので注意が必要である。

さらに本人からの情報収集だけでなく、会社の復職のイメージや復職までの手順、手続きなどの情報も収集しておくことが必要である。会社のもっている復職のイメージと本人のイメージがずれていることもあり、そのことで復職直前に問題が生じることも考えられる。また、本人が会社のイメージしている復職の状態になっていないことで復職してもすぐに再休職してしまうことも考えられる。本人から聞くことで会社の状況をある程度は理解できるが、細かい部分や、休職前の本人の状態など本人と会社の認識がずれている可能性がある部分は直接会社から情報を集めることも必要である。

この時期のOTRは、関係づくりや情報収集などのため、面接を実施することが多くなる。そのため一般的な話し言葉、休職制度、会社の情報などの予備知識をもった状態で面談する必要がある。また休職に際して本人が必要以上に被害的にとらえている認知の歪みを感じることもあるがまずは思いを聞くことからスタートしたほうが関係をつくりやすい。いずれプログラムのなかで認知の訓練を行う機会があるため初期の段階では認知の修正に重きを置かないほうがよいと思われる。

● ②導入期

復職のための訓練が始まるこの時期は疲労感や焦りについて注意を払う必要がある。訓練が始まると、これをクリアすれば復職できると無理をするなど、どうしても焦ってしまう方がおられる。これらに注意をしながら対応することが必要になってくる。最終のゴールを見据えて訓練をすることはもちろん大事であるが、焦って無理をすることで1, 2週間程度通所してその後、つらくなって訓練にも来られなくなることもある。それらを防ぐために徐々に通所の時間や回数を増やしていくことが重要になってくる。また、本人が思っているより体力が落ちていることもあるので本人の希望のまま訓練のプランを考えるのは危険である。また、訓練の場所に早く馴染もうとして休み時間もいろいろな人に声を掛けて気を遣ったり、逆にここにいる人と自分は違うと感じ、周りとの交流を極端に嫌がったり、拒絶したりする方もいる。最初から行動へ介入することもあるがまずは本人に自分の行動をとおして会社と同じことが起きていなかったかを確認して気付いてもらう機会をつくることも重要になってくる。

この時期は、プログラムへの参加、参加しての本人の疲労感、達成感、課題、休憩時間の過ごし方など、会社で本人が自然に行っている行動が見られる大事な時期であるため、それらを観察する力、本人へ気付きを促す面接、プログラム内でのちょっとした声掛けなどがOTRにも求められてくる。さらに本人の焦りに共感しながら決して無理を助長しないための週間プログラムづくりも求められる。これらはOTR個人の判断で決めるのではなく、主治医やほかの復職支援のチームで検討して決定していくことが望ましい。

● ③継続期

この時期になってくると一定の生活リズムがついてきていたり、復職支援プログラムのなかで知り合いができたり、話し相手ができてくる。そのため訓練初期にあったような緊張がなくなることが多い。気を付けなければ訓練のマンネリ化や欠席などもみられる時期であるため、注意が必要である。初期の頃は緊張、プログラムの目新し

さや新しいことへの意欲もあり積極的に参加するが，徐々にどのプログラムがどのような目的でどのようなことをするのかが理解できるようになると自分の苦手なことを回避する方や認知の偏りを修正するプログラムなど結果がわかりにくいものを避ける，もしくは1度受けたと拒否をする方もみられる。うつ病をはじめとする疾患のある方の多くは，認知の仕方に偏りや歪みをもっている。プログラムではそれを修正するための知識を伝えるが，日常生活のなかで，すぐにはそれを使いこなせない。そのためさまざまな場面を想定した，繰り返しの訓練が必要になるが，それらに積極的に参加できなくなる方もいる。

　この時期のOTRはこれらマンネリ化，目標を見失う，復職が近付いてくることへの不安に対して面談などをとおして理解を深める，共感することが求められてくる。また，場合によっては休職に至った理由などを聞き，本人に問題と向き合わせることも必要になってくる。さらに不安に対しては面談での傾聴だけでなく，身体運動や気分転換を促すプログラムへの参加，周りの参加者同士で相談し解決する方法なども積極的に取り入れることが必要である。

● ④集結期（復職前）
　この時期になると訓練では安定していた方でも急に緊張や不安が増すことがある。それによって生活リズムが崩れたり，睡眠が不安定になったりする方がおられる。また訓練ではできていた多角的に物事をとらえることができなくなり，慌てて物事を決める，極端な思考になる方もおられる。このような場合はまずは不安に思っていることの整理が重要になってくる。今やるべきこと，将来やるべきこと，考えても自分ではどうすることもできないことなどに整理する。自分でどうすることもできないことをいつまでも考え続けてしまうことがうつ病の病気の特徴でもあるので，支援者は話を聞いて共感するだけでなく具体的にどのように頭のなかを整理するか，どのようにするとずっと考えずに済むかなどを話し合って答えを見つけていく必要がある。復職後は不安の整理を自分で解決していくことが望まれるのでそのプレトレーニングととらえ，モデルを示しながら一緒にやることで効果があると思われる。また，会社から面談や書類の提出などを求められることが多くなり本人も慌しい日々を過ごすようになる。そのときこそ睡眠や生活リズム，また基本的な労働習慣として必要な能力や行動が乱れていないかを確認することが重要である。

　OTRとしてこの時期には不安の整理だけでなく今後働いたうえでどのようなことが起こる可能性があるかを訓練の様子から本人に伝えることが重要である。自分では気付いていない自分の特徴を客観的に知ることは本人にとって重要であり，またその対処方法も併せて考えておくことができればなおよいと思われる。また，復職が決まって会社に行ったときに多くの方がもたれる悩みや心構えなども共有しておくことも今後の支援のポイントになる可能性がある。

● ⑤集結期（復職後）
　復職することで安堵感がある一方，焦りが出やすい時期と思われる。生活が落ち着く反面，周りと比べて仕事が遅い，会社の役に立っていないと感じたり，出世レースの遅れをとってしまったと焦りが出やすかったりする。また，訓練をした認知パターンがうまく使えず以前と同じような認知パターンになりやすい時期でもある。以前と比べると訓練などで認知の偏りや結論の飛躍などの知識は得ている可能性は高いので日常でうまく使えるための振り返りに時間をかける必要がある。そのため終業後に支援者と面談をする，仕事が休みの日に復職した人の集まりで認知の偏りを修正する機会をもつことは重要である。

さらに気分の切り替えができない方もおられる。具体的には仕事が終わって家に帰ってもゆっくりすることがうまくできない，家で仕事をしてしまう，家でもずっと仕事のことを考えているなど，頭のなかで切り替えができない。ずっと緊張していると眠れない日が多くなり，昼間眠くなりボーッとしていて上司などに怒られる，自信を失う，さらに気分が落ち込む，ますます家でも仕事のことが頭から離れられないという悪循環に陥ることがある。

結果として仕事が長続きしないことにつながるので注意が必要である。さらに本人のなかの仕事の位置付けや価値観なども働き方に大きく影響するので，やる気や意欲を落とす必要はないが今までと同じ働き方は危険が伴うことも十分に説明しておく必要がある。それ以前に本人の家庭内での役割や仕事への価値観なども十分に理解しておくことは大事なことになってくる。

この時期のOTRは，仕事での困りごとへの対応や認知の歪みを修正することも重要であるが，自分で気付く，解決する方法を提示することも重要である。徐々にOTRがいなくても自分で解決していけるようにする。そのためには自分の状況や状態などを客観的にみられるようになることが重要になる。症状のセリフモニタリングの方法を検討したり，認知の修正をするためのシートを利用するなどの提案も必要になってくる。また，紙に書くことが億劫になっている方もいるので柔軟にスマートフォンなどを利用して電車移動などのちょっとした時間でできる方法も一緒に検討するとよい。習慣化にもつながると思われる。

これら一連の流れは，一般的な復職の例として示している。人によっては各時期で記載していることがまったく起きないこともある。また，より具体的に理解を深める意味で症例を通してみていく。

事　例

●①相談・情報収集

40代の男性。双極性障害（Ⅱ型）。4人家族で生活。病院とカウンセリングには定期的に通院。気分安定薬と睡眠導入薬を服用。

大学卒業後，大手電機企業に就職。各地で勤務の末，精神的につらくなり休職する。うつ状態になり，意欲の低下，不安の増大を訴えた。基本的な性格は真面目であり，何ごとも完璧に仕上げたいとの考えはもっている。一方で出来事をネガティブにとらえやすい，新しいことに対して不安を示しやすいという特徴もある。

●②導入・実施初期

体験参加したグループワークではあまり周りと話さず，話す内容や表情，しぐさなどからつらそうであった。また，訓練に来るのが精いっぱいとの印象も受けた。自分から話をすることはほとんどないが，話し方は柔らかく，周りに対しても友好的な接し方であった。うつ状態での参加であったため無理をしないこと，また休んでもいいことを話し，少しずつ参加日数や活動の幅を拡げることにする。大勢のなかで話を聞くことは難しいため週1日程度，個別で定期面談を実施することも決める。さらに最初は本人が何をするかを決められないときには，こちらから複数提案してそのなかから決めるような方法も検討する。

●③実施中期

生活リズムの安定を目指し，日中眠気が残らないように睡眠薬の調整を主治医と相談している時期であった。また，プログラムで認知のパターンを学び，それを日常生活のなかで使用してみる

ことにする。そのなかで自分の続けやすいように日常生活の出来事を記録する表を作成し，使用するようになる。

● ④復職直前

この時期になると睡眠や日中の活動状態も安定しており産業医面談，リハビリ出勤，職場の面談を経て元の職場に復職が決まる。また，困ったことが起きたら就労施設や会社内の保健センターを利用するなど具体的な支援の方法についても提案する。

● ⑤復職後・定着支援

復帰後は，いろいろ気になることを焦ってやるのではなく，自分のできることから仕事を行うようになる。また，困ることがあると自分で作成した日常生活記録表を利用して，事実と推論を分けるとともに，そのときの考えと感情を書き留めた。それらの記録をもとに振り返りを実施するようになる。さらに，自分で躁状態は調子が悪くなるバロメーターとして日頃の予定を工夫している。

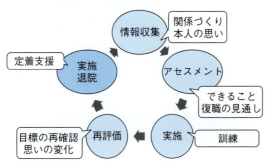

図1　作業療法と復職の流れ

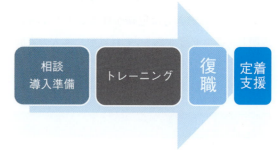

図2　一般的な復職の流れ

引用文献

1) 尾崎紀夫，笠井清登，加藤忠史，ほか：うつ病対策の総合的提言．日本生物学的精神医学会誌，21(3): 155-182, 2010.
2) Hammar A, Ardal G: Cognitive functioning in major depression—a summary. Front Hum Neurosci, 26: 1-7, 2009.
3) Hill J, Hoyt J, van Eijk AM, et al: Factors affecting the delivery, access, and use of interventions to prevent malaria in pregnancy in sub-saharan Africa: a Systematic review and meta-analysis. PLoS Med, 10(7): 1-23, 2013.
4) 池澤聰，野田隆政，住吉太幹，ほか：うつ病の認知機能障害．精神科治療学，30(5): 679-685, 2015.
5) 功刀浩：うつ病の栄養学的治療．精神科治療学，30(5): 593-598, 2015.

8 グループホーム

宮崎宏興

共同生活援助（グループホーム）とは

　心身に障害のある者に対して，共同生活を営む住居を用いて，日常生活の相談や，家事，身辺の介護，そのほかの日常生活上の援助を行う，障害者総合支援法に基づく障害福祉サービスであり，訓練等給付の1つである。

　共同生活援助（グループホーム）のケアは，事業者と利用者とが，該当の住居を賃借契約することで提供されるものであり，生活機能の向上やさまざまな社会参加の支援を行うための居住の場とすることを目的としている。4名以上で共同生活を行うなかで世話人（必要により生活支援員）のケアが提供されるため，居住の場にピアサポート関係（ともに支え合ったり配慮し合ったりする関係）があるという利点もある。

　2014年4月からは，それまでの共同生活介護（ケアホーム）が共同生活援助へ一元化されたため，現在の共同生活援助は，①「介護サービス包括型」と，②「外部サービス利用型」のいずれかの形態で運営されている。また同時に，グループホームの新たな支援形態の1つとして，③「サテライト型住居」の仕組みも創設されている。

①「介護サービス包括型」共同生活援助とは

　厚生労働省は，対象者を「地域において自立した日常生活を営む上で，相談，入浴，排泄又は食事の介護その他日常生活上の援助を必要とする障害者（身体障害者にあっては，65歳未満の者又は65歳に達する日の前日までに障害福祉サービス若しくはこれに準ずるものを利用したことがある者に限る。）」としている。

　主に世話人および生活支援員となるケアワーカーが，身体や行動の介護，家事や相談，服薬や金銭の管理，外出や通院，社会資源の利用，日中活動の場との連絡調整などの支援を行っていく。ケアワーカーは日中および（特に）夜間において，"常時の"介護や援助スタンバイを必要とする者（特に夜間のスタッフ常駐が必須な者）が対象となっているため，障害支援区分を受けている者が対象となる。つまり，介護サービス包括型の利用者にとって，介護サービス（入浴，排泄，食事，着替えなどの介護サービスなど）が必要な場合は，事業所のスタッフから直接介護サービスの提供を受けることができる。

　筆者の経験から，日常的に身辺または生活時間への介護を必要とする者に対して有効な障害福祉サービスだと考えている。つまり，昼夜（特に夜間）を通じて，スタンバイ援助および時間管理（生活リズムへの口頭や介護の援助）に関する介護が必要な場合に，効果的な援助が受けられる住居であろう（図1，2）。

②「外部サービス利用型」共同生活援助とは

　厚生労働省は，対象者を「地域において自立した日常生活を営む上で，相談等の日常生活上の援助が必要な障害者（身体障害者にあっては，65歳未満の者又は65歳に達する日の前日までに障害

図1　介護サービス包括型グループホーム

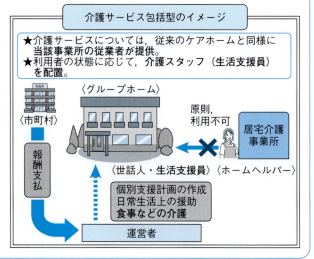

【サービス内容】
- 家事や相談などの日常生活上の援助（基本サービス）を行う。
- 生活支援員により，食事や入浴，排泄などの介護サービスを提供。

【報酬】
- 利用者の障害支援区分および人員配置区分に応じて設定。

（文献1より改変引用）

図2　共同生活援助（介護サービス包括型）の概要

○対象者

地域において自立した日常生活を営む上で，相談，入浴，排泄又は食事の介護その他日常生活上の援助を必要とする障害者（身体障害者にあっては，65歳未満の者又は65歳に達する日の前日までに障害福祉サービス若しくはこれに準ずるものを利用したことがある者に限る。）

○サービス内容
- 主として夜間において，共同生活を営むべき住居において入浴，排泄又は食事の介護等を行う
- 日常生活上の相談支援や日中活動の利用を支援するため，就労移行支援事業所等の関係機関と連絡調整を実施

○主な人員配置
- サービス管理責任者
- 世話人　6：1以上
- 生活支援員　2.5：1〜9：1

○報酬単位（2015年4月〜）

■基本報酬

世話人4：1　障害者支援区分6の場合［668単位］　　　体験利用の場合［669〜289単位］
〜
世話人6：1　障害者支援区分1以下の場合［182単位］

■主な加算

夜間支援体制加算（Ⅰ）・（Ⅱ）・（Ⅲ）
→（Ⅰ）夜勤を配置し，利用者に対して夜間に介護などを行うための体制などを確保する場合　672〜54単位
（Ⅱ）宿直を配置し，利用者に対して夜間に居室の巡回や緊急時の支援などを行うための体制を確保する場合　112〜18単位
（Ⅲ）夜間および深夜の時間帯において，利用者の緊急事態などに対応するための常時の連絡体制または防災体制を確保する場合　10単位

重度障害者支援加算
→区分6であって重症障害者等包括支援の対象者に対して，より手厚いサービスを提供するため従業員を加配するとともに，一部の従業者が一定の研修を修了した場合　360単位

日中支援加算
→（Ⅰ）高齢または重度（65歳以上または障害支援区分4以上）の利用者が住居の外で過ごすことが困難であるときに，当該利用者に対しし日中に支援を行った場合　539〜270単位
（Ⅱ）利用者が心身の状況などにより日中活動サービス等を利用することができないときに，当該利用者に対し，日中に支援を行った場合　539〜135単位

医療連携体制加算（Ⅴ）
→医療機関との連携などにより看護師による，日常的な健康管理を行ったり，医療ニーズが必要となった場合に適切な対応がとれるなどの体制を整備している場合　39単位

○事業所数　5,916（国保連2017年4月実績）　　○利用者数　92,503（国保連2017年4月実績）

（文献1より改変引用）

福祉サービス若しくはこれに準ずるものを利用したことがある者に限る。）」としている。

主に世話人となるケアワーカーが，家事や相談，服薬や金銭の管理，外出や通院，社会資源の利用，日中活動の場との連絡調整などの支援を行っていく（グループホームによって支援内容の詳細には差がある）。休日や夜間など，世話人の直接支援がない曜日や時間帯があり，基本的に世話人による"常時の"見守りや援助スタンバイを必要としない者が対象となっている（世話人が不在の曜日や時間帯は電話やメールでの対応などを行う事業所が多い）。利用者の障害支援区分に特に制限はなく，区分非該当者から利用が可能である。つまり，介護サービス（入浴，排泄，食事，着替えなど）が必要な場合には，事業所はアレンジメント（手配）のみ行い外部の居宅介護事業者などに委託し介護サービスを提供することとなる。

筆者の経験では，日常生活における介護はないものの，社会生活上の家事や相談，社会参加の場との細やかな調整などに，日々，支援（助言なども含む）が必要な者に対して有効な障害福祉サービスだと考えている。つまり，自身が日々必要とする支援に関して，イニシアチブをとりつつコントロールすることに，やや支援が必要な者（選択や決定の）に有効だともいえよう。対して，特定の生活行為（例えば，料理ができない，買い物に行けない，受診先までの移動に同行してほしいなど）のみに支援が必要で，ほかは自立して生活することが可能であり，必要な支援を自身でコントロールしイニシアチブをもって利用できる者には，単身生活をしつつ居宅介護（家事援助，身体介護，通院介助）を利用することが有効である場合もある（図3〜5）。

図3 外部サービス利用型グループホーム

外部サービス利用型グループホーム

【サービス内容】
● 家事や相談などの日常生活上の援助（基礎サービス）を行う。
● 食事や入浴，排泄などの介護サービスについては，外部の居宅介護事業所に委託（生活支援員の配置は不要）。
※運営規定に委託先の居宅介護事業所名などの明記が必要。

【報酬】
● 人員配置区分に応じて設定（利用者の障害支援区分による違いはなし）。

外部サービス利用型のイメージ

★介護サービスについて，事業所はアレンジメント（手配）のみを行い，外部の居宅介護事業者などに委託。
★介護スタッフ（生活支援員）については配置不要。

〈市町村〉→報酬支払→〈グループホーム〉〈世話人〉個別支援計画の作成／日常生活上の援助／介護サービスの手配→運営者／委託契約／委託料支払→〈居宅介護事業所など〉〈ホームヘルパー〉→介護サービスの提供

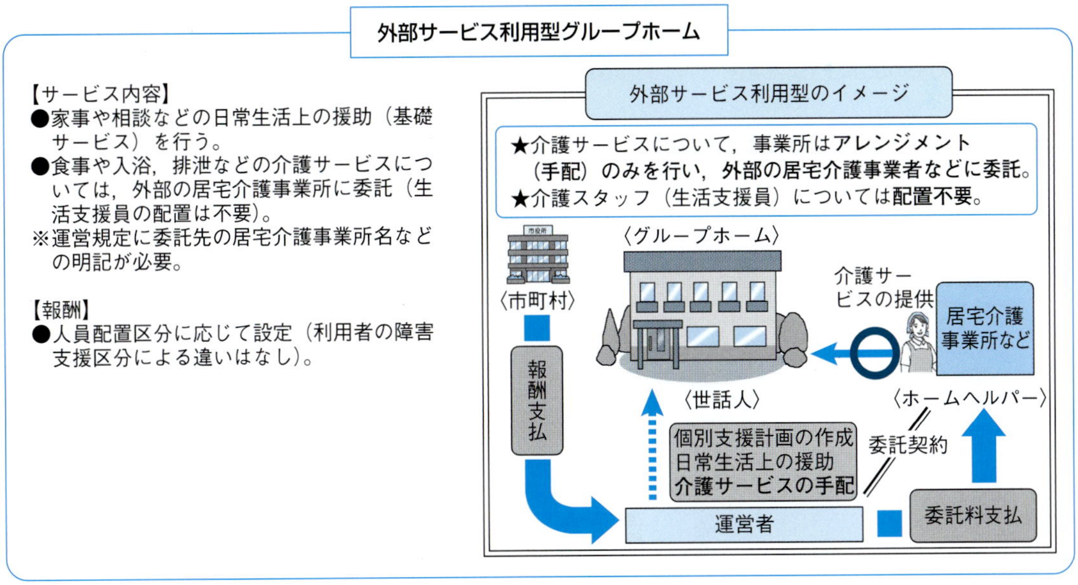

（文献1より改変引用）

図4 共同生活援助(外部サービス利用型)の概要

○**対象者**

地域において自立した日常生活を営む上で,相談等の日常生活上の援助が必要な障害者(身体障害者にあっては,65歳未満の者又は65歳に達する日の前日までに障害福祉サービス若しくはこれに準ずるものを利用したことがある者に限る。)

○**サービス内容**

- 主として夜間において,共同生活を営むべき住居における相談そのほか日常生活上の援助を実施
- 利用者の状態に応じて,入浴,排泄または食事の介護そのほか日常生活上の援助を実施(外部の居宅介護事業所に委託)
- 利用者の就労先または日中活動サービスなどとの連絡調整や余暇活動などの社会生活上の援助を実施

○**主な人員配置**

- サービス管理責任者
- 世話人 6:1以上(当分の間は10:1以上)
  ※介護の提供は受託居宅介護事業所が行う

○**報酬単位(2015年4月〜)**

■**基本報酬**

世話人4:1 [259単位] 〜世話人10:1 [121単位]
※利用者に対し受託居宅介護サービスを行った場合は,サービスに要する標準的な時間に応じて受託介護サービス費を併せて算定 [95単位〜]
体験利用の場合 [289単位]

■**主な加算**

夜間支援体制加算(Ⅰ)・(Ⅱ)・(Ⅲ)
→(Ⅰ)夜勤を配置し,利用者に対して夜間に介護などを行うための体制などを確保する場合 672〜54単位
(Ⅱ)宿直を配置し,利用者に対して夜間に居室の巡回や緊急時の支援などを行うための体制を確保する場合 112〜18単位
(Ⅲ)夜間および深夜の時間帯において,利用者の緊急事態などに対応するための常時の連絡体制または防災体制を確保する場合 10単位

福祉専門職員配置等加算(Ⅰ)
→世話人または生活支援員として常勤で配置されている従業者のうち,社会福祉士,介護福祉士または精神保健福祉士の割合が100分の35以上である場合 10単位

日中支援加算
→(Ⅰ)高齢または重度(65歳以上または障害支援区分4以上)の利用者が住居の外で過ごすことが困難であるときに,当該利用者に対して日中に支援を行った場合 539〜270単位
(Ⅱ)利用者が心身の状況などにより日中活動サービスなどを利用することができないときに,当該利用者に対し,日中に支援を行った場合 539〜135単位

医療連携体制加算(Ⅴ)
→医療機関との連携などにより看護師による,日常的な健康管理を行ったり,医療ニーズが必要となった場合に適切な対応がとれるなどの体制を整備している場合 39単位

○**事業所数** 1,471(国保連2017年4月実績)

○**利用者数** 16,534(国保連2017年4月実績)

(文献1より改変引用)

図5 介護サービスの提供に際する契約関係について

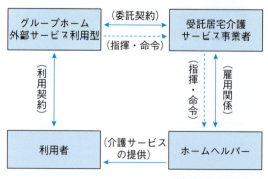

(文献1より改変引用)

③「サテライト型住居」とは

共同生活を営むという「グループホーム」の趣旨を踏まえつつ，1人で暮らしたいというニーズにも応えて，地域における多様な住まいの場を増やしていく観点から，主たる共同生活住居との密接な連携を前提として，1人暮らしに近い形態のサービスを提供している（図6）。

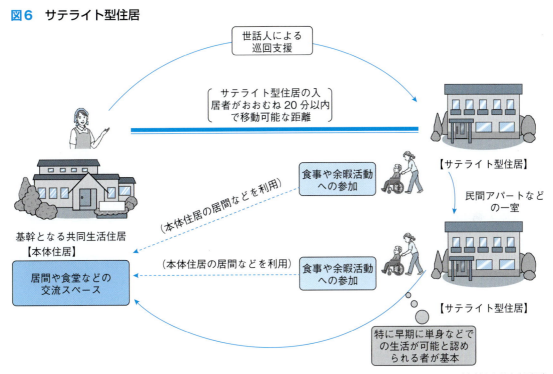

図6　サテライト型住居

（文献1より改変引用）

共同生活援助の利用に際した費用の考え方

共同生活援助の利用に際して，サービス利用料金（厚生労働大臣が定める額）の1割を利用者が負担することを原則としている。ただし，月の利用料負担の上限月額が設定されている者がほとんどであるため，その上限月額によって費用負担額には個人差がある（利用料負担の上限月額は世帯収入などによって定められる）。食費・光熱費の実費は，利用者の負担が原則となっている。費用に関しての詳細は，共同生活支援提供事業所，または市区町村の担当部署などで確認することが望ましい。

さまざまな支援との関連性

共同生活援助事業所は，地域生活を送る障害者にとって，援助付きの居住地となることはもちろんのこと，就労やそのほかの日中活動，家族や知人との関係など，さまざまな社会参加にかかわる支援のハブ（中心拠点）となる場合も多い。
そのため，事業所内で提供される，相談による

心理的なサポートや，金銭管理，料理，服薬管理，掃除といった生活技術全般のサポート（習得支援も含む）に留まらず，ほかの障害福祉サービス（就労系や介護系などの日中活動支援，計画相談など）や，福祉課や市民課などの行政機関，かかりつけ医やそのほか受診先などの医療機関，家族親類や知人および近隣住民などの血縁地縁，そのほか，生活にかかわる社会資源全般に対して，随時必要に応じて，連絡調整やネットワーク形成に努めることが求められる。近年では，住居確保に際して，急遽の事態のときのシェルター機能や災害時の対応などについても自治会や関係各所との連携が重要視されていることから，地域生活を送る障害者にとって，共同生活援助の果たす役割はより一層大きくなってきている。

実践例

　筆者らが運営する共同生活援助事業所は，一般マンションの居室を活用して実施している。病院から退院後に利用している場合と，在宅にて家族との同居から自立を目指して利用する場合とがある。支援者である世話人は，食事支援，買い物や金融機関の使用支援，日々の暮らしに関する相談支援を主として行っており，必要に応じて，金銭自己管理および服薬自己管理に関する支援も行っている。当事者のなかには，家事などの生活自己管理が不得手な者や，勧誘などの突然の訪問者に怯える者もいる。しかし，自分たちなりの生活のルールを決めたり，体調の良し悪しによって助け合ったりと，自分が社会生活を送るうえでの「不確かな生活維持力」を実行し確認することで，何ができて，これから何をしていけばよいのかを知っていく体験的な生活を送っている。また，日中は，通所施設を利用している場合だけでなく，実際に雇用され就労生活を送りながら生活している場合もある。

作業療法士の役割

　共同生活援助に携わる作業療法士（OTR）は，個人（ケース）と集団（グループ）に対して，相互の関連性を認識しつつ援助ができる職種の1つであるといえよう。利用者が，個々人のライフスタイルや将来の希望を大切にしつつ，共同生活を営むなかでの人間関係や実践的な生活技能を習得していくという点からみても，個人支援と集団支援を相互に行うことができることは強みといえよう。

　利用者が，共同生活援助を利用して，これからどんな暮らしをしていきたいと望んでいるかについても，自立志向者（通過型）や永住志向者（無期限型）など，多様性に富んでいる。OTRは，個人の希望をもとに，心身状態や生活機能，社会参加の様相をとらえつつ，日々のケアを行っていける援助者の1人として，日ごろの何気ない会話やしぐさなどから，"今，どんな支援が必要か""どの（どこの）連携が必要か"など常に利用者の立場からかかわり方を吟味しなければならない。

　そういった面から，OTRは，共同生活援助にかかわるサービス管理業務から，実際の支援に至るまで，幅広い役割を担うことができるであろう。ケアアセスメントや作業遂行評価を基に，支援計画の立案，実施，再評価といった一連の支援過程，他機関とのサービス担当者会議，ネットワーク形成と維持など，今後，活躍が期待される。

おわりに

　地域生活を送るには，住居の確保は必要条件となる．その選択肢として，家族との同居はもちろんのこと，民間住宅や公営住宅での単身住居，そして，共同生活援助や福祉ホームなどの援助付き住居がある．また，障害者の生活状況に応じて，訪問介護（ホームヘルプ）での家事援助や身体介護，往診や訪問看護による医療ケア，保健師や支援施設職員の訪問による保健指導や相談支援など，多様な訪問支援を併用して，援助付きの住居環境を整備していくこともできる．

　援助付き住居の選択においては，本人の生活力によって，その選択内容は異なり，日常生活上の個々のADL（activities of daily living：日常生活動作）・IADL（instrumental activities of daily living：手段的日常生活動作）に関して支援が必要な場合で，生活リズムや時間管理が自律的に行える者には，外部サービス利用型共同生活援助，もしくは，訪問介護・訪問看護などの支援による，家事作業や服薬および金銭管理への支援と相談支援が有効である場合が多い．また，生活リズムや時間管理への支援が必要な者の場合は，24時間体制で時間管理を連続的にケアできる介護サービス包括型共同生活援助，もしくは，各種訪問支援で生活リズムを維持できるように，適時，訪問時間を調整していくことが有効な場合が多い．

　今後，地域移行がより一層促進されるなか，安心・安全な暮らしの場を提供する共同生活援助が担う役割は大きい．OTRも，障害者の豊かな暮らしのあり方を模索する1人として，ほかの多くの関係者とともに，共同生活援助との直接的・間接的なかかわりを通じて，多くの障害者の地域生活に寄与していきたい．

引用文献

1）厚生労働省：障害者の地域生活の推進に関する検討会（第7回）障害者の地域生活の推進に関する議論の整理（案），2013.

9 医療観察法病棟

南 庄一郎

施設の役割（対患者，対社会）

医療観察法とは

2005年，「心神喪失等の状態で重大な他害行為を行った者の医療および観察等に関する法律」（以下，**医療観察法**）が施行された。この法律は，心神喪失または心神耗弱の状態において，重大な他害行為（殺人・放火・強盗・強制性交等・強制わいせつ・傷害の6罪種。**対象行為**と称される）を行った者に対し，継続的かつ適切な医療と，その確保のために必要な観察と指導を行うことによって，その病状の改善と同様の行為の再発を図り，社会復帰を促進することを目的としている[1]。

医療観察法病棟の役割

重大な他害行為（対象行為）を行った者は，裁判所の命令によって，**指定入院医療機関**が有する**医療観察法病棟**に入院処遇となるか，**指定通院医療機関**での通院処遇となるかが決定される。2017年10月1日現在，全国の指定入院医療機関は33カ所あり，医療観察法病棟の総病床数は833床に及ぶ[2]。

指定入院医療機関の目標・理念は，

① ノーマライゼーションの観点を踏まえた対象者の社会復帰の早期実現
② 標準化された臨床データの蓄積に基づく多職種のチームによる医療の提供
③ プライバシーなどの人権に配慮しつつ，透明性の高い医療の提供

を行うことである。そして，**医療観察法病棟の役割**は指定入院医療機関の目標・理念の具現化に向けて，対象者の病状を改善し，再び同じような事件を起こすことなく，地域生活が再開できるように専門的な治療を行い，指定通院医療機関を中心とする地域処遇につなげることである[3]。医療観察法病棟は物理的に強固なセキュリティと，徹底したリスクマネジメントに基づく医療が提供されることが特徴である。

医療観察法による医療の流れ

医療観察法による医療の流れを**図1**に示す。指定入院医療機関での治療は原則18カ月（1年半）であり，対象者は治療の進行に伴い，急性期（3カ月）・回復期（9カ月）・社会復帰期（6カ月）とステージ移行し，退院に至る。なお，ステージ移行は対象者の病状の改善や治療の進展を鑑みて決定されるため，所定の期間を経れば自動的に移行するというものではない。また，急性期では医療観察法病棟内での処遇となるが，回復期では院内・院外への外出訓練が開始され，社会復帰期で

図1 医療観察法における医療の流れ

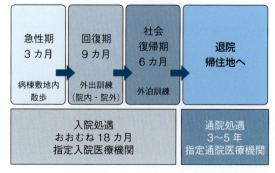

は外泊訓練が開始されるなど，ステージ移行に伴って対象者の行動範囲が拡大され，地域移行に向けたケアが行われる。そして，退院後は帰住地において，地域生活を送りながら，指定通院医療機関における医療を継続する地域処遇（原則3年～最大5年）に至る。

組織の仕組み（構成要因）

医療観察法の対象者と専門的多職種チーム

医療観察法の対象者は，精神障害を患った(わずら)ということに対する自己受容の苦しみ，精神障害者というだけでなく，法に触れる反社会的行為を行ったことに対する引け目，そうしたことによる社会受容の制約など，いくつものスティグマ（stigma）が重なった状況のなかにある[4]。また，山根[5]は「単に精神疾患による問題だけでなく，その生育過程における問題や，生活維持・管理能力，作業遂行能力，コミュニケーションおよび対人交流能力などの日々の活動や参加における生活機能の問題，生活を取り巻く環境（物理的，社会集団，医療や各種サービスとの連携など）の問題など，一般の精神科医療の対象者に比べ，より複雑なニーズを抱えている」と述べており，医療観察法の対象者には幅広い視点からのケアが必要となる。このため，医療観察法病棟においては，1人の対象者に，精神科医・看護師・心理療法士・作業療法士（OTR）・精神保健福祉士の5職種からなる専門的多職種チーム（MDT：multi-disciplinary team）が組まれ，すべてのメンバーが同等の権限を有し，提供するケアに対する責任を担う[6]（**図2**）。

OTRと協働するMDTの他職種の役割について概説する。**精神科医**は主に薬物療法や精神療法などにより，対象者の精神症状に対する治療を行う。**看護師**は対象者の病棟における精神症状や生活状況の評価や，病棟生活全般についての観察と支援，服薬自己管理に向けた指導，そしてケアコーディネーターとして，MDTの治療の流れを方向付けていく。また，**心理療法士**は対象者が抱える精神障害や発達障害に関する心理教育や，対象者が犯した重大な他害行為に対する内省(ないせい)の深化などにかかわり，**精神保健福祉士**は対象者の権利擁護(ようご)や，法務省・保護観察所に所属し，対象者の地域処遇・社会復帰をその任とする**社会復帰調整官**と綿密な情報交換を行い，対象者の退院と地域処遇に向けた調整を行う[7]。

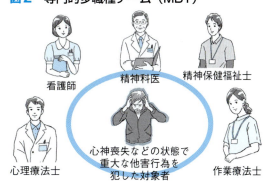

図2 専門的多職種チーム（MDT）

医療観察法病棟における作業療法士の役割

医療観察法病棟におけるOTRの役割について，山根[5]は「対象者自らが生活の意味を考え，地域社会に戻り，定住し，仕事に就き，再び同様な行為に巻き込まれることのないよう，対象者自身が日常生活や社会生活に必要な活動を再体験することの支援」と述べている。具体的には，対象者

の退院後の生活に必要となる生活技能の習得を図り，趣味活動や就労など，対象者にとって意味のある作業・役割を見出し，その実現を図ることによって，再他害行為を防止し，対象者らしい地域生活の再建を目指すことである。こうした役割の下，OTRは**表1**に示すように，各ステージにおいてさまざまな目的をもって対象者にかかわる[8]。

表1　各ステージにおける作業療法の目的

急性期	回復期	社会復帰期
・心身の休息 ・身体感覚の回復 ・生活体力の回復 ・現実感の回復 ・衝動性やストレスの緩和 ・リハビリテーション準備性の醸成	・生活体力の向上 ・認知機能の回復と向上 ・コミュニケーション能力の回復と向上 ・退院に向けた生活能力の評価と課題の確認 ・対象者の意味のある作業や，退院後に担いたいと考える役割を見出す ・成功体験を積み重ね，達成感を獲得する	・実生活場面での生活能力の評価と課題の確認 ・これまで学習した生活技能の実生活場面への般化 ・住環境の設定など，退院後の地域生活に向けた具体的な準備 ・就労に関する準備

（文献7より作成）

司法精神科作業療法のプログラム

　医療観察法病棟で実践される作業療法（OT）は，一般精神科病院での作業療法と区別するため，**司法精神科作業療法**と称される。司法精神科作業療法は，その対象となるのが重大な他害行為を行った者であるため，自傷他害のリスクを回避するために，プログラムの綿密な計画作りやリスクマネジメントの徹底が求められる。各ステージのOTの目的を具現化するために，**図3**のようなさまざまなOTプログラムが実践される。

　急性期では，対象者へのOTのオリエンテーシ

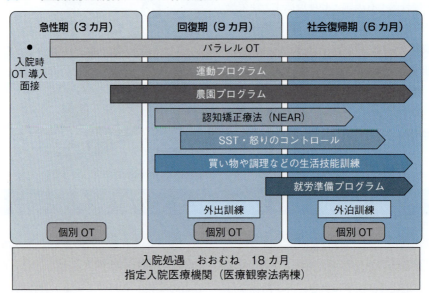

図3　医療観察法病棟における作業療法プログラムの例

ョンや導入面接に始まり，パラレルOTや運動プログラム，農園プログラムなどをとおして，対象者の身体感覚や生活体力，現実感の回復などが図られ，今後の治療に向けた**リハビリテーション準備性**の醸成が図られる。このように，急性期では主に**ICF**（International Classification of Functioning, Disability and Health：国際生活機能分類）でいう「**心身機能**」**に焦点を当てた介入**が行われる。

回復期では，記憶や注意，集中力といった認知機能の回復と向上を図る認知矯正療法（NEAR：neuropsychological educational approach to cognitive remediation）や，コミュニケーション能力の向上を図る社会生活技能訓練（SST：social skills training），怒りに振り回されず適切な行動を学習する怒りのコントロールプログラムなどを行い，自己への気付きを深め，対人交流場面における認知・行動面の改善を図る。また，院内・院外への**外出訓練**をとおして，買い物や調理，公共交通機関の利用，退院後の住居の確保と住環境の整備など，退院後の生活を見据えた，生活能力の評価と課題点の整理を行う。そして，対象者の意味のある作業や役割を見出し，その実現をとおして成功体験を積み，達成感や自己効力感を高められるようにかかわる。このように，回復期では主に**ICF**でいう「**活動**」**に焦点を当てた介入**が行われる。

社会復帰期では，**外泊訓練**を行うなかで，自宅や入所施設といった実地での調理訓練や，作業所などの体験利用などを実施し，これまで学習してきた生活技能の般化を図り，退院後の地域生活に向けた具体的な準備を進めていく。また，就労継続移行支援施設などでの就労を希望する対象者には，就労生活に必要な知識・技術を伝える就労準備プログラムを実施する。このように，社会復帰期では主に**ICF**でいう「**参加**」**に焦点を当てた介入**が行われる。

さらに，急性期から社会復帰期まで，適宜，個別OTを実施し，対象者のより個別的なニーズの達成を図る。**個別OT**での実践例を**図4**に示す。

図4 個別OTの実践例

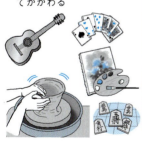
処遇困難な対象者に興味関心のある作業をとおしてかかわる

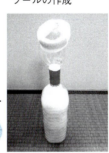
対象者に適した治療ツールの作成

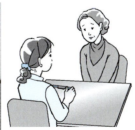
個別SSTなど対象者に合わせた学習プログラム

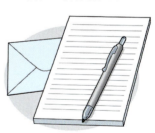
手紙という作業を用いて事件への内省を深める

多職種チーム医療と作業療法士

医療観察法病棟では，MDTという多職種チーム医療が基本となるため，他職種を尊重し，協働してケアに当たるOTRの姿勢が求められる。

しかし，MDTでは各職種がそれぞれ異なった教育的背景をもち，また専門職としてのケアに対する考え方も異なるため，ときに意見の対立などの困難が生じることもある。OTRが経験しやすい困難としては，"リスクマネジメントを意識し

ながらも，対象者の生活技能の向上や意味のある作業・役割の実現を図る"OTRの視点と，"起こりうるリスクを最小限にし，または未然に回避する"他職種の視点との対立がある．例えば，OTRが対象者の退院後の単身生活を見据え，調理訓練を実施しようと計画したが，MDTの他職種がリスク回避の観点から，包丁の使用に懸念を抱いた場合などである．

こうした場合，大橋[9] が「医療観察法における作業療法の独自性は，再他害行為の防止の観点からリスクマネジメントを重視する考え方と，対象者の希望の実現や社会参加の実現を重視する考え方との間での臨床的工夫である」と述べるように，対象者に効果的な訓練を提供し，また他職種からも訓練に理解が示されるにはどのような方法をとればよいか，OTRは創意工夫し，他職種に対してケアの方針を綿密に説明することが重要となる．

医療観察法病棟における作業療法士の課題

MDTの他職種は，OTRとの連携で有益な点として，対象者の健康的な部分を引き出すかかわりが行えることや，日常生活への般化を意識し，社会復帰を見据えたかかわりが行えることなどを挙げている．一方で，他職種はOTRがどのような職種であり，どのような役割を担うのか十分に認識しているとは言い難く，こうしたOTRの不明確な役割による協働の困難さも生んでいるようである[10]．

筆者は，

① OTRがMDTのなかでも対象者に近しい存在であり，その人らしさの回復を望んで一緒に歩んで行ける職種であること
② OTは医療観察法病棟のなかで対象者に日常生活らしさを感じさせ，もう1度，地域生活を考えるきっかけを提供するという強みを有していること
③ 意味のある作業や役割が対象者の治療に対する動機付けを高め，社会復帰へと歩み出す大きな原動力に成り得ること

を強く信じている．

OTRが現状に甘んじることなく，多職種チーム医療のなかでさらなるよき実践を行うためには，OTRの特有の視点や強みを他職種に伝えながら，対象者へのケアを通じて，OTRの専門性・独自性を発揮していく努力を続けていく必要がある．

引用文献

1) 日本精神科病院協会，精神・神経科学振興財団：司法精神科医療等人材養成研修会・資料集．日本精神科病院協会，精神・神経科学振興財団，p.2, 2007.
2) 厚生労働省：心神喪失者等医療観察法・指定入院医療機関の整備状況．(http://www.mhlw.go.jp/stf/seisakunitsuite/bunya/hukushi_kaigo/shougaishahukushi/sinsin/iryokikan_seibi.html, 2018年1月現在).
3) 日本精神科病院協会，精神・神経科学振興財団：司法精神科医療等人材養成研修会・ガイドライン集．日本精神科病院協会，精神・神経科学振興財団，p.63-91, 2007.
4) 日本精神科病院協会，精神・神経科学振興財団：司法精神科医療等人材養成研修会・教材集．日本精神科病院協会，精神・神経科学振興財団，p.363, 2007.
5) 山根 寛：精神障害と作業療法・新版－病を生きる，病と生きる．精神認知系作業療法の理論と実践，p.257-261, 三輪書店，2017.
6) 大迫充江，太智晶子：多職種専門医療としての精神科医療－医療観察法病棟における多職種チーム医療，医療，66(1): 18-20, 2012.
7) 日本精神科病院協会，精神・神経科学振興財団：司法精神科医療等人材養成研修会・ガイドライン集．日本精神科病院協会，精神・神経科学振興財団，p.79-85, 2007.
8) 日本精神科病院協会，精神・神経科学振興財団：司法精神科医療等人材養成研修会・資料集．日本精神科病院協会，精神・神経科学振興財団，p.241, 2007.
9) 大橋秀行：司法精神医学教育の現状と展望－医療観察法による治療（入院・通院）における作業療法実践と作業療法教育．司法精神医学，10(1): 82-87, 2015.
10) 宮本真巳：多職種チームによる医療の実際と効果に関する研究．厚生労働科学研究補助金障害者対策総合研究事業（精神障害分野）分担研究報告書，p.302-304, 2011.

Ⅲ章

精神科作業療法の治療構造

1 作業療法の手順

早坂友成

各工程の対応と方法

作業療法（OT）の手順は6工程（図1）[1]から構成されており，各工程における適切な対応が良質なOTを可能にする．OTは，情報収集，評価実施計画，ゴール設定，実施計画，再評価，フォローアップの手順によって行われるが，この手順は一方向で行われるものではなく，各工程の振り返り作業と再評価を元に常に最良の計画が更新されながら行われる．また，カンファレンスなどによって，複数の医療者による共有と確認も重要である．

図1 作業療法の手順

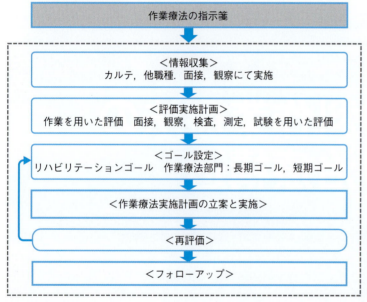

再評価からの矢印は，再評価を行うことがゴール設定の見直しへとつながることを意味し，そのゴールに基づいた作業療法実施計画の更新が行われる．この手順は作業療法による支援が集結するまで継続される．

情報収集

● 蓄積と共有

精神科作業療法の指示箋が医師から出され，導入面接を行う前の準備段階として，カルテおよび多職種からの情報収集は欠かすことができない．評価計画，実施計画を適切に行うための手順であり，良質な情報をより多く収集することが重要である．精神科では，背景因子が重要な情報となりやすく，OT計画を左右する内容が含まれているため，日々の業務において情報を収集する時間を設けるように努める．特に現病歴の収集は重要な情報の1つである．

精神科作業療法では，何十人もの患者を1人の作業療法士（OTR）が担当しなければならない傾向にあり，丁寧な情報収集を日々の臨床において積み上げる習慣を身に付ける．また，多職種との情報共有についても欠かすことができない．カ

ンファレンスだけではなく，日々の業務における短時間のやり取りも心掛け，密な情報共有を展開する。情報共有の際には，内容と場所に配慮し，個人情報や情報漏洩に注意することを忘れてはならない。

● 面接

情報収集時の面接では，スクリーニングの観点から情報を収集することが望ましい。ただし，患者と初めての対話の際は，OTの導入も含めた面接になることが多く，その際にはOTの目的などを十分に説明し，患者や対象者からの実施の同意を得ることが必須である。導入面接の際の情報収集では，面接技法を元に，カルテから得られた情報を確認しながら進める。ただし，初回の面接からさまざまな事柄を事細かく聴取することは避け，患者の思いや希望，主訴などを引き出すよう心掛け，傾聴の姿勢を念頭に置くとよい。また，患者の全体像を把握するうえで，「今後どのようになりたいか」「支援者に対する希望や期待」などを聴取しておくことが，円滑な支援を可能にする。

● 観察

観察は面接と切り離すことができない技法であり，情報を収集する際のすべてにおいて基本となる。面接で収集できる情報はあくまでも患者の表現や医療者側からの問いに対しての情報が主となる。しかし，観察はどのような場面においても実施可能であり，患者の些細な反応や変化なども情報として得られる。特に非言語的な情報（表情，雰囲気，態度，振る舞い，など）は観察による収集が最も適切であり，多職種との情報共有の際にも有益なものとなる。職種によって観察できている場面が異なることから，他職種が得た情報の共有は必須である。

● 留意点

精神科では，検査や測定，試験を用いた評価よりも，作業場面における評価が主となるため，面接，観察が最も重要な評価技法となる。精神科作業療法士にとって必要な面接技能を表1に示した。また，導入面接やOTの導入において観察されやすい患者の反応を表2に示した。これらの情報はチームにおけるOTの特殊性を発揮する機会となる。

表1　面接に必要な能力

- 非言語，言語的情報の奥に潜むものを情報化する能力
- 傾聴と聞き取る能力
- 必要な情報を引き出すような質問をする能力
- 支持的・受容的・共感的役割がとれる能力
- 話しやすい，親しみやすい雰囲気を与える能力
- 患者の話を受け入れながら，話が逸れても本論に戻す能力

表2　導入面接における作業療法士へ反応

- 攻撃的，拒否的，猜疑的，表面的，依存的，独占的，友好的，信頼的，従順，要求，など
- 注意を引こうとしているか。そうであれば，どのような方法や態度を示すか。
- 他患者との自己の関係（比較）を意識していないか。そうであれば，どのように表現しているか。
- 作業療法士との関係を恐れていないか，恐れているとしたら，どのように表現しているか。
- 参加に対して拒否的か，それとも意欲的か，警戒しているか，質問はあるか。

評価計画と実施

● 全体像の把握

OT評価の項目は表3に示した内容[2]が主になる。初期評価では全体像を明確に把握したうえで，患者がどのような経緯で受診や入院に至ったかを踏まえ，全身状態，基本能力，応用能力，環境資源活用，特記事項，を評価できるための計画を立案する。精神科作業療法では，検査や測定を用いた評価計画よりも，作業場面における面接と観察を用いた評価が活用される。そのため，どのような作業を用いるか，どのような場をとらえる

表3 作業療法の治療・指導・援助項目と具体的対象項目

対象	治療・指導・援助項目	具体的対象項目（ICFの項目から抜粋）
1. 基本的能力 ICF：心身機能・身体構造	運動の機能と身体構造	関節可動域，関節安定性，筋力，筋緊張，筋持久力，運動反射，不随意運動反応，随意運動制御，姿勢・肢位の変換・保持，随意性，協調性
	音声と発話機能	発声，構音，発話，音声・文字言語の表出および理解
	感覚・知覚の機能と身体構造	視覚，聴覚，前庭感覚，味覚，嗅覚，固有受容覚，触覚，温度覚，痛みの感覚
	心肺機能	心機能，血圧，呼吸器，呼吸機能，全身持久力
	消化器の摂食・嚥下機能	口唇・口腔，口腔から咽頭・食道，姿勢
	代謝内分泌機能	摂食消化，排便，体重・体温調節，尿路，生殖機能
	精神・認知機能	意識水準，見当識，知的機能，気質・人格傾向，意欲，睡眠，注意，記憶，精神運動，情動，知覚，思考，高次認知，計算，時間認知
2. 応用的能力 ICF：活動と参加 （主に活動：個人における遂行レベル）	学習と知識の応用	視る，聞く，模倣，反復，読む，書く，計算，技能の習得，注意集中，思考，問題解決，意思決定
	日常的な課題と要求	単一課題の遂行，日課の遂行
	コミュニケーション	話し言葉の理解・表出，非言語的メッセージの理解・表出，書き言葉の理解・表出，会話
	運動・移動	基本的な姿勢の変換，姿勢保持，移乗，物の運搬・移動・操作，歩行と移動（さまざまな場所，用具を用いて）
	セルフケア	入浴，整容・衛生，排泄，更衣，飲食
	家庭生活・家事	調理，食事の片付け，買い物，洗濯，整理・整頓，掃除，ゴミ処理，生活時間の構造化，活動と休息のバランス
	対人関係	基本的な対人関係，家族関係，公的関係，非公式な社会的関係，複雑な対人関係
3. 社会的能力 ICF：活動と参加 （主に参加：社会生活・人生場面へのかかわりレベル）	学習と知識の応用	安全管理，時間管理，家庭設備の使用，住環境管理
	社会レベルの課題遂行	ストレスへの対処，心理的欲求への対処
	コミュニケーション	ディスカッション，来客対応，用具の使用
	運動・移動	交通機関や手段の利用，運転・操作
	社会生活適応	役割行動，サービスの利用，他者への援助
	教育	就学前教育，学校教育，職業訓練，高等教育
	仕事と雇用	職業準備，仕事の獲得・維持，無報酬の仕事
	経済生活	基本的金銭管理，複雑な経済取引，経済的自給
	コミュニティライフ・余暇活動	自由時間の活用の仕方，活動意欲，レクリエーション，レジャー，宗教観，政治活動・市民活動など
4. 環境資源 ICF：環境因子	人的環境	家族・親族による支援，友人・知人による支援，家族・親族・友人・支援者・専門職などへの態度，仲間・同僚・隣人などコミュニティの成員
	物的環境	生産品と用具，日常生活におけるもの，屋内外の移動と交通のためのもの（車いす，装具，義手，自助具など各種福祉用具），コミュニケーション用のもの，教育・仕事用のもの，文化・レクリエーション・スポーツ用のもの，住環境のためのもの
	サービス・制度・政策	消費，住宅供給，公共事業，コミュニケーション，交通，教育訓練，労働と雇用，社会保障，その他のサービス
5. 作業に関する個人特性 ICF：個人因子	生活再建にかかわる作業に影響を与える心身機能以外の個人の特徴	性別，人種信条などの個人特性は大切に守られるべき人権であり，治療・指導・援助の対象とすべきではないため，本項目は個別の生活再建にかかわる作業に影響の深い具体的対象に限定されるものである（例：心身機能に悪影響を及ぼす食習慣や生活習慣・嗜好など）。

（文献2より引用）

か，などは事前に検討し，計画に明記する。また，精神科作業療法の評価では，本人および多職種から情報を得るだけではなく，家族からの情報も重要であり，OT部門が独断で設定するのではなく，チームにおいて必要性を共有しながら設定する。

OT評価計画では，得られていない重要な情報をどのようにして得るかを具体的に検討する。方法は面接，観察，検査，測定，試験の5つの技法をもとに，どのような作業を用いるかが記載されていなければならない。検査や測定，試験の実施は他職種との検討が必要であり，特に医師と臨床心理士との検討は必須である。検査が必要だからといって，OTRが自己判断によって実施してはいけない。患者に負担を課すだけではなく，チームとしての調和を乱すことにもなる。多職種との意思疎通がなされず，同じ検査を同時期に複数の職種が行うことは患者にとって多大なる負担を課すことになる。精神科リハビリテーションにおける主な検査，評価表を表4に示す。

表4　精神科リハビリテーションにおいて実施される主な検査法と評価表

1. **精神症状評価：**
   - 行動評価表（BRS：Behavior Rating Scale）
   - 精神症状評価尺度表（BPRS：Brief Psychiatric Rating Scale）
   - 陰性症状評価尺度（SANS：Scale for the Assessment of Negative Symptoms）
   - 陽性症状評価尺度（SAPS：Scale for the Assessment of Posittive Symptoms）
   - 陽性・陰性評価尺度（PANSS：Positive And Negative Syndrome Scale）
   - ハミルトンうつ病評価尺度（HAM-D：Hamilton Depression Scale）
   - ハミルトン不安評価尺度（HAM-A：Hamilton Anxiety Scale）
   - Montgomery Asberg うつ病評価尺度（MADRS：Montgomery Asberg Depression Rating Scale）
   - ベック抑うつ質問票（BDI-II: Beck Depression Inventory-Second Edition）
   - ヤング躁病評価尺度（YMRS：Young Mania Rating Scale）
   - 機能の全体的評定（GAF：The Global Assessment of Functioning）
   - うつ性自己評価尺度（SDS：Self-rating Depression Scale）
2. **社会生活技能評価**
   - 精神障害者社会生活評価尺度（LASMI：Life Assessment Scale for the Mentally Ⅲ）
   - 精神科リハビリテーション行動評価尺度（REHAB：Rehabilitation Evaluation Hall and Baker）
   - 生活行為向上マネジメント（MTDLP：Management Tool for Daily Life Performance）
   - WHO精神医学的能力障害評価面接基準（DAS：WHO Psychiatric Disability Assessment Schedule）
3. **QOL評価**
   - WHO-QOL評価
   - SF-36（MOS 36-Item Short-Form Health Survey）
4. **職業評価**
   - 一般職業適性検査（GATB：General Aptitude Test Battery）
5. **心理テスト**
   - 知能テスト：田中・ビネー式知能検査，WAIS-R，WISC
   - 作業テスト：抹消式：ブルドン末梢法検査，記入式：内田クレペリン精神作業検査
   - 性格テスト：質問紙法・内省法：ＹＧ性格検査，MMPI，CMI　・半質問法：SCT
     　　　　　　投影法：ロールシャッハテスト，HTP，バウムテスト，AZIMA battery
   - 知覚・認知機能テスト
     - BGT，コース立方体テスト，WCST，BACS-J，など
     - 改訂版長谷川式簡易知能評価スケール（HDS-R：Hasegawa's Dementia Scale Revised）
     - パラチェック老人行動評定尺度（PGS：paracheck geriatric rating scale）
     - GBS-S（Gottfries,Brane,Steen scale）
     - MSQ（Mental Status Questionnare）
     - MMSE（Mini Mental State Examination）

近年，社会生活技能の評価および認知機能評価は新規の簡単な評価が数種類考案されている。文献を検索してみてほしい。新薬（治験）のパンフレットなどを参考にするか，医師に確認すべきである。DASに関しては精神症状評価に分類するかは疑問である。評価のポイントは，症状の重症度，頻度と持続性，生活への影響性である。そこでOTRが大切にすべきことは生活への影響度合いである。常に幻聴があっても現実生活と区別でき，行動や生活に障害がなければ症状の問題性は低くなる。

● **留意点**

OT評価とは,「情報に解釈を加えること」であることを忘れてはならない。解釈とは複数の情報を統合し分析し,関連性を理解することであり,情報を聴取し収集することは評価のための工程に過ぎず,それで評価となるわけではない。また,精神科では心身機能（身体構造）と背景因子との関連性の分析と解釈が大変重要なポイントとなる。症状にだけ焦点を当てアプローチするよりも,背景因子へのアプローチによって症状が緩和・軽減される事例は少なくない。よりよいOT実施計画を立案するためにはこれらの関連性を丁寧に精査することが必要である。精神科において重要となる評価内容を**表5**に示す。

精神科作業療法の評価では,評価者のさまざまな背景に影響を受け,偏りが生じやすい。そのため,精神科作業療法の評価では,1人の解釈で評価を結論付けるのではなく,複数のOTRや他職種によって意見交換し,評価結果とすることが望ましい。その際に留意すべき事項は次のとおりである。

- 正確性：見たものを的確に誰にでも理解できるように表現されている。
- 正直性：評価結果を公正に,忠実に正しく言葉に置き換えられているか。
- 客観性：主観的な見方をした記載はないか。
- 一貫性：初期評価と再評価において統一された記載がされているか。
- 完全性：簡潔,明瞭にすべてのことを書くこと。烙印を押すような言葉で片付けていないか。
- 妥当性：評価結果が多職種に受け入れられる内容であるか。

表5 精神科において重要となる評価内容

1. 集団に対する反応
    - 集団に対し無視的,拒否的,順応的,支配的,積極的,消極的,個人依存的,作業依存的か
    - どんなタイプの患者を好むか
    - 人間関係や会話は表面的か,それとも情緒的で深い内容をもつか
    - 会話で個人的問題を話すか,それとも現在進行中の作業のことについてのみを話すのか
    - 他患者の作業態度についてとやかく言うか
    - 周囲からの承認や受容を求めるか（集団からか,特定の人からか）
2. 作業中の行動および作品に対する反応
    - 自主性や創造性,注意力,集中力,持続力などはどうか
    - 手順よく,よい仕事をするか
    - 終始作業療法士の指導を必要とするのか
    - それは患者ができないから指導,援助が必要なのか,それとも患者が要求するためか
    - 作業療法士の指示を受け入れられるか,それとも間違っていても自己流を通すのか
    - 自分の行為に他者からの賞賛を求めているのか（特定の人からか,どのような方法で）
    - 完成近くになるとぐずぐずして完成を渋ったり,故意に崩したりしないか
    - 作業を楽しんでいるか
    - 誰のために作るのか
    - 他患者の作品と自分の作品を比べたがるか
      それは注意をひくためか,賞賛,承認してほしいためか
    - 自分の作品に対する要求水準は高いか,低いか
    - 作品に対する愛着があるか
    - 作品に対する自己評価は適切か
    - 簡単に興味を失うか
3. 病状の状態像
    幻覚妄想状態,抑うつ状態,躁状態,神経衰弱様状態,不安状態,心気状態,離人状態,強迫状態,退行状態,欠陥状態,など
4. 精神症状の有無
    意欲・行動の異常,感情の異常,思考の異常,知覚の異常,意識の異常,記憶の異常,など

ゴール設定

● リハビリテーションゴール

　OTを実施するにあたり，必ず定めておくべきものは最終的な目標となるリハビリテーションゴールである。そのためには評価結果から導き出された対応課題（利点，問題点など）を明確にし，OTが担う範囲を検討し，チームで共有しておく。ゴールはOT部門のみで決定するものではなく，多職種の協議によって定められ，適時更新しなければならない。また，患者も含めたチーム内での合意が必要である。

　リハビリテーションゴールの設定では，漠然としたゴールでは意味はなく，実現可能な現実的なものでなければならない。適切なリハビリテーションゴールを設けることにより，具体的なOT部門としてのゴール設定ができる。

● 長期ゴールと短期ゴール

　長期ゴールとは，OT部門における長期的な指針となるものを意味し，社会的復帰状況や保健・福祉・地域などのサービスのあり方も含んだうえで設定される。短期ゴールとは，OT部門における長期ゴールを達成するための段階的なゴールを意味し，心身機能の改善，日常生活能力の改善や獲得などを具体的に設定する。また，短期ゴールを設定する際には時間（期間）を明確に示すことで，より良好な治療計画を立案することができる。定めた時間でゴールが達成できなかった際には，その要因を明確にし，患者とも共有したうえで柔軟にゴール設定を再検討する。精神科作業療法は入院治療や外来診療など，さまざまな環境から開始される。そのため，ゴールには明確な時間設定と環境設定が記載されるべきである。

● 留意点

　短期ゴールの積み重ねが長期ゴールを達成するととらえ，確実に達成できるゴール設定を前提とすることが重要である。安易な短期ゴール設定は患者の経過に影響を与える。精神科では自尊心や自己肯定感の回復を必要とする患者が多く，非現実的で達成不可能なゴールを設定することは回復を損なう失敗体験へとつながりやすい。また，長期ゴールと短期ゴールの期間は各患者の状態によって定められるべきである。明確な基準がないからこそ，丁寧な検討を行い，正しい治療期間を設定できるように心掛ける。

実施計画

● 評価に基づく立案

　OT実施計画はリハビリテーションゴールを達成するために立案される。従って，リハビリテーションゴールの詳細を理解し，OT部門の役割に基づき，長期ゴール，短期ゴールが設定され，計画立案が行われる。短期ゴールを達成するための方法を適切に立案することが，長期ゴールの達成につながり，各部門で設定された長期ゴールが達成されることによってリハビリテーションゴールが達成され，患者の生活や人生の回復，改善，維持につながる。

　OTを実施するには，具体的な作業の選択が行われ，患者がその作業を継続できるように計画が立案される。その際は，「その作業がなぜその患者に必要なのか」を明確にし，作業が適用される根拠を説明できるようにする。

● 留意点

　OT実施計画では，①残されている能力（維持，保存），②引き出される能力（回復，向上），③代償される能力（開発，調整）にアプローチし，患者が必要としている活動の継続を実現するため

の計画を立案する．OTは，作業を用いて療法とし，対象者にとって必要とする作業を継続できるように支援する．しかし，箸で食事ができないから，箸の使い方の練習をしよう，職場に通勤できないから，通勤の練習をしよう，という計画は必ずしもOTとはならない．作業分析によって作業がもつ治療的要素を十分に考慮し，導入を検討する．OTRが導入する作業は，患者にとって侵襲性の高いものになる場合がある．十分に検討されていない作業を導入することによって，過度なストレスが負荷され，症状が再燃する患者は珍しくない．作業がもつ力を十分に理解することが必要である．

再評価

● 評価継続の重要性

OT評価は常に継続されるべきであり，繰り返し行われることで，常に最新の評価結果が手元にあるようにする．ただし，手元にあるということはレポートを常に作成するという意味ではなく，カンファレンス時や多職種に情報提供を求められた際に，いつでも対応できるよう準備するということである．再評価によっては患者のとらえ方が変容することがあり，最良の評価は最良の治療と結果を生むことを忘れてはならない．

OTによる再評価の結果はリハビリテーションゴールに影響を与える．初期に立てられたリハビリテーションゴールが今後も継続可能であるか，変更し新たなゴール設定が必要か，常にチームにおける再検討が必要である．期間を設定し，定期的に実施すること，そして日常的に行われる情報収集に基づく解釈が良質な再評価を可能にする．

● 留意点

図1では，評価実施計画の後にOT実施計画が位置しているが，評価と治療は別々に行われるものと理解しないようにしてほしい．評価と治療は自動車で例えるのであれば右と左の車輪のようなものであり，OTは評価と治療が同時進行で行われなければ前進しない仕組みになっている．

フォローアップ

● 共有と共同

精神科作業療法における最も重要な工程である．精神科医療における未来志向的アプローチは現実的な課題に直面することが多い．精神科病院の課題として，社会的入院患者に対する支援が挙げられる．OTでは，患者の環境調整や環境適応が重要なアプローチの1つとなるが，病院におけるOTでは集結の予定が立て難い事例が多く，何年にも渡って支援しなければならないことがある．OTだけではなく，医療は患者の希望や願いを支援することである．精神科医療においても同様であり，社会的入院を余儀なくされた患者であっても，今後どのようになりたいか，どのような生活をしたいか，といったことを共有し，そのための支援を計画的に進め，患者と一緒に未来へ向かうことが重要である．医療者は患者の可能性を決してあきらめてはいけない．

● 留意点

OTにおけるフォローアップでは，OTが不要になる患者を正確に評価することも忘れてはならない．医療とつながっていられる生活，医療が生活から少なくなる生活，もちろん不要になる生活もある．フォローアップの期間では，社会生活におけるサービスや資源を活用できる状況を踏まえ，患者が望む生活を継続するために，より計

画的な支援が必要となる。

作業療法の心得

作業を用いて療法となす

　精神科チーム医療では，OTによる評価が大変貴重な情報となる。OT評価の結果は診察室で行われる構造化面接や検査の結果では得られにくく，病棟生活における情報とも異なることが多い。作業を用いて評価した所見は患者の社会生活を映し出し，支援や介入すべき内容について具体的に検討することができる。例えば，職場へ復帰するためのOTでは，患者が職場で求められる作業能力を分析し，その能力が問われる場面を，作業を用いて再現し，社会生活への適応を促すことができる。作業を用いて評価し治療できることはわれわれの特殊性である。

心と体をともに重要視する

　精神科作業療法では，心と体の関係性，関連性を十分に考慮する。OTでは身体と精神へ同時同等にアプローチできる計画が必要である。精神科では心身のバランスが崩れている患者が多い。動ける喜びや動けなくなった悲しみ，いずれに対しても，作業をとおして，心と体の共鳴を刺激する。患者は，OTをとおして動けなくなってしまった現実，動けるようになった現実を実感することができる。OTだからこそできるリハビリテーションがある。

自己の治療的活用

　自己を治療的に活用するためには患者との関係性を踏まえることが欠かせない。患者とOTRの関係性のあり方は事例によって検討されるべきであるが，いくつかのタイプに分類することができる。①患者と治療者という縦の関係，②同じ生活者という横の関係，③教え，教えられるといった斜めの関係もある。患者との関係性を治療のために調整できること，それはOTRの特殊性である。精神疾患は患者の性格とも関連性があり，杓子定規な態度や構えで臨んでも，信頼関係は構築されず，自己を治療的に活用することはできない。

代償される機能と能力

　精神疾患の再発を予防するためには，疾病や障害を受容し，生活を見直し，生き方を変えるに等しい変容が求められることがある。それは簡単なことではない。しかし，OTRはその簡単ではない作業を支援する専門職である。元の生活を，方法を変えて取り戻すこと，それはOTRが最も得意としなければならない専門性である。

　代償[3]には，①本人自身の他の能力で代償する，②本人以外の外力によって代償する，の2つの方法があり，これらを可能にすることが具体的な支援となる。OTでは，行動の変容，環境の調整，社会資源の活用などを促すことによって代償を可能とし，実現し，社会生活を支援する。

引用文献

1）矢谷令子，福田恵美子 編：作業療法実践の仕組み - 第2版，p.41-68，協同医書出版社，2014．
2）日本作業療法士協会：作業療法ガイドライン2012，p.7-8，2012．
3）矢谷令子，福田恵美子 編：作業療法実践の仕組み - 第2版，p.53，協同医書出版社，2014．

2 作業療法の仕組み

早坂友成

4重の治療構造

中山が提唱した精神科作業療法の治療構造（図1, 2）は4重の構造化[1-4]で構成されている。4重構造の内訳は，1）一般的外的治療構造，2）作業療法室という外的治療構造，3）作業という外的・内的要素に渡る治療構造，4）一般的内的治療構造，であり，この順は作業療法実施を計画立案するた

図1　精神科作業療法の4重の治療構造

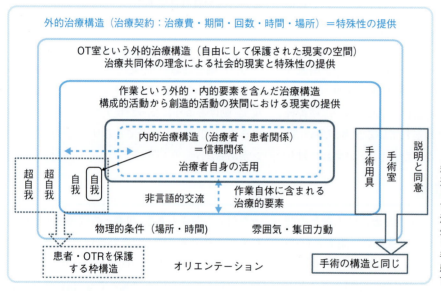

精神科作業療法の治療構造は4層で構成されており，外層から順に構造化する。治療構造は患者，治療者に安全感を提供し，外的構造は内的構造を守りやすくする。これらは手術の構造と同様であり，患者と作業療法士を保護する枠構造でもある。

図2　作業活動の治療理念

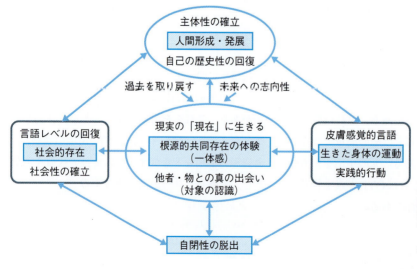

身体性，言語性を伴った実践的行動（作業活動）による現実世界（今ここで）での自己・他者および対象・事物の認知とその関係性の体験が言語的精神療法との相違点である。

めの手順と同じである。従って，作業療法（OT）を実施するための検討は治療構造に従って1）〜4）の順番が基本であり4重すべてが構造化されることで良質な精神科作業療法が提供できる。これらは精神科作業療法の設計図ともいえ，これまで明記されていなかった仕組みを具体的に構造化した理論であり，実用性においては類をみない。以降は中山が提唱した精神科作業療法の治療構造[1-4]を基に考察を加え，解説する。

1）一般的外的治療構造

　一般的外的治療構造とは，OTという特殊性を提供するために，患者とOTの内容を共有し行われる契約（約束）を意味する。それは治療同盟を患者と築くための第1歩であり，治療要素としては，治療費，治療期間，治療回数，治療時間，場所，治療形態，などが挙げられる。OTを導入する際には必ず患者と共有し，可能であれば紙面などで手渡せるように準備しておくとよい。精神科医療では，新たな取り組みを苦手とする患者が多く，曖昧な状況での開始は緊張や不安などを助長する。過去の精神科病院では，他職種が何の打ち合わせもなく，患者をOTへと促し，作業療法士（OTR）が知らぬ間に参加していた，ということがあった。治療構造の観点からみると，このような状況では良質なOTを患者へ提供することは難しく，作業から得られる治療的影響はあっても，継続性はなく，生活への般化は期待できない。

　一般的外的治療構造が最も重要となる導入面接では，時間を設定し，患者への不安を考慮しながら，主としてOTへの動機付けを進める。その際には，OTの必要性，OTによって得られる効果を明確に伝え，理解を得る。一般的外的治療構造では，時間と場の構造化が最も重要である。

2）作業療法室という外的治療構造

　作業療法室という外的治療構造とは，作業療法室という「自由にして保護された現実の空間」を患者の状態に合わせて提供することである。作業療法室は病室から離れた特別な空間であり，患者はその空間へ行き，特別な時間を過ごすことになる。OTRは各患者の個別性を踏まえ，その患者のために特別に設定した空間と時間を提供するという特殊性に治療的意味がある。そのため，これらの設定を患者に明示することが作業療法の動機付けとなる。近年では，病院や病棟のホールでOTを行うことが増えたが，ホールという空間は作業療法室になりうるかを冷静に分析し判断すべきである。ホールを作業療法室にするためにはこれらの特殊性を提供できるように調整を図る。

　作業療法室では，OTRが作り出す空間の雰囲気や集団力動（システム理論）などによって生じる患者へのプラスの影響を提供する。「自由にして保護された現実の空間」とは，活動による現実の提供とそのなかでの自由と責任の提供を意味しており，次の5項目に集約される。

●（1）枠：場と活動

　作業療法室は患者がもつ精神症状や思いを支持し，患者自身を保護しながら，病的世界から離脱するための現実，つまり活動を提供する場である。

●（2）自由と責任の提供

　生きた活動を体験させること。管理された活動は，"させられ体験"であり，生きた活動にならず，本当の現実は体験できない。

● (3) 活動するということ

自由と責任のうえで自発的に，主体的に，何かを成し遂げる喜びをもって行動すること．自由に過ごすということ．

● (4) 自由を保障され責任を与えられるということ

作業療法室において自由を保障され，責任を与えられるということは，人間として認められたということである．その空間において人間が活動し，作業を共有することで，人間関係（信頼関係）が深まり，自由度が広がる．次第に自由に活動できることの喜びを知り，管理されることが不自由と感じる．つまり，義務と責任を遂行することは，現実の体験であり，病的世界（病棟・病的精神内界）からの離脱を意味する．患者はそのなかで，自分の存在感を感じ取り，作業療法室は「気が晴れる」「雰囲気が違う」といった発言をするようになる．

これらは，活動をとおして治療的に操作された現実の世界であり，そのなかで患者は自己の存在感の獲得を図る．治療共同体の理念である自由と責任が作業療法室の枠を構成する．

● (5) みられないこと，想像できないこと

作業療法室は現実の社会であり，言葉を介して知ることができない，日常（病的世界）ではみられない，想像もできない，といった無意識レベルのことが表現されやすい．

3) 作業という外的内的要素に渡る治療構造

作業とは，外的構造と内的構造の両方に渡る構造であり，治療要素は，(1) 日常性，現実性の提供，(2) 構成的活動から非構成的活動の狭間にある治療的要素，(3) 今ここで，(4) 特殊感覚，体性感覚などによる生きた身体的感覚である．作業は，心理的にも物理的にも自由度が高いため，治療者と患者の関係に応じて，また精神状態に応じて，外的構造または内的構造の一部として活用できる．作業療法では対象者に応じてさまざまな作業を用いることができ，同じ作業でも異なる使い方ができるため，自由度が高く操作しやすい．作業がもつ自由度の詳細は**表1**のとおりである．

● (1) 活動自体の治療的意義

①作品にすべてが集約されている

作品を作る過程において悩み苦しみ，喜びを共感・共有し合うことや，身体的ふれあいを通じての共同体験のなかで，作品を完成させる．その過程のすべては作品として現実の世界に残り，患者の思いがそこに集約される．作品は，自己を，現実を，生活を，社会を見つめ直す機会となる．そのためには，治療者がこの作品を大切に扱うこと，また，どう処理するかが重要となる．究極は「思い出」として内在化させるまでがOTである．言語的精神療法は言葉のうえでの共感，共有体験で，治療者と患者の思いのなかだけで，形として残らない．OTRは言葉を「作業に添えるもの」として活用することで療法としての特殊性を発揮することができる．

表1　作業がもつ自由度

- 作業特徴によって必要とされる精神機能の各工程における生じ方
- 依存的・受容的要素から自発的・主体的要素
- 承認から自己実現
- 言語的要素から非言語的要素
- 対人距離の遠近
- 自信付け，自己実現，カタルシス的要素，投影的要素，分析的アプローチ
- 工程が決まっているため見通しがききやすく，治療者も患者も安心できる

（文献1～4より一部改変引用）

②作品を完成させるという意義
- 作品を創造する喜びは自己の価値の再確認となる。作品が完成することによって自信付けがなされ，自我の強化および自発性主体性の向上につながることによって，社会生活における適応行動が促進，完成される。
- OTRとともに作品を完成させるという共同作業の過程では，ときに治療者がモデルになり，トレーニングさせることで適応行動の完成に導く。
- 作業が始まり，作業が終わる，その一連の体験は生きていること，時が流れていること，そのものである。その実感は健康度が高いほど確かなものになる。
- 健康な部分に注目し働きかける。活動を通して何ができないのかを見極めるだけでなく，何ができるのか，またその可能性をともに探し完成へと導く作業を行う。このプロセスは生きること，生きていること，そのものであり，患者や障害者という立場を超え，人間としての再確認や，日常（病的世界）からの離脱により，人として認められたという実感が湧く。
- 作品を完成させることによって，人生観，価値観の転換が期待できる。それはQOL（quality of life）に影響を与える。

③そのほかの効果

病院や診療所における精神科作業療法部門の存在は，病院全体の治療構造に影響を与えていることを忘れてはならない。それは患者にとって，治療の選択肢が増えるだけではなく，次の点が挙げられる。
- OTプログラムが病棟や外来だけでなく病院全体を活性化する。
- 病院全体の自由度が拡大され，患者の活動性を保つ。
- ホスピタリズムの防止。
- 活動があることで病院内の連携と共同が生じ，チームとしての関係性が強化されるだけでなく，多職種の各役割も明確にできる。

(2) 同じ作業を繰り返し実施する意義

OTでは，1週間のプログラムをスケジュール化していることが多い。それが長期間継続すると，ただプログラムを遂行するためにスタッフのペースで患者を動かし，プログラムを終えたということだけが抜け殻のごとく残ってしまう。活動がマンネリ化する1番の要因は治療構造を踏まえていないからであり，OTRの未熟性にあるほかない。その一方で，同じ作業を毎週行い，定着させることで，患者は「今日は○○を行う日だな」と予定が立てられ，時間の感覚や，予定を自ら立てるといった生活に必要な能力の獲得にもつながる。頻回に変わるプログラムでは，患者は適応することに精一杯となり，安定や安心といった空間にはならない。そのほかに留意すべき点を，**表2**に示した。

(3) プログラムの名称を工夫する

OTでは，実施するプログラム名においても工夫が必要である。プログラムの名称を「スポーツ」とするか「運動療法」とするか，「散歩」とするか「ウォーキング」とするか，「カラオケ」とするか「音楽療法」とするか，これらは年齢や性別，疾患特徴を考慮して検討し，選択されるべきである。プログラム名の工夫は患者への動機付けを容易にし，参加意欲を促進することも可能となる。

(4) 作業が社会生活と対象者をつなぐ

作業療法における作業とは，現実，生活，社会といった患者の外界と，患者自身の内界を連結するための治療手段となり，社会生活（現実）と患者を橋（作業）でつなぐという表現もできると考える。作業療法では，作業を用いて患者の心身へ

表2　作業療法における活動のあり方

- 「スタッフがいて活動があって患者さんがいる」のではなく，「患者さんがいて活動があってスタッフがいる」ということを心に留める
- 活動を，患者さんを動かすための道具にしない
- 自分の役割としての安心の道具にしない
- 患者さんの主体性を尊重するという大義名分の元に，治療者の責任を放棄しない
- 導入期は予測されるレベルより少し低いレベルの活動を提供する
- 自分で完成させたと思える援助の仕方をする。「してもらった」という思いがマイナスなものとして残らないように対応する
- 患者全員に同じように提供することは治療上リスクが高い。個人や集団のレベルに応じて構成的レベルから創造的レベルの狭間で活動の種類も含めて使い分ける
- 完成できない活動は与えないことが基本であるが，見通しのある治療的失敗体験が必要なときもある
- 有能感を与えられない活動はしない
- 見通しをもつ
- 希望を捨てない

(文献1～4より一部改変引用)

働きかけるだけなく，社会と患者の間に橋（作業）を架けることによって，患者自らが橋（作業）を手掛かりに社会生活に参加するようになる。

4) 一般的内的治療構造

治療者と患者が守るべき役割のことで，患者は自分のことを包み隠すことなく話し，治療者はそれを理解しようとする信頼関係である。治療構造は患者，治療者に安心感を提供する。決まった時間，場所に治療者がいて，受け取めてくれるという安心感である。体調が不良で，本来であればOTへの参加は難しい患者であっても，「○○先生がいるのであれば，頑張って参加してみます」というように，OTRとの関係性が自己を治療的に活用するための核になる。これは患者が治療者に依存するということではない。4重目の一般的内的治療構造は，1～3重の治療構造がしっかりと達成されていることで，構造化されやすくなる。OTは患者との信頼関係が重要とされているが，患者との信頼関係とは，治療構造がしっかりと構造化された後に生じるものである。内的構造を維持するためには外的構造が適切に構造化されていなければならない。

対応法と構造化（治療計画）の要素

精神科作業療法における対応法の留意点は**表3**に示したとおりである。これらの留意点には，1) 時間，2) 場所，3) 人，4) 活動，5) 心的関係の5要素[1-7]が関連している。OTの仕組みを構築するためには治療構造が必要であり，治療構造を構築している要素がこの5つである。これらの要素は4重の構造すべてに必要であり，各患者に合わせた構造化を検討することが，よりよいOT実施計画の立案となる。以降は，引用文献[1-7]を基に，考察を加えて解説する。

1) 時間の構造化

時間の構造化とは，OTを行ううえでは継時的構造を意味する。特に一般的外的治療構造の際には重視される。患者への導入面接や，他職種とOT計画を共有する際など，OTの計画を具体的に示すうえでは必要不可欠である。時間の構造化には，治療期間，実施頻度（週何回か），開始終

表3　作業療法アプローチの基本

- 動機付けを丁寧に，確実に行い，達成可能な課題を具体的に行う
- 具体的に，断定的に，繰り返し，の支援を心掛ける。曖昧なまま放置しない
- フィードバックはタイムリーに，場を考えながら，患者が納得できるように対応する
- ストレス負荷を考慮した場面設定を行い，余分なことは言わない，しない
- 活動の難度を適切に調整し，難度のやや低い，やや高い活動を活用する
- 過度の生産性を期待し，頑張りすぎないこと，させないこと
- 待てるゆとりをもつこと。期待しすぎないこと
- 固定観念でとらえない。できる，できないを勝手に決めつけない
- ペース配分をコントロールする。温かく見守ること，適切な促しを行うこと
- 少なくとも信用されること（信頼されなくても）
- 薬物療法の作用，副作用を把握しておくこと（副作用による身体疾患など）
- 自尊心，自己肯定感，自己効力感の回復を促す工夫を常に考慮する
- 主体性を尊重するということは患者に自己決定を迫ることではない
- 他者や社会における役割を提供し，他者の役に立つ経験の機会を提供する
- 社会復帰に必要なものは，医，居，食，住，金，遊，福祉，人

（文献1～4より一部改変引用）

了時間（午前午後のいずれか），治療時間（1回何分か），などがある。患者によっては，少数回，短時間でよいことを保証し，作業耐久性の向上を図る患者には，休みながらOT開始から終了までの作業を促す。患者にとっては，作業負荷をイメージする際の具体的な指標になる。例えば，「2時間の作業を行います」と伝えるよりも，「20分に1度10分の休憩を入れながら，2時間程度の作業を行います」と伝えたほうがより具体的に作業場面をイメージできる。

導入期にはいつでも休憩ができることを明確に伝え，入院患者においては必要に応じて帰室して休憩できることも伝える。精神疾患によっては午前と午後で活動しやすい時間帯がある。特に症状が急性期にある患者においては，日内変動は常に生じる。患者の症状，活動と参加の兼ね合いを踏まえ構造化する。

2）場所の構造化

場所の構造化とは，OTを行ううえでは空間的構造を意味する。特に外的治療構造の際には重視される。OTはどのような場所においても実施できることが利点の1つであり，ベットサイド，病棟デイルーム，体育館，屋外など，さまざまである。場所の構造化は，屋内・屋外，空間の広さ・高さ，空間を構成する要素（机，いす，窓，仕切り，照明，音など），空間の普段の用途，などを考慮する。具体的には，机やいすの数に伴う隊形，作業中に他者が見えるか否か，窓の大きさ，光や音の強さ，などである。

患者によっては壁に向き合いながら行ったほうがより集中できたり，窓などの開放感が得られない部屋では不安になったりする場合もある。また，精神科作業療法室では安易に音楽をバックミュージックのように流してはいけない。音楽も環境の雰囲気を構成する要因ではあるが，音楽による刺激が患者の集中力などを妨げ，疲労を助長する要因になることを考慮しなければならない。

3）作業（活動）の構造化

活動の構造化とは，OTを行ううえでの手段を意味する。特に外的内的治療構造の際には重視される。OTは作業（活動）を用いて療法を行う。そのためには，療法で扱う作業特性を熟知しておく

必要がある．それは，さまざまな作品作りの方法を知っているというわけではなく，その作業にどのような治療的要素が含まれているかを理解しておくという作業分析の力である．考慮すべき主な作業特徴を次に示す．

(1) 材質（固－軟・冷－暖，など）および活動によって与えられる感覚入力（殴打感など）
(2) 活動の複雑さ（工程の数，必要な反復回数など）
(3) 必要な準備（用具・材料の準備，環境調整）
(4) 指示の量と種類（言語，図，実演）
(5) 活動特性（組織的か非組織的か，構成的か非構成的か）
(6) 結果についての予測性（成功体験，失敗体験が生じる可能性）
(7) 必要な学習の種類（患者にとって旧学習・旧学習の応用・新学習のいずれか）
(8) 必要とされる精神機能（思考力・決断力・注意集中力・持続力など）
(9) 対人交流〔対面的，平行的，共有，集団（小集団，中集団，大集団）〕
(10) コミュニケーション（非言語的か言語的か）
(11) モチベーション
(12) 時間（完成までの時間・回数）
(13) 危険性（けが・自傷他害）

4）人の構造化

人の構造化とは，OTを行ううえでは構成員の構造化を意味する．特に外的内的治療構造の際には重視される．OTを行う際のスタッフ数および患者数，患者の特性（入院か外来か），疾患特徴，回復段階，などである．

スタッフに対しての患者数は事前に把握し，スタッフの構成についても明確にしておく．OTRだけでなく，看護師や医師，助手，学生など，各々立場の異なるスタッフがどのような治療的役割を担うのか，参加している患者の担当など，考慮すべき点は多くある．また，性別や男女比，年齢層，役割などもOTに大きく影響する．

OTでは，個人と集団（小，中，大）の人数によっても得られる効果が異なる．また，特に統合失調症患者やうつ病患者など，疾患ごとに対応したプログラムとさまざまな疾患をもつ患者が参加するプログラムでは効果が大きく異なる．そのため，実施するプログラムへの参加者と各患者の特徴や重症度は事前に把握しておく．

5）心的関係の構造化

心的関係の構造化とは，OTにおける人間間の関係形成と関連しているため，一般的内的治療構造に直結する構造である．一般的な人間関係と同様に，患者と患者，患者とOTR，他職種とOTRにもさまざまな形がある．OTRはこの関係も構造化しながら療法を進めなければならない．

医学モデルで考えると，患者と治療者は縦の関係であり，明確な上下関係となる．もちろん，患者の同意とともに治療は勧められるが，治療者によりさまざまな提案が行われ，治療が開始される．社会生活モデルで考えると，患者と治療者は横の関係であり，患者とは同じ生活者としての視点から，一緒に考え悩みながら支援が進められる．また，患者と治療者の斜めの関係もある．例えば，老年期の患者では，人生の先輩として患者が治療者に作業を教えるという関係から治療が展開されることもある．最も注意しなければならないことは，患者と治療者の縦の関係が逆転し，治療者が患者に振り回され，客観性を失うことである．精神科ではパーソナリティ障害の患者との関係で生じやすい．OTでは，自己を治療的に活用することが特徴とされている．また，患者と患

者の関係では，年代，性別，疾患や性格，趣味，などの背景因子を考慮する．相性の良し悪しなどは少なからずあり，同じ部屋，病棟であることなども影響を受けやすい．自己を治療的に活用するためには，治療者自身が自己を客観的に認識し，患者との関係を治療的に活用できることが望ましく，患者間で生じる力動的視点も重要となる．

引用文献

1) 中山広宣：作業療法学全書第5巻－作業治療学2 精神障害，p.123-124，協同医書出版社，1994．
2) 中山広宣：今あらためて問う私の考える作業療法．第2回精神保健と作業療法フォーラム口演録，日本作業療法士協会，1993．
3) 中山広宣：精神科作業療法における治療構造の原点を考える，作業療法22（76），日本作業療法士協会，2003．
4) 中山広宣：国際医療福祉大学－精神障害作業療法講義資料，p.2-5，2008．
5) 松井紀和：精神科作業療法の手引き，p.71-95，牧野出版，1978．
6) 山根寛：精神障害と作業療法－治る・治すから生きるへ，p.71-123，三輪書店，2010．
7) 日本作業療法士協会：作業療法全書改訂第3版－作業治療学2 精神障害，p.89-97，協同医書出版社，2010．

3 評価と治療の原則

早坂友成

患者・対象者のとらえ方

　精神疾患の回復とは，症状の安定のみを意味しているわけではない。社会生活を営むためには，課題遂行機能，心身の耐久性，自尊心，自己効力感，ストレス対処技能などの多くの機能と能力が必要である。特に症状の再燃や再発をコントロールするための自己管理能力は認知機能などと関連している。症状回復に伴ってそれらの回復がみられる事例もあるが，多くの事例は同時には回復しない。これらの回復時期は患者によって異なる。そのなかでも，精神症状は薬物療法や静養によって比較的早期に回復されるため，症状は急性期，回復期，維持期というとらえ方で理解できても，活動や参加などを踏まえると，患者状態のとらえ方は簡単ではない。例えば，常に幻聴があっても現実生活と区別できて，行動や生活に障害がなければ症状の問題性は低くなる。作業療法（OT）では，症状の重症度，再燃の頻度，寛解の持続性とともに，生活への影響性を評価し，治療・支援することが重要である。

　精神科医療では，精神症状のみに焦点化しやすい傾向にあり，症状が変調するだけでOTが中止，変更されやすい。症状に合わせたOTは一貫性が担保されず，社会生活を見据えた適切な支援は難しい。そのため，精神科作業療法では，症状のみの評価に終わるのではなく，参加や活動の状況も含めたうえでの回復を評価しなければならない。つまり，社会生活や対象者の生活に適応できる機能と能力の回復段階を明確にとらえるために継時的比較と横断的比較が重要となる。

回復段階

①急性期

　急性期では，心身ともに症状が強く，主症状が顕著で，患者自身では行動を制御できない状態にある。精神科医療では，薬物療法による治療が受診直後から開始され，症状の安定が認められた時期から精神科作業療法の開始が検討される。そのため，開始前の準備として，症状が薬物療法によってどの程度回復したかについても情報を得ておく必要があり，医師，看護師などから状態を聴取しておく。精神疾患によっては，精神症状と身体症状の境界が曖昧な患者も多く，精神症状よりも身体症状が前景している事例は少なくない。薬物療法が開始されていない，もしくは効果が得られにくい患者においては，精神状態が不安定であり，妄想や幻聴・幻覚，興奮や高揚，身体的な疲弊や倦怠感，疲労など，さまざまな状態が認められる。精神疾患の急性期症状は常に不安定であり，些細な刺激（ストレス）で症状は悪化するが，適切な治療を行えば容易に回復する事例も多い。精神症状，身体症状の状況だけではなく，症状の振れ幅を評価することも重要であり，急性期にある患者においてはベッドサイドにおける面接なども計画的に実施し，情報を得ておく。

　急性期における活動と参加の制限は心身症状の影響を受けやすいが，精神疾患によっては，症

状が急性期状態にあったとしても活動できる患者もいる。例えば，妄想性障害の患者は妄想だけが前景し，日常生活活動には支障はなく，妄想にかかわる話題だけに強く反応する。双極性障害の患者の場合は躁病相においてのみ過度な活動性が認められる。このように，活動と参加は症状に強く影響を受けるが，症状が顕著であるからといって活動や参加ができなくなるわけではない。急性期状態にあるといっても個別性が高いことが精神疾患の特徴と理解しておく。

日常生活活動を継続させるためには，作業を行う持続性，集中，判断，耐久性，疲労回復能力などが必要となる。精神科では活動の低下だけではなく，亢進，変化，変調などを明確にとらえ，午前，午後，1日，1週間，1カ月のサイクルでどのような活動を行ってきたか，今何が行えるか，今後は何が必要か，を評価し，症状と活動の関連性を分析することに努める。また，急性期であっても家庭における参加は可能な事例もある。患者にとって参加がどのような意味と必要性をもつかが重要である。参加できない，参加したい，などの患者自身の思いも含め状態を評価する。

②回復期

回復期では，前期においては症状が再燃することもあるが，後期になると症状は安定し始め，患者自身で行動の制御ができる時間が長くなる。薬物療法による効果が得られ，心身機能の状態も安定し始める。心と体が統合される時期でもあり，OTの効果がより一層期待できる時期でもある。しかし，症状は一時的に亜急性期程度までに戻ることがあり，難治事例においては急速に急性期と回復期を繰り返す。それに伴って，活動にも影響が生じる事例が多く，症状が活動に及ぼす影響を精査する時期である。特に症状悪化に対し，症状への対処法を患者自身が備えているかどうかについては，再発防止のためのストレス対処技能と関連している。

回復期にある患者は，症状が安定してきたからといって適切に活動できるようになるわけではない。症状は安定してきたが，活動するための体力や作業耐久性などが回復しておらず，参加はできるが活動が継続できない患者が多い。精神症状の特徴として，高揚や興奮が顕著な患者においては，症状安定と完治を誤解しがちであるため注意が必要である。

回復期では，役割の遂行や職場への復帰は難しいが家庭や地域活動への参加などは可能になる事例も多く，活動と参加の可能性がより具体的に評価できる時期でもある。患者のなかには，症状は安定していないが，活動を行っていると症状が一時的に改善する事例もみられるため，症状，活動，参加の関連性を明確に分析し，解釈することがよりよいOT実施計画へとつながる。

③維持期

維持期では，心身ともに安定し，限られた環境においては，症状が認められない状態となる。しかし，退院が具体的になる，復職が具体的になると，症状は不安定になることが多く，症状回復と現実的な活動や参加の回復は必ずしも比例しない。従って，心身の体力や作業耐久性などが回復した患者ほど，現実的な検討ができるようになり，元の生活へ戻ることへの不安などが生じ，症状が再燃することがある。維持期は自尊心や自己効力感，自己肯定感などの回復が最も重要な時期でもあり，すべての回復が統合される時期でもあるため，OT評価ではこれらの側面を丁寧にとらえることが求められる。また，具体的なストレス対処技能の獲得や新たな生活の再構築など，OT

の支援においても患者状態を揺さぶる介入が増える。現実的な課題に直面した際の患者の心境や状況を傾聴しながら，情報を収集し，必要に応じて家族や職場などの関係者からも情報を得られるように努める。

活動性が病前から高く，参加なども積極的であった患者においては，活動性が向上するにつれ，症状が再燃する事例もある。特に，躁病エピソードがある患者では，活動性の向上が躁転の予兆である可能性があるために留意する。また，活動と参加の均衡が重要になる時期でもあり，このバランスは維持期であっても容易に崩れる可能性が高い。そのような患者は，ストレス耐久性と社会的役割，本人の希望のバランスが崩れていることがある。症状の再燃や再発を予防する活動の仕方や参加状況などを客観的に評価し，現状を患者と共有しながら確認することが維持期には欠かせない。

治療段階

精神科作業療法では，患者の退院や復職，復学の時期などを見据え，継時的尺度に基づいた計画を立案する。治療段階は，①導入期，②継続期，③集結期，から構成されており，治療構造の手順に則している。

精神科作業療法は，症状および病状を再燃させる要因にアプローチすることが前提である。症状が改善したからといって，退院し社会参加が可能となるわけではない。そのため，患者の症状回復がどの程度であっても，導入期，継続期，集結期の介入の目的は共通であり，症状に翻弄されない治療と支援が可能となる[1]。各期の期間は回復状況や個人差によって短期化，長期化する。最終目標はあくまでも再発を予防し，大切な作業を継続できることである。

①導入期

導入期では患者との治療同盟を構築する。患者にはOTの必要性を説明し同意を得る。回復段階を明確にとらえ，各回復段階を考慮した対応を行う。この期間は急性期，回復期，維持期の順に短期化する傾向にあるが，アドヒアランスおよびコンコーダンスが低い患者に対しては治療構造に基づく枠（場所，時間，人，活動，心的関係）を明確に伝え，作業を用いて心身へ負荷（ストレス）をかけることを心掛ける。特に回復期後期以降の患者に対しては，「あなたが苦手とする事柄についても指摘や促しを行う」ことを継続期に移行する前に伝え，それが作業療法士（OTR）の役割であることを共有する。導入期とは，受診や入院が開始され，症状が安定する時期であり，指示箋が出され，OTを開始し，OTが患者の生活に定着する時期を目安とする。1週間で継続期へ移行する事例もあるが，導入が難しく，1カ月以上経過しても継続期へ移行できない事例もある。継続期へ移行できない要因が社会適応上の課題であることが多く，背景には発達障害やパーソナリティ障害といった併存が認められる患者もいる。

②継続期

継続期では，症状が多少再燃したとしても「本日はお休みしましょう」「症状が治まってから再開しましょう」といった安易な介入はしない。むしろ患者の退院後の生活を見据え，症状が再燃し

た理由の検討や症状が多少再燃しても生活を変えない意識を促す。これは，「無理をして頑張りなさい」ということではなく，社会生活に置き換えて説明すると理解が得られやすい。OTへの参加を職場や学校，地域への参加と置き換え，社会生活を見据えた訓練を行ってもらう。結果として参加できなくとも構わない。社会生活を見据えた繰り返しの訓練が必ず将来の社会生活に活きる。継続期は段階付けてストレスを加える時期であるため，症状の再燃が生じやすく最長期間となる事例が多い。社会参加を焦り再発し再入院することを考えれば，この期間は決して長くはない。ストレス対処技能を確実に獲得するための準備期間でもある。

③集結期

集結期では，OTで改善，向上，開発できた行動を患者の社会生活に般化させるよう促し，再発予防のための生活を再構築する。集結期ではOTRから進んで介入するのではなく，患者からの相談や訴えを待つ姿勢を大切にする。OTRへ相談する，他者へ相談する，他者と一緒に物事を進める，といった体験もストレス対処技能を学習する場となる。過度な介入はこれまでの支援を無駄にしかねない。集結期の期間は退院検討が開始されてから退院や復職・復学するまでを目安とする。集結は終結と同義語とするが，人にとって作業とは，決して終わることがないものであり，OTにおいてもこれまでの体験を集め結び，次の生活に活かす思いを含み，集結としている。

参考・引用文献
1) 早坂友成, 稲富宏之 編：うつ病の作業療法, p.40-46, 医歯薬出版, 2013.
2) 松井紀和：精神科作業療法の手引き, p.71-95, 牧野出版, 1978.
3) 山根寛：精神障害と作業療法－治る・治すから生きるへ, p.71-123, 三輪書店, 2010.

4 作業療法の原理・原則

早坂友成

bottom-up approach と top-down approach

先人達の主張を振り返るとbottom-up approachとtop-down approach[1]は確認すべきものである。bottom-up approach（原因志向型）は構成要素に注目して評価と治療が行う方法であり，top-down approach（目的志向型）は対象者の重要な役割や作業を遂行するための方法である。いずれも作業療法（OT）では同等に重要なアプローチである。

精神科医療では，自身の思いや考えを明確に他者へ伝えることが難しい患者がおり，なかには現実的な内容を述べることが難しい状態にある患者もいる。そのため，患者と一緒に将来の目標や作業療法士（OTR）が対応すべき課題を模索しながら進める状況も存在する。そのような状況においても，OTRは専門的な知見の元，患者にとって大切な作業と患者に生きる作業を検討し，最も適切で計画的な療法が展開できる方法を選択する。また，OTにとっての作業に関する主張を振り返ると，occupation as meansとoccupational as endsを確認すべきである。これらはoccupation entered treatment[2]にそのすべてが集約されている。bottom-up approachはoccupation as meansに発展し，top-down approachはoccupation as endsに発展したとされている。「作業を手段とした作業療法」「生活（作業）を支援する作業療法」について議論されているが，われわれの生活と同じであるように，これらを区別，分離することはできない。作業がOTRの特殊性であることを忘れてはならない。

専門性と特殊性

精神科医療における作業療法士の役割を他者へ説明できるようになるためには，その専門性と特殊性を理解しなければならない。

そのためには作業を使い，作業を支援し，作業を療法にするための力を成長させるべきである。OTRの教育では作業分析の時間が多く設けられているが，この科目および時間はOTRの教育課程以外にない，まさに特殊な科目である。標準化された評価表や検査紙を扱えることも重要であるが，創作活動，運動，生活，などの作業を観察，面接し，得た情報によって，それらを精査できる職種はほかにない。OTRは日常のなかに特殊性を見出せる専門職である。

参考・引用文献

1) Trombly C: Anticipating the future: assessment of occupational function. Am J Occup Ther 47: 253-257, 1993.
2) Gray JM: Putting occupation into practice: occupation as ends, occupation as means. Am J Occup Ther 52: 354-364, 1999.
3) 松井紀和：精神科作業療法の手引き，p.71-95, 牧野出版，1978.
4) 山根寛：精神障害と作業療法－治る・治すから生きるへ，p.71-123, 三輪書店，2010.

Ⅳ章

各精神疾患の精神科作業療法

> # IV章 各精神疾患の精神科作業療法

1 統合失調症

森元隆文・岩根達郎

はじめに

　統合失調症は，わが国の精神科通院患者の17％，同入院患者の53％を占める（2014年厚生労働省患者調査），作業療法（OT）の主な対象疾患である．表1に示すものが特徴的な症状・障害であるが，その症状や障害像は多彩で，回復過程についても個人差が大きい．そのため，各病期，介入時期で必要な評価・治療法を一元的に示すことは困難であるが，経過には一定の傾向がみられることも認識されている．図1では成書[1]に加筆する形で各病期における治療・リハビリテーション目標とOTの目的・作業療法士（OTR）の役割，主に評価すべきこととOTの実践・OTRのかかわりを示した．これに加えて，急性期，回復期，維持期における評価法と，さらに導入期，継続期，集結期における治療法について入院・外来の場面ごとに重要なポイントを挙げて概説する．

評価法

急性期（亜急性期を含む）

● 入院

　統合失調症の急性期では，興奮や過鎮静によって，患者が治療者からの直接的な働きかけに応じることが困難な場合も多い．また，本人が望まない形で入院となった，あるいは隔離・拘束を経験した場合は治療者に不信・拒絶を示すことも多い．直接かかわることができても，自我の境界が不明瞭だと，侵害された体験となり今後のかかわりを拒否されるケースも多い．

　そのため，最初は関与度の低い観察やかかわりの多い他職種からの情報収集を中心に，徐々に短時間の作業場面をとおした観察や，簡単な面接，評価尺度を用いた評価を実施する．このときの1つ目のポイントとしては，あらかじめ疲労や精神的負担のリスクを本人に説明したうえで，評価時間・強度を漸増することである．たとえ対象者が理解し記憶できなくても，このような配慮が治療関係の継続に寄与することで，次回以降の評価や治療につながる．2つ目のポイントは，評価中はもちろんだが評価後に対象者がどのような反応を示すかに注意を払うことである．病棟の看護師に評価後の病棟での様子を確認したり，感想を聞いてもらうことも大切である．

　評価項目としては，まずは精神症状の評価を行う．急性期では表1に挙げた精神症状のほかにも，抑うつや高揚気分といった気分症状なども含めた，多彩な症状が重なることが珍しくない．入院環境でこれらをとらえることで，「この人はどのような症状で悪化するのか」「入院治療（処遇・環境の調整，薬物療法や電気けいれん療法など）でどのような症状がどの程度よくなるのか」を理解し，今後の再発・再燃時の予測にも役立てる．統合失調症の精神症状の評価尺度としては，包括的な尺度として簡易精神症状評価尺度（BPRS：Brief Psychiatric Rating Scale）[2]，陽性・陰性症状評価尺度（PANSS：Positive and Negative Syndrome Scale）[3]，Manchester Scale[4] やDSM-5（Diagnostic and Statistical Manual of Mental

表1 統合失調症に特徴的な症状・障害

症状・障害群	主な分類	説明
陽性症状	幻覚（主に幻聴）	「バカじゃないの」など本人を批判するような内容，「出て行けよ」など行動を命令するような内容，「今こっちに来たよ」など本人の行動を見透かしているような内容がよくみられる。自分以外の複数名が話し合っている"対話性幻聴"や，幻聴に対応する形で独り言を言う"独語"やにやにや笑う"空笑"がみられることもある
	妄想（主に被害妄想）	「あの人の咳払いは出て行けという合図だ」など自分に関係のないことを関係があると感じる"関係妄想"，「隣の住人が私を追い出そうと一晩中攻撃してくる」など誰かに危害を加えられると感じる"迫害妄想"，「外の通行人全員が私を監視している」など他者から見られている，監視されていると感じる"注察妄想"が代表的で，ほかに血統妄想（皇族など偉大な人の血族であるという妄想）や恋愛妄想（特定の誰かに愛されているに違いない，と確信する妄想）のような誇大妄想がみられることもある
	自我障害	「自分が考えていることが声になって聞こえてくる」という"考想化声"，「自分の意思ではないのに誰かに考えや行動が操られる」という"作為体験"，「自分の考えは周りの人に知れわたっている」という"思考伝播"などを代表とする自己の主体感の喪失を指す
陰性症状	思考の障害（不統合）	考えている内容のつながりが悪くなる"連合弛緩"，これが進んで支離滅裂な考えになる"滅裂思考"が代表的で，これらは会話や行動のまとまりのなさとして現れる
	意欲・発動性の低下	何かをするための意欲が湧かず何もせず時間が過ぎる"無為"，他者と交流したり会話しようとする意欲が乏しく閉じこもった，無口な生活を送る"自閉"が代表的で，整容・入浴・清掃など保清や整理整頓に関心が向かないこともよくみられる
	表出の貧困	身の回りの物事や出来事に対して適切な感情が湧きにくい，感情をうまく表せずに表情が硬い・表情の変化が乏しい，などが代表的である
認知機能障害	神経認知障害	主に"物"を対象とする，神経心理検査の成績で評価されるような情報処理の障害で，統合失調症では（主に言語性の）即時再生記憶，注意，処理速度，作業記憶や遂行機能の障害などが特徴的である
	社会認知障害	主に"人"を対象とする，他者の意図や性質を理解する対人関係の基となる認知過程の障害で，統合失調症では他者の表情や仕草から情動を読み取る"表情・情動認知"や他者の意図や信念を読み取る"心の理論"の障害，社会生活場面で結論を急ぐ"結論への飛躍"，出来事の原因を特定の要因に帰属する"原因帰属バイアス"などが特徴的である
自己認識の障害	病識障害	自らの疾患そのものについての理解や症状，それに対する対処の理解が困難である
	メタ認知の障害	病識障害を含め，自身の思考，行動そのものやその特性についての認識が不正確である状態を指す
社会生活を送るうえでの障害		以上の症状や障害により，自立生活を送るための能力〔身辺処理を含むADL（activities of daily living），APDL（activities parallel to daily living）など〕や対人交流の能力，およびこれらの遂行度が低下し，就労・就学，役割の遂行およびこれらの継続が困難となる

（福田正人，藤平和吉・統合失調症について一般医・研究医に知ってほしいこと．医学のあゆみ，261（10），2017．参考）

Disorders, Fifth Edition）の治療者評価精神症状重症度ディメンション（CRDPSS：Clinician-Rated Dimensions Psychosis Symptom Severity）[5]などがあるが，尺度使用者が医師や臨床心理技術者に限定されているものも少なくない。しかし，精神症状を評価する際の観察の視点として，また面接時の質問を考える際にこれらの尺度の項目やアンカーポイントを参照することは有用である。また，各症状の有無や重症度に加えて「どういう症状が，どの程度活動や参加に影響するのか」「活動・参加時にその症状がどう変化するのか，環境はどのように影響するのか」はOT場面

だからこそよくわかる部分である。病棟や診察室で訴えられる症状がOT場面ではみられない，逆に病棟や診察場面ではみられない症状がOT場面でみられたり，訴えがあったりすることもある。こういった相違に何が影響しているのかを検討し，複数の作業場面の観察をとおして考察するところがOTRの腕の見せどころである。

そのほかに，睡眠−覚醒リズムについても評価が求められる。急性期の興奮状態に対する鎮静や隔離・拘束の必要がなくなる（逆に過鎮静気味になってくる）と，図1で示す亜急性期の段階に入ったことを示す。また，入院前に陰性症状や気分症状の影響，あるいは生活の破綻があると，入院後の食事・水分摂取の状況や栄養状態にも反映されるため，これらも大事な評価項目となる。これらが改善されない場合は，身体疾患などを疑う必要も生じる。

また，急性期から回復期に向かう回復の指標で特に重要なのは，疲労や焦り，身体感覚などへの主観的な感覚である[6]。疲れている，焦っている感覚を自覚できたうえでそれが減少していく，そして何に疲れているのか，何に焦っているのかに目が向くようになると，回復期に向かっていると考えることができる[7]。身体感覚についても，曖昧な身体感覚が改善され，身体の重さや違和感，動きのぎこちなさが改善されてくる[7]。同時に，これらに伴う行動範囲の変化をとらえることも大事になる。このような対象者の主観的な感覚や行動範囲の評価をとおして対象者の回復状態を理解・共有するうえでは，気分と疲労のチェックリスト（SMSF：Inventory Scale for Mood and Sense of Fatigue）や入院生活チェックリスト（ISDA：Inventory Scale of Daily Activities for Sub-acute In-patients）が有用である[8]。急性期では，自らの考えや感覚について尋ねていくうちに不用意に話題が拡がり，ときに深みに入りこんで侵害体験となることも多いため，このようなチェックリストは質問項目に沿って話の拡散を防ぎながら聞き取ることができ，かつ結果を数値化，視覚化して示すことができるツールとして役立つ。

さらに，急性期の段階では回復へのイメージを聞き取ることが重要になる。長期的な視点で，具体的に考えることは多くの場合困難で負担になるが，大まかな回復のイメージがあると，今後の治療への動機付けや安心につながり，転帰にもかかわる。

一方で，急性期の入院に限らないが，ここで挙げた項目や，図1にある評価項目を「全部評価しなければならない」というわけではない。その日に確認したい評価項目を列記し準備を整えるのは大事だが，現実感に乏しく疲労感・負担感のモニタリングが困難な患者も多いため，こちらが疲労や負担の度合いを気に掛けつつ進めることが大事である。評価のためのかかわりではなく，「また来てもよい」と思ってもらえるような関係を築きながら，その「人」への理解を深めていこうとする姿勢が今後の評価にもつながる。

● 外来

評価時のかかわりや評価項目は「入院」の場合と重なるところが多いが，外来で急性期患者の評価を実施することは，入院環境よりも困難な点が多い。特に，通院が途絶えると，本人との接触機会が限られて評価が困難となる。そのため，急性期症状やその兆候がみられる場合は訪問看護（作業療法）を活用することで，かかわりと評価の機会を確保する。直接の接触が難しい場合は電話で連絡したり，同居家族やグループホームの世話人などと連携しながら情報を収集することも大事である。もちろん働きかけがプレッシャーや刺激になる可能性は考慮すべきだが，挨拶や短いメッセージを伝えるなど接触を断たないことは大事である。

図1 統合失調症の回復過程と作業療法

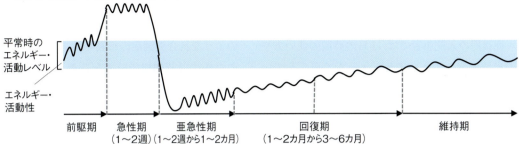

時期区分: 前駆期 / 急性期（1〜2週）/ 亜急性期（1〜2週から1〜2カ月）/ 回復期（1〜2カ月から3〜6カ月）/ 維持期

治療・リハ目標	予防 危機介入	生命維持 鎮静安静	病的状態からの離脱	基本的機能の回復 現実世界への移行	自立・自律と適応 生活技能改善・獲得	生活技能のさらなる改善 生活の質の向上・維持 社会参加の促進
作業療法の目的・作業療法士の役割	「Ⅳ章 9. 早期精神疾患」を参照	・原則介入は実施せず ・接触する際は保護的，受容的に ・必要に応じ危機介入	・安全と安心の保障 ・休息の援助 ・欲求の充足 ・衝動の発散 ・身体感覚，現実感への着目と回復	・身体感覚，現実感の回復 ・基本的生活リズムの回復 ・楽しめる体験 ・基礎体力の回復 ・身辺処理能力向上 ・認知機能の賦活と向上	・生活管理能力の向上 ・対人交流技能の向上 ・達成感，自信の回復 ・ストレスの自覚と対処 ・役割遂行能力の向上（就学，就労，家事など） ・家族，友人，職場との調整 ・社会資源利用の支援 ・自己理解への着目	・社会生活を送るうえでのリズムの獲得 ・疾患や障害との折り合いをつけ，前向きに対処すること ・自己理解の促進 ・生活，健康の自己管理 ・役割の遂行（就学，就労，家事など） ・趣味，余暇活動の拡大 ・支援ネットワークの構築
主要な評価項目（どの病期でも大事だが，特にその病期で大事な項目を配置）		・精神症状の重症度と生活への影響 ・自傷，他害行為の有無と可能性 ・治療への意志，同意能力 ・睡眠-覚醒のリズム ・生活の状況 ・食欲，水分摂取，栄養状態 ・疲労感，体力 ・"落ち着ける"環境にあるか否か ・身体感覚 ・行動範囲 ・回復へのイメージ ・現在の困りごと，当面の心配ごと		・1日の時間の使い方，週単位のスケジュール ・行動の拡がり ・認知機能障害と生活への影響 ・身辺処理（能力と遂行度） ・金銭管理，服薬管理（能力と遂行度） ・対人交流（能力と実際に有する関係，交流相手による違い） ・主なストレス源とそれに対する対処技能 ・役割とその遂行能力 ・今後の希望 ・今後に向けて心配なこと		・月，年単位のスケジュール ・疾患や障害への理解 ・健康の自己管理能力（食事や身体活動の習慣） ・自己評価，およびその周囲の評価とのズレ ・援助希求能力，求め方 ・就学，就労への興味と能力 ・家族，友人，職場との関係，サポート能力と体制 ・趣味や余暇活動の遂行度 ・利用可能なサービス，制度，社会資源 ・現在の生活への満足度
作業療法の実践・作業療法士のかかわり（上から順に検討していくが，あくまでも個々の必要性，遂行度を考慮して優先順位を決定）		・保護的，受容的な対応に努める ・向精神薬の作用に期待しつつ，症状・副作用や行動の変化をみる ・刺激の少ない，落ち着ける空間を提供する ・作業療法の開始に当たっては，徐々に，短時間から行う ・作業療法士と1対1やパラレルな場で他者との交流は強いない ・見るだけ，聞くだけでよい作業から始める ・困っている，不快な身体感覚を聞き取りつつ緩やかに身体を動かす ・可能な限り早期に回復のイメージについての心理教育を行う		・作業への短時間の集中と合間の休息をとおして，行動にメリハリをつける ・他者と時間や場を共有し，作業や作業療法士を媒介としたコミュニケーションを体験する ・身体機能，認知機能を賦活する活動を提供する（必要に応じ，身体機能，認知機能の向上を直接的に図るプログラムを導入する） ・徐々に活動時間，負荷を強めるなかで疲労度を確認し，回復への実感を促す ・個々のニーズを踏まえて，身辺処理，金銭や服薬の自己管理法を検討し学習，練習する ・他者交流や共同作業を伴う活動を提供する ・対人交流の様式を検討し学習，練習する ・ストレス源や今後予想されるストレスを検討し，対処法を学習，練習する ・活動のなかでできていることを視覚的，言語的にフィードバックすることで自信を高める ・行動範囲の拡大を模索する ・転棟，転院，退院する場合は，移動先の見学を進めたり，関係チームで情報を共有しスムーズな移行を支援する ・復学，復職する場合や，サービスや制度，社会資源を利用する場合は，関係機関と連携を取り，目標や支援の段階を検討し共有する		・個人の生活のペースを保つために必要な時間，スケジュールで作業活動を提供する ・再発，再燃についての認識を確認し，予防プランを立て実践する（必要に応じ危機介入） ・健康の自己管理（食事，身体活動など）についての情報や工夫を提案し，ともに実践する ・現実に直面することで起こる不安や落ち込みに耳を傾け，受け止めつつも主体的な対処の過程を支援する ・具体的な困りごと，心配ごとに対してどのように，誰に相談するかを検討し，実践する ・就労，就学関連機関（相談室，事業所，ハローワークなど）の見学や体験を行う ・趣味，余暇活動の拡大，主体的な実践を模索する ・サービスや制度，社会資源の利用可能性と本人の意思を確認し，見学や体験をとおして，利用と継続を支援する

（文献1より改変引用）

回復期

● 入院

　回復期の入院患者では，1日の時間の使い方や週単位でどのようなスケジュールで過ごしているかを確認する。リズムが安定する，多少崩れても立て直すことができる，または状態や状況の変化に応じて柔軟に変更できるようになると，維持期に近付いていると考える。

　また，統合失調症の機能的転帰の予測因子として，陰性症状と並んで着目されている認知機能[9]もこの時期から評価しやすくなる。具体的には，統合失調症患者を対象とした包括的な認知機能検査バッテリーである，統合失調症簡易認知機能評価尺度（BACS：Brief Assessment of Cognition in Schizophrenia）[10]や各要素的認知機能障害に対応した神経心理学的検査にて評価することができる。また，統合失調症認知評価尺度（SCoRS：Schizophrenia Cognition Rating Scale）[11]のような，本人と主要介護者への聞き取りや，行動観察を元に評価者が認知機能障害を評定する尺度もある。社会認知についても，Social Cognition Screening Questionnaire（SCSQ）[12]のような統合失調症の社会認知を包括的に評価可能な質問紙も存在する。このような評価尺度は「数値化・視覚化できて本人や関係者と共有しやすい」「標準値と照らし合わせることで客観的に重症度を評定できる」というメリットがある反面，時間を要することや，対象者・評価者双方の負担，検査技術やツールの購入などの障壁もある。さらに，統制された評価場面で発揮される認知機能が生活場面で発揮される認知機能を必ずしも反映するわけではない。そこで，手工芸や料理など，認知機能を用いる作業活動の場面を活用すると，実生活に近い条件で認知機能を評価できる。成書[13]で紹介されている作業遂行チェックリストには，身体的側面や心理的側面，集団関係に関する項目と合わせて，さまざまな認知機能を観察評価するポイントが示されている。また，昼田[14]は表2のような統合失調症の行動特性を挙げており，このなかには認知機能障害を背景とした行動特性が多く挙げられている。OTRとしては，OTの場面や病棟での生活場面でこのような特性がみられるかに着目することで認知機能を確認できる。

　整容や入浴などの保清や身辺処理，金銭管理，服薬管理の能力と遂行度，対人交流の能力と実際に有する対人関係，交流相手による対人関係のパターンの違い，現在行っている，あるいは退院後に行う役割とその遂行能力も回復期で評価すべき項目である。これらは精神障害者社会生活評価尺度（LASMI：Life Assessment Scale for the Mentally Ill）[15]やリハビリテーションにおける行動評定尺度（Rehab：Rehabilitation Evaluation of Hall and Baker）[16]といった評価尺度を用いることで包括的に評価できる。また，DSM-5より精神障害の機能不全の評価として採用が推奨されたWHO Disability Assessment Schedule 2.0（WHO-DAS2.0）[17]には，面接による評価版と自己記入版，代理人記入版があり，OTRも活用可能である。

　さらに，回復期になり現実への移行が進んでくると，急性期の時点でもっていた回復のイメージよりも，具体化した今後の目標や希望を聞き取ることが重要になる。これは，治療計画を立てるうえで軸になる大事な情報でもあるが，目標や希望が述べられない場合は陰性症状やうつ症状などが，背景要因として考えられる。また，明らかに実現不可能と思える目標が語られる場合には，メタ認知の障害などが考えられる。また，聞くたびに自身の目標が変わったり忘れてしまったりする背景には，思考障害や認知機能障害，また，治療者が知らない環境要因の変化などがあるため，定期的にさまざまな場面で確認することも大事になる。

表2 統合失調症患者の行動特性

背景要因	具体的な行動特性
認知機能障害と過覚醒	・一時にたくさんの課題に直面すると，混乱してしまう ・受身的で注意や関心の幅が狭い ・全体の把握が苦手で，自分で段取りを付けられない ・話や行動に接穂(つぎほ)がなく唐突である ・曖昧な状況が苦手 ・場にふさわしい態度をとれない ・融通がきかず杓子定規 ・指示はそのつど，1つ1つ具体的に与えなければならない ・形式にこだわる ・状況の変化にもろい，特に不意打ちに弱い ・慣れるのに時間がかかる ・容易にくつろがない，常に緊張している ・冗談が通じにくい，堅く生真面目
常識と共感覚	・現実吟味力が弱く，高望みしがち ・世間的・常識的な思考・行動をとりにくい ・他人の自分に対する評価には敏感だが，他人の気持ちには比較的鈍感 ・自分を中心に物事を考えがち ・視点の変更ができない
自我境界	・話に主語が抜ける ・曖昧な自己像 ・秘密をもてない
時間性	・焦り先走る ・同じ失敗を何度も繰り返す ・リズムに乗れない

(文献14より改変引用)

● 外来

急性期と同様に，入院時よりも接触機会が少なく評価が困難であることも多い。特に，観察評価式の評価尺度を用いる場合は，評価のためにさまざまな場に出向くこと，あるいは関係者（家族やグループホームの世話人，訪問スタッフ）の協力を得ることが求められる。

しかし，基本的な機能が回復してくるこの時期だからこそ，外来治療では身辺処理や生活管理，対人交流や役割遂行などが，本人の生活の場，あるいはそこに近い場所でどの程度発揮できるかをより多くみることができる。また，自宅を含む本人の生活環境を評価し，その場での実践をみることで，環境が活動や参加に与える影響を直接確認できるため，積極的に実施したい。具体的な例としては，デイケアや外来OTで定期的に買い物に行くことで，外出を踏まえて身だしなみを整えることができるか（身辺処理），店のなかから目当てのものを探すことができるか（認知機能），わからないことがあるときに，焦らず落ち着いて見直すという対処ができるか（ストレス対処），目当てのものがみつからないときに適切に人に聞くことができるか（対人交流），その様子を踏まえて家族のための買い出しをこの店でできそうか（役割遂行能力）を検討する。

維持期

● 入院

維持期の入院患者の場合は，「精神症状や機能レベルが安定している」「治療目標が現状維持である」ことから，何をどう評価してOT目標を立てていくのかがみえづらいケースも多い。そういう場合は，「（安定しているのに）この人はなぜ入

院しているのか？」という視点からみていくと全体像をとらえやすい。そこをきっかけに，疾患特性やこれまでの経過と照らし合わせながら「なぜ？」という問いかけを繰り返すことで，背景にある要因を探索していく。**図2a**に典型例を示すが，問いかけを繰り返し列挙した要因に対してできそうな介入の案をいくつか挙げ，各案の実現可能性を検討すると，さらに必要な評価項目が浮かんでくる。

一方で「なぜ安定しているのか？」「なぜ入院環境に適応できているのか？」という視点から問いかけを繰り返すことで，本人の強みの背景がみえてくる。そうすると「このような強みを保つために何を続ける必要があるのか」「より強みを活かしてQOL（quality of life）を高めるのにOTで新たに何ができそうか」「退院，あるいはほかの社会参加へのきっかけを作り出せないか」という介入計画の立案や，各案の実現可能性を検討するために評価すべき項目の抽出につながる（**図2b**）。

● 外来

外来の場合は「なぜ現在の生活から大きな変化がない状況が続いているのか？」「なぜ現在の生活を維持できているのか？」という視点から，その背景にある要因を疾患特性や経過と照らし合わせて要因を探索することから始める。具体的には「なぜ就労せずにデイケアに通い続けているのか？」と同時に「なぜ再入院することなくデイケアに通うことができているのか？」「家事や地域活動ができそうなのになぜしないのか？」と同時に「再発・再燃せずに生活できているのはなぜか？」など，地域での「生活を維持している」という状況を両側面から深めていくことが大事になる。そのうえで，**図2a**で示した入院の場合の考え方と同様に，OTやデイケアでできそうなことを考え，それらの実現可能性を検討するために必要な情報を挙げていくと，さらに評価すべき項目が浮かんでくる。

一方で，維持期の統合失調症患者のなかには，入院したこともなくデイケアや外来OTに通い続けているが，仕事や家庭・地域での役割を含めた社会参加の機会も少ない対象者が一定数みられる。治療者からみると自分なりの生活パターンやストレス対処法を確立している，いわゆる「安定した」「手のかからない」対象者で，本人に目標や希望を尋ねると「今のままでよい」との返答も多い。そのなかでも実際は満足度が低い，すでにあきらめている，自分なりの過ごし方が徐々に不健康な生活につながっていくケースも散見される。さまざまな苦労を経て確立した「今のまま」でいられることを保障し，支える姿勢は当然大事であるが，一方で「本当に今のままでよいのか？」という視点ももって，時間と場所，聞き方を変えながら，対象者の満足度や主観的健康感を評価し続けることは重要だと考える。

治療法（支援法）

導入期

まずは，OTの導入に当たりオリエンテーションを行う。精神症状や服薬の影響のみならず，初めて会うOTRへの緊張で，会話や理解が進まない患者も多いため，簡単な治療構造（いつ，どんな場所で，どんなことをするのか）の説明を中心に行う。思考障害や認知機能障害が顕著な場合は，パンフレットを持参したり，紙に書きながら説明するなど，視覚的に伝えることも有用である。そして，OTを導入することによる疲労や精神的負担のリスクを簡単に説明し，「動くことや

統合失調症

図2 統合失調症の維持期における，評価項目の検討の過程（典型例をとおした検討の1例）

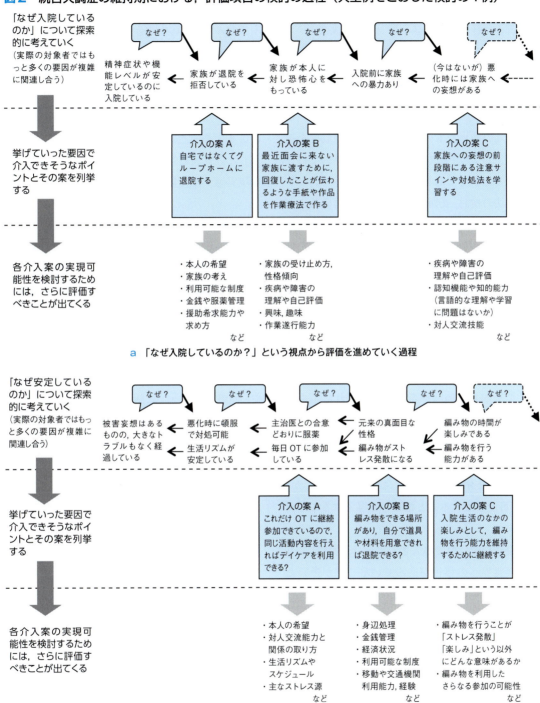

a 「なぜ入院しているのか？」という視点から評価を進めていく過程

b 「なぜ安定しているのか？」という視点から評価を進めていく過程

人とかかわることに徐々に慣らすリハビリをし、回復を目指す」ことを共有する。

● 入院

急性期の入院環境での導入の場合，行う内容が

明確で言語的なやりとりが少ない身体活動系プログラム（軽い体操やストレッチ，呼吸法，リラクセーションなど）が有用である。疲労感やだるさ，痛みなどが強い対象者の場合は，個別の身体的介入により「楽になる」感覚に焦点を当てると導入しやすい。創作活動は，比較的少人数でパラレルな場の簡単なものから，「作品の完成度を追求する」よりも「身体や頭を慣らす」目的で行う。心理教育も重要であるが，健康的な生活やストレス対処法の検討，長期的な目標設定や再発防止プランの作成などよりも，現在困っていることに焦点を当てつつ回復のイメージをつかむことを目的とする。

とはいえ，本人に「○○をしたい」「○○になりたい」という希望がある場合は，そこを無視したプログラム設定はできない。病状悪化のリスクや現在の能力，あるいは院内環境などを考慮すると，その作業を実現できない，という場合でも，少しでも本人の興味や希望を取り入れる工夫が求められる（短時間ならできるか，この工程を省けばできるか，など）。それができない場合は「将来的に○○をするために今は○○をやってみませんか」「まずは少し見学して判断しませんか」など，可能な限り本人と相談して導入することを目指す。

回復期や維持期で導入する場合は，急性期よりは現実世界への移行が進んでいることが多いため，本人の興味や，より長期的な目標とつなげた実践がしやすい。具体的には，「午前中に起きていられるように身体を動かす活動を入れてみませんか」「人にみられている感覚にとらわれないように，読書をしながら人がいる場所で過ごしてみませんか」「職場復帰を見据えて，パソコンで文字を打つことから始めませんか」などの目標と，活動内容とを合わせて説明し，導入する。活動種目としては，手工芸や園芸など「前回はここまでやったから，今回はここまでやる」「今回はここまでやったので，次回はここをやりましょう」という連続性を意識することで，生活リズムや現実感，認知機能の回復に寄与しやすい。

● 外来

外来の場合も，原則としては「入院」の場合と同じことに留意して展開する。しかし，外来の場合，特に病期が急性期から回復期初期にある場合は来院して帰宅すること自体が負荷となり，一方では活動性の向上や現実世界との接触の確保につながり，治療的にも働く。その場合は，参加することで安心できるリラクセーション系の活動や，仲間やスタッフに話したこと，作品などをとおして表現したものが受け入れられる活動が大事になる。また，主治医が治療継続を危惧して通院機会を確保する目的で，あるいは陰性症状などによる閉じこもりの予防目的で開始されることも多い。OTRとしては「これをできるなら来たい」「役に立ちそう」といった感覚をもってもらえるような説明と，希望や目標に沿った種目選定が大事である。そのためには，病者ではなく「生活者」としてどんな生活を送りたいのか，何を求めているのかを探りつつ，種目選定や説明を検討することが不可欠となる。

継続期

徐々にOTへの参加に慣れてきて，患者は継続的な参加が可能になるが，一方で欠席が続く，参加が間欠的になるケースも出てくる。その背景に精神症状の再燃があっても「今日は休みにしましょう」「症状が落ち着いたら再開しましょう」とすぐに決定するのではなく，再燃のつらさを受け入れたうえで，その理由や「調子が悪いときにどう対処をするか」といった症状やストレスへの対

処法を考える。実践できれば治療的な働きかけとなる。そのうえで「参加しない」「休む」という結論になったとしても対処法に目を向ける治療的な機会となり，少しでも動いたり参加できれば「休んでいるときよりも人の声が気にならない→ということは幻聴かもしれない」という気付きや自覚につながることもある。

● 入院

継続期では，これまで継続してきたことで感じる変化を聞きながら介入する。特に，作業中や終わった後の気分や疲労感に加えて，統合失調症の場合は「人の視線が気にならなくなったか」「集中して取り組めたか」「工程や手順で戸惑うことなくスムーズに作業を進めることができたか」などを聞き取ることが大事になる。これらの主観的な感覚に加えて，実際の作業遂行状況の変化を考慮して，作業の時間や難易度，人とのかかわりの質・量を段階的に増加させる。活動種目としては，手工芸であればより複雑な工程を要したり，可塑性の低い素材を使ったりするなど，やり直しがしづらく，より計画性が求められる作品作りへと段階付けていく。身体活動であれば体力の回復を目指して運動負荷を上げたり，スポーツのように認知機能やコミュニケーションを要する内容に発展させることも考慮する。心理教育では，症状悪化時の注意サイン，身辺処理や生活管理，対人交流やストレスについての学習や対処法の検討など，より実生活で「使える」内容に移行していく。Social and Independent Living Skills（SICL：自立生活技能）[18]やIllness Management and Recovery（IMR：疾病管理とリカバリー）[19]，Wellness Self Management（WSM：健康自己管理）[20]といったエビデンスのある心理教育・技能訓練プログラムも有用である。日常の生活体験のなかで起こる困りごとを研究テーマとして仲間や関係者とともに探求していく当事者研究は「陽性症状の認知行動療法」としての可能性も期待されており，地域で生活する者だけでなく，長期入院患者の症状やQOL改善に寄与することも証明されている[21]。統合失調症の場合は精神症状や認知機能障害の影響も考慮し，説明のみではなく院内での模擬的な練習や，ロールプレイを活用することも大事である。

● 外来

原則としては「入院」の場合と同じことに留意して展開するが，外来の継続期では徐々にOTの場を地域に広げていくことが大事になる。例えば「料理を作って食べるのみではなくスーパーでの買い物も行う」「手工芸で使う材料を購入するのに量販店に行く」「院内のカラオケ機器ではなくカラオケ店を利用する」など，予算の許す範囲で地域の資源を利用すると日々の生活に直結する活動になる。その際に「疲れたらどこで休むか」「困ったときはどのように調べて人にどう聞くか」などの対処行動を検討し，本人が実践する機会になるよう配慮する。

また，継続期になり活動や参加の範囲が広がるなかで，「生活のしづらさ」が前景に出ることもある。統合失調症の場合は，その背景に身体機能や認知機能といった機能面の障害があることも多いため，そういう場合は基本的な身体機能・動作の訓練や認知機能リハビリテーションの導入も考慮する。これは入院の場合も同様であるが，「生活のしづらさ」や生活目標とのつながりがあるほうがリハビリテーションに対するモチベーションも上がり有効性が高まるため，地域で生活を送っている外来の対象者には特に検討していく必要がある。

さらに，外来の継続期では「もうよくなったから」，あるいは「全然よくならないから」という理由で通院中断に至るケースも多い。こういった場合は，本人の希望を踏まえたうえで院内・外の

専門職や家族，友人，関係者にも連携して今後の方向性について協議し「今後どういう形でOTを継続し，どのように使っていくのか，または集結に向かう時期なのか」「その際にほかのサービスをどう使うのか，使わないのか」を検討していくことが大事である。認知機能障害の度合いによっては「誰に何を言ったのか，いつ何をどこまで話したかが混乱する」という場合もあるため，場合によってはOTRが先頭に立って本人を含めたミーティングを開催することも有用である。

集結期

精神症状が安定し日常生活での困りごとが少なくなってくる，あるいは症状や困りごとを抱えながらも自分らしい生活のペースをつかんでくると，OTの終了を検討する時期になる。あるいは，終了まではいかずともOTによる介入は最小限にして，個々の希望をかなえるための焦点化したサービス（就労支援，家事援助など）への移行を考えたり，対象者の能力や環境によってはサービスを利用せず生活することを検討する。これまでOTで取り組んできたことや作業を行うなかでみられた対象者の思考や行動の特性，生活のなかで工夫してきたことを，対象者本人と振り返り，ほかのサービスに移行する場合は本人の同意を得て関係者と共有できるとスムーズに行える。

● 入院

入院環境でOTを終了する場合の多くは，退院のタイミングになると考えられる。この時期になると，継続期で行っていた活動に区切りをつけることを目指していく。活動種目として，調理や院外への散歩，買い物などを実施するプログラムでは，退院後の生活についてのイメージが喚起されやすく有用である。そのほか，心理教育や作業中の会話機会を活用して健康の自己管理（食事や身体活動など）を含めた具体的な退院後の生活の仕方を検討し準備することが大事になる。その際に，退院前訪問指導などを活用して，自宅やその周辺の環境評価を行うことができれば，より具体的なイメージを対象者と共有できる。

また，精神科入院患者が退院して地域生活に移行する前に不安感が高まる場面によく遭遇する。このような「退院前不安」に対しては，退院後のイメージ形成を重視した生活技能訓練や退院支援プログラム，患者同士の相互支援，孤独感への援助，多職種との情報共有や調整などが効果的とされている[22]。対象者が抱く不安を受け止めたうえで「退院が近付くと不安が高まるのは自然な反応である」と説明し，前述のようなプログラムやかかわりを通して，主体的に対処できるよう支援していく必要がある。

また，統合失調症では再発率が高く，発症後のどの段階においても再発を繰り返すことにより心理社会的機能が低下していくことが示されている[23]。そのため，再発や再燃についての本人の認識を確認したうえで，個々に合わせた予防プランを立てていくことが大事になる。その際には，ただ「気を付けましょう」と伝えるよりも「あなたの希望する生活を実現するために」というリカバリーの視点が大事になる。その際のツールとして，「元気になり，元気であり続け，なりたい自分になるために，行動プランを自分でつくる」元気回復行動プラン（WRAP：Wellness Recovery Action Plan）[24]が活用できる。

● 外来

外来でのOTの集結を考える場合，まずはデイケアや外来OTによる介入が終わった後の具体的な生活の仕方を検討し，準備をしていく。職場や学校，家庭や地域での役割に復帰する場合は，そこで行う作業・活動に類似した種目を取り入れ

ると目的的な活動の機会となる。また，次のステップに移行する前の不安もよくみられるため，前述の退院前不安への対応に準じて，今後の生活のイメージ形成を重視した各種プログラムや不安への対応が求められる。さらに，再発予防の視点や介入についても入院時と同様に重要になる。

事例（典型例）

統合失調症の事例

A氏，20歳代，男性，小中高と地元の公立校に通学。高校卒業後に私立大学に進学する。母親と姉と暮らす自宅から通学するが，2回生の秋から学校へ行かなくなり，現在まで1年ほど自宅に引きこもった生活となる。元来内向的で友人は多くはなかったが，特定の友人とは長く付き合っていた。

父親は銀行員で母親は専業主婦だった。3歳上の姉は家を出て美容師の仕事をしている。父親はA氏が高校3年生のときに癌で亡くなった。小さい頃から外で遊ぶことは少なく，家でゲームをしていることが多かった。学校の勉強は特に苦手というわけではなく，成績は中の中であった。父親はよくA氏に「勉強しろ」と言ってはいたが，それに反抗することはなく，比較的本人の選択に任して育ててきたつもりと母は話している。

大学に進学した後もアルバイトをするなどはなく，大学から帰ってくると自室でゲームをしたりインターネットで何かを見て過ごしていることが多かった。学校へ行かなくなる前までは違和感はそんなに感じなかったが，休み出した頃から特定の宗教について母親に議論をもちかけてきたり，神やパワーなどといったことを話し始め

た。基本的には自分の部屋にいることが多かったが，1～2カ月に1度くらい行き先を言わずに出て行くことがあった。姉から聞いたところによると，宗教関係のセミナーのようなものをインターネット検索していた様子で，どうやらそういったセミナーに参加していたように思われた。ここ数カ月は食べ物や飲み物に関することを母親に要求するようになり，野菜しか食べないと言ったり，水は雨水しか飲まないなどおかしなことを言い出していた。この2～3日はほとんど寝ておらず，食事も自分が溜めていた雨水だけしかとっていない様子だった。夜中に「神よー！」と大声で叫びはじめ，意味不明のことを言って暴れるため，警察に通報し当院受診となった（**表3**）。

表3　事例情報

名前	A氏
性別	男性
年齢	20歳代
職業	大学生
家族構成	母親と同居，父親は死去，姉は家を出て1人暮らし
薬物療法	リスペリドン6mg

導入期

精神科救急病棟へ入院し，保護室で治療開始となった。入院当初は「神が自分に憑依した感覚」を話し，食事も水だけを摂取するという状況であったが，混乱した様子や，思考障害は抗精神病薬（リスペリドン6mg）治療を開始して比較的早期

に落ち着いていった。一方で，病棟看護師に「僕は神ですか？」といった確認も聞かれ，陽性症状による影響が窺える言動も聞かれていた。入院して数日は保護室内をウロウロとすることはあるが，基本的にはベッドで寝転んでいることが多

い。昼寝も含め睡眠は13〜14時間はとっている。保護室の時間開放を含めて，入院4日目より保護室を出て病棟内個室となり，棟内を時間制限なく行動することができるようになった。このタイミングで主治医より精神科OT指示が出され，回復段階を確認しながら負荷をかけていく指示が出された。指示受けの際に主治医と受け持ち看護師，OTRとでミニカンファレンスを行い，今後の治療の方向性と目先のするべきことを確認した（**表4**）。

入院して5日後，OT導入のためオリエンテーションを実施。OTに関する細かな説明は避け，できるだけシンプルな表現で伝えるよう配慮する。「リハビリテーション」という言葉を用い，心身に負荷をかけながら回復を促進していくことを共有する。やってみたいという本人の希望もあり，まずは病棟OTで実施しているストレッチに参加することからスタートすることとした（**表5**）。ストレッチはA氏を含め，同病棟の5名が参加している。OTRの動作を模倣することによりボディワークをするが，身体の硬さに加えてストレッチする方向が逆になるなど，A氏は実施が困難な様子でいる。後半はストレッチをせずに寝転がったままのこともあるが，15分ごとの休憩を含めた60分のメニューに最後まで参加することができる。初回の終了後は，疲れたが身体を動かした心地よさがあること，もともと運動は苦手であったことを話している。また，続けて参加してみたいこと，別のプログラムにも参加してみたいことを話し，少人数でのパラレルOTと，翌週からは心理教育に参加してみることも共有した。この時点でA氏とOTRは「疲れやすいけれど頭と身体を少しずつ動かしていく」「病気の勉強をしていく」ことを共有目標とした。

パラレルOTは，救急病棟内で行うものからリハビリテーションセンターで行うもの，などと環境や参加人数，作業活動の刺激を漸増させることができる構造となっている。A氏はまず救急病棟でのパラレルOTから参加し，塗り絵を行った（**図3**）。塗り絵はOTRの紹介とA氏の選択により決定した。A氏にとっては好きなアニメキャラクターの塗り絵があったことが動機付けとなった様子。塗り絵は色鉛筆を使い，集中して取り組めており，枠線からのはみ出しなどはなく塗ることができている。見本と比較すると本人の好みの色合いへ変更して塗っていることと，筆圧の薄さが目立っている。20分ほどで1枚の塗り絵を完成させ，疲労感を訴え，作業種目の変更を希望し，備品にあるオセロを見つけ，OTRとの対戦を行った。オセロは3戦実施することができたが，ときおりジッと動かない場面があり，OTRの促し

表4 OT指示内容

目的	刺激の漸増，現実感の回復，症状軽減
内容	病棟内OTから開始
頻度	適宜相談しながら
期間	3カ月
治療の方向性	抗精神病薬での症状コントロール，機能回復の促進，復学を含めた今後の方向性の吟味
目先のすること	薬物療法，心理教育，作業療法による回復促進および処遇拡大による負荷の漸増

表5 OTプログラム

		月	火	水	木	金	土
AM		パラレルOT	パラレルOT	パラレルOT	パラレルOT	パラレルOT	パラレルOT
		個別OT	救急病棟パラレルOT	個別OT	救急病棟パラレルOT	個別OT	救急病棟心理教育
PM		救急病棟OT	慢性病棟OT	救急病棟心理教育	慢性病棟OT	救急病棟OT	退院支援グループ
		個別OT	個別OT	個別OT	個別OT	個別OT	MCT

図3　入院中の病棟での塗り絵

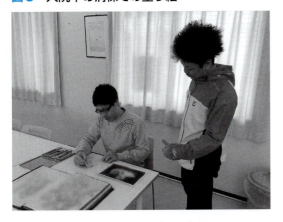

で再開する場面もある．3方向に裏返すことができるターンでは1方向しか見つけておらず，OTRから促されることで「あ，そうか」と気付くことが散見される．

● 解説（数週～数カ月）

　この時期では，まず数日～数週単位の目先の目標（少しずつ心身を慣らしていくなど）を対象者と共有して進めていくことが重要となる．思考障害などの影響が少ない事例は，より長期的な展望を共有しながら進めていくことも可能だが，多くの場合は「少しずつ心身に負荷をかけていきましょう」といった刺激の調整を共有して，作業活動や心理教育に参加を促していく．状況によっては復学や就労などへの焦りを感じる対象者もいるが，「今は目の前のことを」と，復学や就労のことを後回しにしてよいと話すことも安心感へつながる．対象者自身の回復力を後押しするとともに，邪魔をしない程度の刺激設定をするといった交通整理の感覚ももっておきたい．家族の支援力や環境要因についてもこの時期にスクリーニングを要する．回復に従って，先述の復学や就労についても支援することを伝えていくことも大事である．また，現状の作業遂行能力や対人関係能力だけでなく，対象者がどのような人生を歩んできたのか，どのような価値や意味を感じているのかという対象者自身に対するアセスメントを深めていくことも重要である．

継続期

　陽性症状は消退し，妄想的感覚については「そんな感じがしていた」と客観的にとらえられるようになり，60日で退院となった．自宅から病院は電車を使用して30分程度の距離であり，デイケアを利用することとなった．退院時のデイケア利用目的としては「さらなる回復を無理のないペースで促進すること」「将来を一緒に考え相談していくこと」とした．入院後半には病棟からプレデイケアに参加し，デイケアの雰囲気を肌で感じ，A氏の希望とOTでの課題とをすり合わせて，参加する曜日とプログラムも面談で設定した（表6）．

　デイケアでは「頭が前みたいに働かない」というA氏の言葉や，オセロでみられる注意機能の低下などから「認知機能リハビリテーション（NEAR：neuropsychological educational approach to cognitive remediation）」に参加することや，病気の勉強をしたいということで「IMR：illness management recovery」，以前から興味があったが苦手で機会がなかったという「テニス」，大学でのレポート作成や今後の仕事を考えてパソコンに馴染んでおきたいという希望から「パソコン（図4）」などを選択し，週3日参加した．

　デイケア開始直後は毎週状況を確認する面談を実施し，プログラム内容や参加目的を微調整する．数カ月ごとの定期面談では，将来的な大きな方向性をどうするかを検討した．この頃のA氏は，大学を長期に休んでいること，そもそもそれほど大学で学んでいることに興味があったわけではないこと，家計に余裕があるわけではないこ

表6 デイケアプログラム

	月	火	水	木	金	土
AM	ウォーキング	ボクシング	マインドフルネス	テニス	ヨガ	ソフトボール
	パソコン	クラフト	パソコン	園芸	パソコン	園芸
PM	NEAR	SCIT	WRAP	NEAR	コミュニケーション塾	WRAP
	手芸	パソコン	フットサル	調理	就労ゼミ	絵画

SCIT : social cognition and interaction training

図4 デイケアでのパソコン

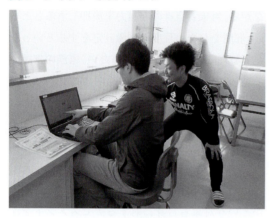

と，これまでに1度も経験がないということから，アルバイトをしたいという希望を話している。即決はしないが，現在の感覚を大事にし，母親や大学の担当教員などと相談しながら決めていくことを共有した。

● 解説（数カ月～2年程度）

この時期は通院でのリハビリテーションを行いながら，具体的に今後の生活をどうしていくかを決定し，その準備をしていく段階になる。病状の回復とともに，将来への不安感も増大してくる事例もある。具体的な作業活動での自己効力感や自尊心の回復を通じて，今後の生活への希望がみえてくるような支援も必要である。また，デイケアという集団場面では，先輩利用者がアルバイトや復学などのロールモデルとなることも多く，治療者の介入以上に本人の動機付けに影響することも多い。

今後の方向性についてはOTR－対象者の二者間だけでなく，家族や主治医などを含めたMDT（multi disciplinary team：専門的多職種チーム），関係機関と調整していくことが重要である。いろいろな価値観のなかで迷いながら決定していくことは好ましいが，関係機関で調整されずに，対象者を振り回すような結果にならない配慮が必要である。

事例によっては，さまざまな理由から通院中断なども生じやすい時期である。IMRをはじめとする心理教育などを使用しながら，自身の急性期の症状や病気を客観的に観察する視点をもつことで，症状に対する自己管理能力も向上しやすい。OTRのかかわり以外にも必要な支援があれば，マネジメントしながら多機関と連携してサービスを提供していく。OTRだけでどうにかするのではなく，本人やそれぞれの機関の強みを活かしながら事例の希望を実現していくことが重要である。

集結期

デイケアを利用して9カ月が経過。大学については本人のモチベーションがなく退学に至った。認知機能障害に関しては「以前よりも頭がちゃんと働く感じがする」と軽快感を話し，家計のフォローもしたいのでアルバイトにチャレンジしたいと希望している。これまでにアルバイト経験は

なく，自分にとってどれくらいのストレスになるかイメージしにくいが，それ以上にやってみたい気持ちがあることを話す．就労移行支援事業所などの福祉施設のオリエンテーションを受けるが，「まずはやってみたい」気持ちは変わらない．自宅から15分ほどの製紙工場での期間工員の募集があったと求人案内を持参し，週4日，1日6時間，2カ月間の勤務に採用され，クローズドでのアルバイトがスタートすることとなった．毎週土曜日が休みであったため，受診曜日を変更し，土曜日にはデイケアへも来所して現状確認の面談を行いながらアルバイトを継続した．アルバイト開始当初より，「しんどい」「身体がもたない」「家に帰ったら倒れるように眠る」と限界感を話す．いつ辞めてもよいこと，チャレンジできたことが収穫であることをOTRからはフィードバックするものの，もう少しだけやってみる，と2カ月のアルバイトをまっとうする．

アルバイト終了後は予想以上に疲れたことを話し，それほど負荷が強い仕事ではなかったにもかかわらず，A氏にとっては限界ギリギリであったことを話す．心理教育で学んだ消耗期にまだいるのかな，とも話している．母親とも相談のうえ，今後については就労移行支援事業を利用していくことを希望している．

● 解説（数年〜）
症状が安定し，日常生活をおおむね問題なく過ごせるようになってくると，それぞれの希望の実現を考えるタイミングとなってくる．特に就労を希望する対象者は多く，それぞれの経験からチャレンジを模索する．就労経験の有無にかかわらず，近隣の工場などと連携し，いったんOTRとともに働いてみる「お試し就労」ができるような場を提供することも1つである．そういった場が作りにくい場合はA氏のように「働いてみて考える」ことも1つの方法である．それぞれの事例に合った方法で経験を深めながら，ベターな資源の利用を模索していくことが重要である．就労支援資源にどのようなものがあるのかを学んだり，自分にどのような適性があるのかを考えたりするような「就労ゼミ」プログラムを，ハローワークや就労移行支援事業所などと共同で実施することも可能である．

一方，症状が安定している時期であるがゆえに「そろそろ薬をやめてもいいかな」と感じ，服薬を中断する事例も多い時期である．多くの場合は支援者に内緒でやめていることが多く，急激に病状が悪化して発覚したり，陽性症状が再燃して自ら服薬の必要性を感じ，再開することもある．どの場合でも「やってみてわかったこと」を共有し，服薬中断したことを責めずに経験として学べる機会とすることが重要である．また，服薬を中断したということを話せる関係性を築いていくことも重要である．

再発がなく地域生活を継続できていると（再発を繰り返していてもだが），病気や症状の有無ではなく「いかに自分らしくよい感じで生きるか」ということが重要になってくる．そういったことを考えていくきっかけにWRAPなどを提供，あるいは実施している機関を紹介していくことも重要である．

引用文献

1) 小林正義：統合失調症．作業療法学全書 改訂第3版精神障害（冨岡昭子・小林正義 編）：p.133-141，協同医書出版社，2010．
2) 宮田量治，藤井康男，稲垣 中，ほか：Brief Psychiatric Rating Scale（BPRS）日本語版の信頼性の検討．臨床評価，23：357-367，1995．
3) Kay SR, Opler LA, Fiszbein A（山田寛，増井寛治，菊本弘次 訳）：陽性・陰性評価尺度（PANSS）マニュアル，星和書店，1991．
4) 武川吉和，堀 彰，綱島浩一，ほか：Manchester Scale日本語版の信頼度と妥当性の検討．精神医学 36：389-394，1994．
5) American Psychiatric Association（高橋三郎，大野 裕 監訳）：DSM-5 精神疾患の診断・統計マニュアル，医学書院，2014．
6) 小林正義：疲労の回復モデル．生活を支援する精神障害作業療法 急性期から地域実践まで，第2版（香山明美，小林正義，鶴見隆彦 編）：91-92，医歯薬出版，2014．
7) 小林正義：統合失調症の回復指標．生活を支援する精神障害作業療法 急性期から地域実践まで，第2版（香山明美，小林正義，鶴見隆彦 編）：90-91，医歯薬出版，2014．
8) 小林正義：主観的体験と行動の広がりの評価-ISDA・SMSF．生活を支援する精神障害作業療法 急性期から地域実践まで，第2版（香山明美，小林正義，鶴見隆彦 編）：92-99，医歯薬出版，2014．
9) Friis S: Prediction of outcome in schizophrenia depends on the sample. Acta Psychiatr Scand, 130：241-242, 2014.
10) 兼田康宏，住吉太幹，中込和幸，ほか：統合失調症認知機能簡易評価尺度日本語版（BACS-J）．精神医学，50：913-917，2008．
11) 兼田康宏，上岡義典，住吉太幹，ほか：統合失調症認知評価尺度日本語版（SCoRS-J）．精神医学，52：1027-1030，2010．
12) Kanie A, Hagiya K, Ashida S et al.: New instrument for measuring multiple domains of social cognition: Construct validity of the Social Cognition Screening Questionnaire (Japanese version). Psychiatry Clin Neurosci, 68：701-711, 2014.
13) 山根 寛：作業療法における観察．精神障害と作業療法，第3版（山根寛 著）：157-163，三輪書店，2010．
14) 昼田源四郎：行動特性の列挙．改訂増補 統合失調症患者の行動特性（昼田源四郎 著）：41-94，金剛出版，2007．
15) 岩崎晋也，宮内 勝，大島 巌，ほか：精神障害者社会生活評価尺度の開発 信頼性の検討（第1報）．精神医学，36：1139-1151，1994．
16) 山下俊幸，藤 信子，田原明夫：精神科リハビリテーションにおける行動評定尺度「REHAB」の有用性．精神医学，37：199-205，1995．
17) 筒井孝子：WHO-DAS2.0日本語版の開発とその臨床的妥当性の検討．厚生の指標，61：37-46，2014．
18) Liberman RP（池淵恵美，安西信雄，佐藤珠江 総監）：日本版SILS自立生活技能プログラム，丸善出版，2013．
19) 日本精神障害者リハビリテーション学会 監：アメリカ連邦政府EBP実施・普及ツールキットシリーズ5-I IMR・疾患管理とリカバリー ツールキット：本編，NPO法人 地域精神保健福祉機構（コンボ），2009．
20) 三品桂子 監訳：Welness Self-Management 健康自己管理ワークブック，NPO法人 色，2015．
21) 向谷地生良：共同創造（co-production）としての当事者研究の可能性．医学のあゆみ，261：995-998，2017．
22) 植木健康，揚野祐紀子：精神科における退院前不安に対する援助の現状と課題-過去5年間の文献を通して．日本看護学会論文集精神看護 44：27-29，2014．
23) Emsley R, Chiliza B and Asmal L: The evidence for illness progression after relapse in schizophrenia. Schizophr Res148：117-121, 2013.
24) Copeland ME（久野恵理 訳）：元気回復行動プランWRAP，道具箱，2009．

2 うつ病

髙橋章郎・岡崎 渉

はじめに

臨床現場で出会ううつ病，うつ状態の対象者は実に多様である。統合失調症の前駆段階，認知症との接続を考慮する必要のある老年期うつ病，脳梗塞などの身体疾患を基盤とするうつ病など，うつ病は多種多様な疾患や各年代との接続を常に考慮に入れて治療にあたる必要がある。加えて，パーソナリティーの偏りや自閉症スペクトラム障害などの発達障害を考慮する必要もある。「うつ病はこころの風邪」というキャッチフレーズはなりを潜め，長期経過では再発率70％，1度再発をすると高い確率で再発を繰り返すとされている[1]。そのため，うつ病の診たてや治療では，前景にあるうつ症状に加え，前述した各々の特徴に応じた対応が必要となる。

ではうつ病，うつ状態そのものの治療とはどのようなものであろうか。まず基本となるのは，ほかの精神疾患と同様に休養と薬物療法である。ストレス環境から離れ，薬物療法を開始すると比較的早期にうつ症状そのものは軽快する。ではうつ病治療における作業療法（OT）の役割とはどのようなものになるのか。田島はうつ病の回復過程を図1のように示している[2]。うつ病の中核症状の回復にはずれが生じていることが一目で理解できる。最も早く回復するのは①気分であり，次に②気力・易疲労性・興味関心が回復し，最後に③自尊心・自己効力感・ストレス対処技能が回復するとしている。加えて考慮すべきは，早期に回復する①はさまざまなストレスが対象者にかかるたびに容易に動揺するということである。また，早坂は，OTで用いる芸術活動や運動療法などで①の回復が認められるものの，その気分回復は一過性のものであり効果は持続しないと報告している[4]。これらを踏まえ，早坂はうつ病や双極性障害の症状や気分は容易に変化するものであり，これらに対するOTは，対象者のそのときどきの症状や気分の回復に重きをおくのではなく，症状を再燃させる要因である図1の②と③にアプローチすることが再発予防やその人らしい

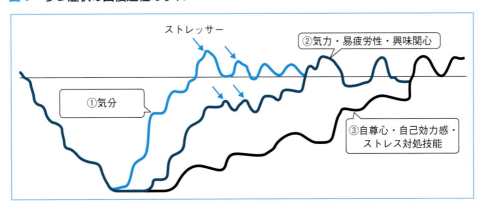

図1 うつ症状の回復過程のずれ

（文献2-4より一部改変引用）

生活，大切な作業の継続を可能にするとしている。本項目においてもこれを基本的な考えとして，各回復段階における評価法と治療法についての要点を次に示していく。

評価法

臨床的には，OTの指示が出された後に評価と治療はほぼ同時進行で行われる。急性期，回復期，維持期，それぞれにおいて評価の力点は随時変化していくため，次に各期における評価的な視点を中心に示す。

急性期

休息と薬物療法が主体となる時期である。「ベッドに横になっているのがちょうどいいです」「ボーッとしているのが楽ですね」などの言葉が聞かれ，休むことが治療の第一歩となる。一方，「何かしていないと落ち着かない」や「どうやって休んでいいのかわからない」，「ソワソワして……」など不安や焦燥感を訴えられる場合には，より早期にOTの指示が出る場合がある。

ある。この段階で治療が停滞しないよう，気分や疲労感の改善がある程度図られ，「なんか手持ち無沙汰で……」「日中皆さんは何をしているの？」など，疲労感の回復や興味関心の広がりがみられれば，タイムリーにOTが導入できるようにチーム内で意思統一しておく必要がある。

● 入院

OTの指示があるなしにかかわらず，患者の希死念慮なども含めた各症状の重症度や服薬状況，日中・夜間の生活状況（生活リズムや睡眠状況）の情報収集は必須である。また，病棟内での対人コミュニケーションの様子も看護師から情報を得ておきながら，パーソナリティー特性や発達障害的要素についても把握し，検討しておく必要が

● 外来

接する時間の短い外来サービスでは，現在の生活状況を的確に把握していく必要がある。主治医との面談が主になるが，後にデイケアなどの通所が予想される場合，あらかじめ生活記録表などを用いて生活状況の見える化を図っておき，休息と活動のバランスや対人接触の量，日々の気分や疲労感などをモニターしておくとOT導入後評価がスムーズである。各症状や生活状況などの情報収集は入院の場合と同様である。

回復期

薬物療法と休息により症状が軽快してくる。手持ち無沙汰感などが語られ，日中の活動量が徐々に増え始める。この時期にOTの指示が出る場合が多く，実際の治療場面を利用しながら評価を行うこととなる。OTで用いる評価ツールとして筆者は，①SDS（Self-rating Depression Scale：Zungの自己評価式抑うつ尺度），②一般性セルフエフィカシー尺度（GSES：General Self-Efficacy

Scale）を採用していた。①はうつ病の症状評価として，②は図1において最後に回復してくる自己効力感の主観的な回復指標として用いた。OT介入開始時と中盤，OT終了時に行い回復の証として対象者と確認していた。おおむね月1回のペースとなる。この時期の評価では症状評価に加え，集団適応や対人コミュニケーションパターン，問題解決能力（特性），認知行動パターン，対

作業活動における行動特性など，対人，対集団，対作業活動に対する行動特性の把握を行うことが重要となる。これらの各種特性は，うつ病発症の経過に大きく影響しており，OT場面で必ず再現されるため，注意深く観察する必要がある。加えて適宜面接を行いながら対象者とともに行動特性を確認し，それがうつ病につながっていることを見える化し，共有しておくことが後の維持期の展開に重要となる。見える化した後は行動変容に向けたチャレンジにも言及する。

● 入院

評価はOT導入時のオリエンテーションから始まると意識することが重要である。活動は，まずは対象者ができそうなものから実施する。短い散歩や短時間でできる手工芸などを導入し，徐々にさまざまな集団活動を用いながら前述した行動特性の把握に努める。また，活動時の行動評価のみにとどまらず，終了後の病棟内における対看護師，対他患者に対する行動の様子についても注意深く観察する必要がある。ベースに境界水準の人格構造をもつ場合には，プログラム外での対人操作などのアクティングアウト，過剰適応の反動による症状の悪化などの行動特性も把握しておく必要があり，この行動特性の把握は治療チーム内で共有しておく必要がある。

● 外来

入院と同様に，軽い活動から導入し，徐々に集団活動を用いながら行動特性の把握に努める。かかわる時間，かかわるスタッフ数が減る外来サービスでは，活動記録表の作成を継続する。面接時に日々の生活で困った出来事などを振り返りながら入院同様にさまざまな行動特性を把握し，対象者とその特性について共有しておく。生活の見える化には，生活記録表を導入することが有用である。

維持期

うつ病の症状は引き続き改善傾向にあり，回復期で明らかになった行動特性に対する行動変容へ向けた試行錯誤が徐々に実を結び始める時期である。この経過中に気分の変動や疲労感の増強なども認められるが，一喜一憂することなく，対象者なりのストレス対処技能や症状管理方法，再燃時の危機回避戦略など再発防止策の開発に向けた取り組みを継続する。退院や復職・就職などの転機が視野に入り始めると臨界期動揺[5]が予測されるため，うつ症状の変化を注視しつつ，うつ病の回復過程を確認し症状の再燃に動揺することなく治療を進めることが重要となる。

● 入院

退院が視野に入り，外泊訓練なども開始される。外泊前後に面談を行い疲労感や気分などの動揺をチェックする。動揺が強い場合には，何が原因なのかを本人とよく話し合う必要があり，課題を同定し次の外泊までに対策を練ることとなる。場合によっては家族面談を設定し，具体的な家事分担を話し合うなどの対策も必要になる。退院が近くなればなるほど気分などは動揺しやすく，一見状態悪化ととらえがちであるが退院に至る経過としては一般的なものであるため退院の方向性は変えずにかかわる必要がある。しかし，症状の動揺が激しい場合には一時的にOTへの参加を控え，外泊訓練へ向けて状態を落ち着かせる必要がある場合もある。

● 外来

入院と同様に転機が近くなると症状が動揺する。対応は入院と同様で症状に動揺がみられても

転機に向けた歩みを止めることはしない。これまでさまざまな治療場面で試してきたストレス対処技能を実際のストレス状況下で試す絶好の機会である。症状悪化を示すサインは何かを知る、調子を回復させる自分だけのコツを見つけるなど治療の最大の山場となる。しかし、発達障害的要素をもつ患者では転機前の恐怖感が非常に強く、この対応ではうまくいかない場合もある。この場合は対象者の主観的な体験に耳を傾ける必要があり、そのうえで対応策を本人と練る必要がある。

治療法

OTの指示が出され、評価と治療が同時進行的に行われることは評価法の部分でも述べた。前述した評価法の内容を踏まえ、治療的視点を中心に概要を次に示す。

導入期

OTがスタートしてから約1カ月程度を想定する。評価的な視点に重点を置くこととなるが、うつ症状の回復状況の確認をプログラム参加をとおして行っていく。加えて、行動特性の把握を目的に「泳がせる」時期でもあり、さまざまな場面で行動特性をあぶり出す時期となる。対象者には体力の回復や、休息と活動のリズムの修正などを最初の治療目標としてかかわりがスタートする場合が多い。

● 入院

十分な休息を経て、手持ち無沙汰感を話されるようになるとOTが開始される。対象者は体力の低下や集中力の低下、身体のだるさなどを訴える場合が多い。OTでは、その訴えにある程度沿う形で軽い散歩や短時間で完成できる手工芸から導入することが多いが、あくまでも客観的評価にもとづいて作業療法士（OTR）が決定していく。対人接触は求められず、各々のペースで取り組める活動を導入する。ここでは活動中や活動終了後の疲労感、気分の変動などからうつ症状の回復状況を確認しつつ、対象者の興味・関心が拡大するようであれば順次参加プログラムを拡大していく。このときに対象者の集団適応が過剰適応になっていないかどうかなど対人、対集団、対作業活動における行動特性を観察する。治療プログラムは、さまざまな対象者の行動特性を引き出せるように、個別から集団、課題集団など、多種多様な集団プログラムを用い、行動特性を引き出す仕掛けを意図的にプログラムに内在化させておくことを忘れてはならない。

● 外来

外来サービスの種類（外来OT、デイケアなど）にもよるが、参加種目や導入する活動選択は入院の場合と同様となる。デイケアの場合には、より集団適応などが観察しやすい治療空間になっている。通院やプログラム参加による疲れなどをモニタリングしながら生活記録表を用いた面接は定期的（週1回程度）に行うのが望ましい。

継続期

徐々にうつ症状は背景化し、OTプログラムへも継続的な参加が得られる。週間予定表に沿って各種（個別&集団）プログラムへ参加される。この時期には行動特性のアセスメントは徐々に進

んでいるため，見える化により本人の特性を共有し，どのような対応ができるのかを検討する。そして，新たな行動，思考スタイル獲得の試行錯誤がプログラム内で行われる。

● 入院

生活リズムも整い，各種プログラムへの参加が安定してくる。それに伴い，徐々に素の行動特性を活動場面で再現し，ストレスをため込むこととなり気分の変動がみられ始める。他患者の振る舞いに他罰的な言動が目立つ。強迫的に活動に取り組みプログラム時間を超過する。中途覚醒や早朝覚醒が出現し，プログラム参加が不安定になり浮かない表情が目立つ様子などが観察され，発病までの経過が病棟という集団生活内で再現される。このタイミングを逃さずに，その苦しくなる状況をともに振り返り，より楽な行動や考え方はないかを検討する。

● 外来

プログラム内や生活記録表からみられる行動特性を入院同様に共有し，より適応的な行動・思考への行動変容を実現するためプログラム内や生活場面において実験を繰り返す。

集結期

退院や復学・復職・就職などにより，OTでのかかわりをいったん終了する時期である。この時期は治療の集大成，振り返りの時期となる。今回のOTでわかったこと，取り組んだこと，よくなったところ，積み残した課題などを面接で振り返っていく。また，転機後の生活へのスムーズな移行目的で公共交通機関の利用や職場の前まで行ってみるなど，プログラム外での活動や課題に取り組みながらかかわりを終える準備を行っていく。

● 入院

症状は改善し，病棟内の生活は安定する。各プログラムへの参加は継続してゆく。新しい患者などの行動にときおり反応する場面はあるものの，自身のプログラム参加予定に影響はなく，安定感が出てくると退院を視野に入れた外出や外泊が始まる。プログラム参加は継続し，外出，外泊の前に取り組む課題を決め，帰院後に振り返りを行う。判明した課題については共有し解決や再チャレンジに向けた準備を病院で行う。生活の基盤を徐々に病院から自宅，地域に移していく。

● 外来

プログラムへの参加を継続しながら，空き時間を使い会社や学校の前まで行ってみる。通勤時間帯の公共交通機関を利用する。復職・復学などに向けた連絡調整を電話で行うなど現実的な手続きを進めていく。現実的な課題をこなしながらプログラム内や面接では，そのときに発生した問題や不安などに対して解決策をともに探る。継続期にプログラム内で行ったことを生活のなかで実践していく。転機が迫れば迫るほど不安感は強くなるため，動揺する気分に左右されることなく課題解決を行いながら集結を迎える。

事例（典型例）

事例の紹介

● 基礎情報

年齢：60歳代　**性別**：女性
疾患名：大うつ病性障害
合併症：高脂血症
治療に関する処方情報：薬物療法, 精神療法, OT
服薬情報：レメロン錠®15mg　2錠（眠前），レンドルミン錠®0.25mg　2錠（眠前），グランダキシン錠®50mg　3錠（朝昼夕食後）

● 医学情報

症状：抑うつ気分，全身倦怠感，不眠，頭痛，食欲不振，不安焦燥，考えがまとまらない

〈機能障害〉
- 心身機能：抑うつ気分，不安焦燥感，全身倦怠感，睡眠障害，頭痛，食欲不振，思考力低下

〈活動と参加〉
- 病棟内の日常生活活動はすべて自立

〈背景要因〉

- **環境因子**
3歳上の夫と2人暮らし。子供3人はすでに自立。夫は元会社役員で経済的には余裕がある。
- **個人因子**
2人姉妹の第2子（次女）。幼少期はおとなしく，周囲に合わせるタイプだった。短大卒業後，一般企業に就職し，7年勤務後に結婚退職する。40歳代から胃痛や下痢，不眠症状があった。週2日のパート勤務をこなしながら，華道や料理などの習いごとに通えていたが，X－2年前の秋から食欲不振や頭痛が出現し，近くの心療内科を受診する。この頃から習いごとに行けなくなることが多くなり，好きな裁縫にも興味がもてなくなった。その後，少し調子がよいときには，習いごとや趣味の活動を行うこともあったが，X年の春から食欲が低下し，体重が減少する。思考力も低下し，家事を行うこともままならなくなり，睡眠もとれなくなってきたため，主治医に入院を勧められ，X年秋に当院・当科を受診し，1カ月後に入院となる。

作業療法評価

夜間の中途覚醒があり，生活のリズムが整わず，日中は臥床傾向。他患者との交流もほとんどみられず。ときどき，院内散策やラジオ体操に参加することもあるが，活動は短い時間に限られる。入院して2週間後にOTを見学。導入面談では，緊張が高く，口数は少ない。頭のしびれや消化器症状など不定愁訴あり。OT参加にあたっては，「日中，横になっていることが多く，何かしないといけないという気持ちがある。何か活動したほうが，生活リズムもよくなるのではないかと思う」と述べる。

作業療法計画立案

〈リハビリテーションゴール〉
自宅退院し，もともと取り組めていた趣味や習いごとも取り入れた生活が送れる。

〈長期目標〉

- 体調や状態，疲労を踏まえ，その状況に合った活動の組み立てを図ることができる。
- 自分の性格や行動特性を把握したうえで，再発をしないよう工夫や対処が図れる。

〈短期目標〉

生活リズムの改善・活動性を高める・疲労に気付き，休憩が挟める・自己肯定感を高める・不安の軽減・抱え込まず，必要に応じて援助を求めることができる・楽しむ体験をもつ

作業療法実施計画

● 導入期

急性期は薬物調整と，休息や休養をとることを優先し，OTは気分転換を兼ねて見学をしてもらうが，プログラムへの導入は，生活リズムが改善し，少し余裕が出た段階で検討することにする。導入当初は，決められた曜日と時間に参加することで生活リズムを整え，活動する機会をもつことで活動性を少しずつ上げていけるようにする。

● 継続期

〈前期〉

- 回復期前期では，易疲労性があるため，負担が大きくならないよう，活動の量や質に注意をする。
- 体調や状態，疲労に目を向け，活動と休息のバランスをうまく図れるようにする。
- できていることに目を向けられることで，自己肯定感を高める。
- できていたときの自分と比較することで自己肯定感が低下しないよう注意し，今の体調と相談しながら，できることを少しずつ増やしていく。
- 周囲の評価を気にしたり，他者との比較をすることで気持ちが揺れないよう注意し，無理に合わせたり，取り繕わないようにし，周囲とうまく距離をとる。

〈後期〉

- 作業活動や周囲とのかかわりをとおしてみられる，負担になっていた行動特性や考え方を取り上げ，どのようにしたら負担の軽減を図れるかを考えたうえで，行動変容につながるようにする。
- 非自己主張のコミュニケーションによる，抱え込みや周囲とのずれが生じないよう，自発的にスタッフに援助を求めたり，自分の考えていることを伝えられるようにする。

● 集結期

- 継続期後期の計画を継続し，それらが行えているかの確認を適宜行う。
- 体調を崩したときの原因や要因を振り返ったうえで，前とは違ったやり方や考え方，周囲とのかかわり方が考えられるようになり，それらが日常生活に取り入れられるようになる。

表1 作業療法プログラムの週間スケジュール

	月	火	水	木	金
午前	リワーク オフィスワーク	リワーク 軽スポーツ	リワーク グループ	リワーク オフィスワーク	面談
午後	外来パソコン	回診	ストレッチ[*1]	クラフト[*2]	クラフト[*2]

[*1] ストレッチ：リラクセーションを目的としたストレッチ。ゆったりとした雰囲気のなかで，身体を動かしながら力を緩め，不安を軽減しつつ，リラックスした状態を作り出せることを体感する。

[*2] クラフト：革細工や塗り絵，パズル，ボールペン習字，筆ペン書道，写経などの活動のなかから，興味があるものを選択する。決められた曜日や時間に参加することで生活リズムを改善し，体調や状態を踏まえながら活動性を上げ，できることを増やす機会になる。また，自己表現や気分転換の場になり，活動をとおして，現実検討能力や回復感の確認をしたり，行動特性や傾向，考え方のクセに気付く場になる。作業を介することで，スタッフや参加者との会話のやりとりがしやすくなり，他者との交流を図る機会をもちながら，適応水準の改善を図ることにもつながる。

介入経過

● 導入期（急性期）

入院してしばらくは抑うつ気分や不安焦燥感，全身倦怠感があり，日中は臥床傾向。睡眠は中途覚醒がみられ，食事摂取量は半分程度にとどまり，頭痛や肩こり，耳鳴りなどの身体愁訴が聞かれる。入院して10日くらいすると日中起きられるようになり，院内散策をしたり，病棟の日課であるラジオ体操に参加する機会もみられるようになる。院内散策の途中で，作業療法室を覗くこともあるが，まずしっかりと「休息・休養」をとり，心身のエネルギーを回復させることを優先させるために，OTは見学に留める。主治医は，「現在は薬物調整をしており，まだ活動性も十分でないため，OTは，もう少し様子をみてから開始することを考えています」と話す。OTRはOTの概要の説明と体調の確認を行う。

● 継続期（回復期）

入院して3週目に，医師，看護師，臨床心理士，OTR，薬剤師で行われるカンファレンスで，「生活リズムの改善」，「活動性を高める」ことを目的にOTの導入が決まる。まず，負担の少ないストレッチ（図2）から開始する。場への構えが強く，緊張が高いため，力がなかなか抜けない。易疲労性があり，時間内，場にとどまることができず，時間後半に退出する。「思っていたよりも疲れました。かなり体力が落ちてしまっていますね」という発言がみられるため，OTRは「無理のない範囲で取り組むようにしてください。疲れたら途中で休憩をとっていただいてかまいません。できるところから少しずつ始めていきましょう」と話す。

入院して3週目（OT導入後2週目）に，ストレッチに加えて，週1日，クラフト（図3）に参加する。ストレッチの時間では，力が抜けるようになり，時間内，参加できるようになる。クラフトの時間では周囲への構えがあり，音への過敏がみられ，プログラムの途中に頓服薬をもらいに行くことがある。「急にドキドキしたり，汗が出ることがある」という訴えが聞かれることもある。

図2　ストレッチの場面

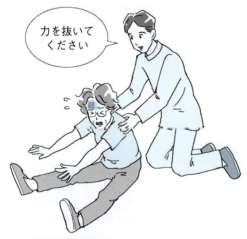

ストレス関連疾患の特徴として，体を力ませることはできても，体から力を抜くことができない患者が多い。体から力を抜くための促通法として，両肩を手で軽くプレスするように支持し，肩の捻転を促すように軽くスイングすることによって，患者は力を抜くコツを感じることができる。

図3　クラフト作業の場面

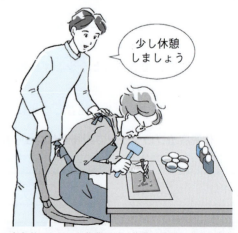

うつ病患者のクラフト作業では，作業に没頭しすぎる患者や，緊張が強く，のめり込み，休むことなく作業に没頭する患者がいる。このような作業特徴を持つ患者に対しては，休憩を口頭で促すことが必要である。また，その際には軽く肩をタッチングすることで，身体に直接的な合図を送ることができ，過度な口頭指示にならず，休憩を促すことができる。

革細工に取り組む際，作るものを決めても，刻印や色を決めるのに時間がかかる。

入院して4週目（OT導入後3週目）に，クラフトを週2日に増やす。まとまった時間，作業に取り組めるようになるが，プログラムが終わった後に疲労がみられる。クラフトでは革細工に取り組むが，自己への要求水準が高く，できていないことに目が向きがち。作業は丁寧だが，慎重に進めるため，完成までに，かなりの時間を要する。性格傾向として，几帳面で真面目，完全主義的傾向がみられ，「すべき思考」が働きやすい。対人交流では，参加者との交流もみられるが，周囲に対して過剰に気を使うところがある。

入院して5週目（OT導入後4週目）になると，場や周囲への構えはやわらぐが，作業に取り掛かると，途中，休憩を挟むことなく，作業に没頭しがち。スタッフには遠慮をし，援助が求められないことがある。病棟生活では，生活のリズムはある程度整い，日中は横になることもなく活動ができるようになったため，この頃から外泊訓練を開始するが，行く前には「不安ですね。緊張します」と表出される。外泊から戻ってくると，「いろいろとやらないといけないと思うのだが，それができないとダメな人間だと思ってしまう」と話す。

入院6週目（OT導入後5週目）になると，参加者との情緒的交流もみられ，スタッフへ自発的に援助を求めることができている。また，現在，困っていることや気になっていること，今後，不安なことや心配なことをいろいろと話せるようになった。作業では没頭して取り組むことはなく，途中で作業の手を止め，周囲の参加者と談笑することもみられるようになり，余裕がもてるようになる。

入院7週目（OT導入後4週目）体調はある程度安定し，外泊訓練も大きな問題もなくこなせるようになったことから，退院が決まる。「退院が決まりました。不安もあるけど嬉しいです。ここまで長かった。無理をせず，マイペースでやることが大切だっていうことと，抱え込まずに話をしてもいいんだ，話すと楽になるんだということに気付けました。退院してからも焦らず，慌てずに，なるべくマイペースでやっていきたいと思います。退院後の生活に慣れたら，外来でクラフトに通ってこようと思っています」と話す。

退院後4週目に外来OTを開始。週1日クラフトに参加する。表情は冴えず，疲労の色がみられた。しばらく作業の手を止め，ぼんやりしていることもある。「あまり活動ができていない。食事を作るだけで手一杯。いろいろとやらないといけないことがたくさんあるのだけれど，なかなかできないもどかしさがある。ここに来るとほっとするというか，落ち着けるかなと思って，主治医の先生に相談して参加の許可をもらったんです」と話す。

退院7週目になると，参加者と笑顔で会話を交わせるようになり，表情に少し余裕が出てくる。作品もデザインなど，遊び心がみられるようになる。「前はやらないといけないという気持ちが強くって，できないと不安になったり，焦ったりしていた。でも最近は，できなかったらできなかったで，仕方がないと思えるようになりました」と話す。

● 集結期（維持期）

退院11週目では，慣れないメンバーに教えたり，体調上のアドバイスをするなど，穏やかにサポーティブなかかわりがもてるようになる。スタッフへは「体調に波はありますけど，悪いときはなるべく何もしないようにしています。前に比べると少しはやり過ごし方がうまくなったのかな。OTに来ると，病棟で参加していたときに，気付けたことや注意しないといけないことの確認ができるのでいいですね」と話す。

退院16週目には，作業の取り組みや周囲とのかかわりは自然体となる。「生活も落ち着いてきたので，また習いごとに通えるようになった。行く回数はまだ少ないですけど。踏み出すときは少し不安だったが，仲間が待ってくれていたのが嬉しかった。自分を取り戻してきた感じがします。でも油断はしないようにしないといけませんね。OTには（月1回の外来）診察時に立ち寄らせてください」

体調や生活の様子の確認，困ったときには相談できる場，安心してくつろげる場所として，月1回のペースで継続参加している。

考察

事例の場合，導入時，活動性が低く，易疲労性がみられるため，負担の少ないストレッチから導入を図った。段階的にプログラムを増やしながら，生活のリズムは整い，活動性も改善した。また，参加当初にみられた場や周囲への構えは，慣れてくることで徐々にやわらぎ，参加者との情緒的交流も図れるようになった。

性格傾向として，几帳面で真面目，完全主義的な傾向があるため，体調や状態，疲労に目が向きづらく，無理をし，作業に没頭し，後で疲れが出やすいことがあった。そのことを踏まえ，力を抜いたり，緩めることを取り入れることで加減を図り，負担がかからない方法を模索するなかで，活動と休息のバランスがうまくとれるようになった。対人交流では，他者を優先し，自分の感情を抑圧する傾向があるため，非自己主張的コミュニケーションパターンに陥りがちで，そのことが抱え込むことにつながっていたが，必要に応じて自分から援助を求め，自分の考えを伝えることを意識して行うことで，自分の考えを周囲にうまく伝えられるようになった。

今回の事例は，作業活動や集団のかかわりをとおし，自分の傾向や負担になっていたものに気付き，どのようにすれば負担を減らしていけるか，どのようにしたら自分や周囲との付き合い方がうまくなるかを，スタッフとともに考え，試行錯誤するなかで，今までと違った考え方ややり方，スタンス，周囲とのかかわり方を取り入れるなど，行動変容につながったと考えられる。

引用文献
1) 近藤伸介：復職支援以前の「うつ」－どう対応すべきか－. 精神科治療学，26（1）：27-31, 2011.
2) 田島　治：うつ病の薬物療法の精神病理学的意義．（石郷岡純，ほか編）：薬物療法を精神病理学的視点から考える（POWER MOOK　精神医学の基盤1），学樹書院，p.104-115, 2015.
3) 早坂友成：うつ病・双極性障害の作業療法－社会生活を見据えたアプローチ．臨床作業療法 Vol14. No.1: 15-20, 2017.
4) 早坂友成：気分障害と社会生活を見据えた作業療法．作業療法ジャーナル，51（11）：1086-1091, 2017.
5) 秋山　剛 監：リワークプログラムのはじめ方，弘文堂，2009.
6) 早坂友成・福富宏之 他：うつ病の作業療法．医歯薬出版株式会社．2013. p38-49.

3 双極性障害

田尻威雅・木納潤一

評価法

急性期，回復期，維持期の各期における留意点と活用できる評価技法について解説する。

急性期

● 国際生活機能分類（ICF：International Classification of Functioning, Disability and Health）

WHO（World Health Organization）が定めた国際社会分類の1つであり国際的に標準化された評価尺度。①心身機能と身体構造，②活動，③参加，④環境因子，⑤個人因子からなる項目をもとに総合的に患者の全体像をとらえる。全時期に用いることで評価の指標となり，経過を追いやすい。

● DSM-5（Diagnostic and Statistical Manual of Mental Disorders, Fifth Edition）

過去のエピソードから双極Ⅰ型障害，双極Ⅱ型障害を分類するためのツール。

双極Ⅰ型障害の場合，少なくとも1つ以上の躁病エピソードの診断基準に該当する。

双極Ⅱ型障害の場合，少なくとも1つの軽躁病エピソードの診断基準に該当し，加えて少なくとも1つの抑うつエピソードの診断基準に該当する。
例）自尊心の肥大，誇大。睡眠欲求の減少。多弁。しゃべり続けようとする切迫感など。

● 観察評価

作業療法（OT）では次のような場面が観察されやすく，病状把握において活動場面は重要である。また，このような点を本人と振り返ることで，活動と休息のバランスを検討するほか，病状理解へとつなげる。

例）
- 会話：自分の考えをしゃべり続け，他人の発言を抑え込む（多弁）。楽天的で自信過剰。躁状態の自分が健康な状態であるという認識。声が大きく，迫力のある印象。
- 集中：離席が多く不在が目立つ。1つのことに集中できず，さまざまなものに関心を示す。
- 活動性：入院早期から活動参加を希望。活動時間中常に動き続けており，疲れたという感覚がない（多動）。過活動が続いた後に疲労が出現する。机上の物品が乱雑。アイディアが次々と浮かぶ。誇大的な思考。突発的な行動が多く，すぐに行動に移さないと気が済まない。
- 対人面：他者への過干渉。思い通りにならないと不満で怒りっぽくなるなど易刺激的。感情の起伏が激しい。性欲が亢進し異性に対する関心が高まる。

躁状態で入院した場合，エネルギー値，衝動性が高いことが多く，行動化や自殺のリスクが高い。導入期の観察評価の視点としては，このような点に特に重点を置くとよい。

またうつ状態で入院した場合は抑うつ傾向や，心身，身体的耐久性の低下，疲労の強さなどが観

察されやすい。

回復期

● 活動記録表

1日を24時間に分け，①入浴や食事，OT活動などの予定を書き，その日の気分や体調などを記入する。活動を可視化し，スタッフと一緒に振り返ることで1日の活動量と体調，気分の関係について自己認識を促す。加えて気分転換の方法や余暇時間の過ごし方などを取り入れると退院後の生活に般化しやすい。外泊時の振り返りにも活用できる。

● 運動プログラムに活用できる評価シート

躁状態の場合，多動や過活動などから運動プログラムに頑張りすぎる傾向がある。その際に適正な運動量であるかを振り返る指標となる。

・主観的運動強度（RPE：rate of perceived exertion）

主観的な本人の疲労を直接数量化する指標。代表的な指標としてはボルグの15段階スケールが挙げられる。運動強度や心拍数と照らし合わせながら回復に応じた負荷の目安となる（主観的運動強度のスケール⇒p.272，**表1**参照）。

・代謝当量（METs：metabolic equivalents）

安静座位でのエネルギー消費を1としたとき，その何倍のエネルギー消費かを表す単位。退院後の生活における負荷量を勘案することができ，運動の般化につなげやすい（例：p.273，**表2**参照）。

● 日常の気分グラフ

自分で今の気分を把握するためのツール。気分を1〜9の段階に分け，気分が「最高」によかったときを9，「最悪」は1，「普通」を5と記入する。寝る前にその日を振り返り，1日の平均的な気分を記入し可視化する。また気分は天気，イベントごとからも変動しやすいため，それらも参考として記入する。躁状態の前兆として睡眠時間が少なくなる傾向も多いため，睡眠時間も入れるとよい。このような点を患者と一緒に振り返ることで，自身の傾向把握や，ペース調整を促す。

維持期

● 注意サインシート

患者が不安や緊張感，身体感覚など自身の体調を崩すサインや傾向を確認するためのツール。

うつ状態と躁状態の両方のサインを紙面化することで，患者自身が自分の傾向を可視化できる。また本人，家族，スタッフ間で共有することで，病相に応じたサポートがしやすくなる。症状に合わせて気分転換などの対処行動を挙げておくとよい。

● 社会行動リズム表（シート付）

日中の過ごし方や再発予防を目的としたツール。睡眠，食事，気分の状態など24時間をとおして実際に行った社会行動の内容を記入する。どのような状況に，どのタイミングで，どのくらいの量の休息を取れば安定した毎日を過ごせるようになるかなど具体的な内容の思案，実践，体感を促す。1ヵ月程度が目安となる。認知行動療法にも活用される。

● 標準化復職準備性評価シート

患者の特徴，場面ごとの反応傾向，再発サイン，具体的なかかわり方などを職場の上司や仕事相手と共有するためのツール。このツールを用いて企業に対し，回復状況に応じた業務内容などの提案，アドバイスを行う。普段の活動場面は本人の

取り組みやすい環境や，得意不得意，サポートが必要な点などを伝えるための情報源となる。

● 気分の年輪

1年をとおした時期による気分変動の推移を把握するための円グラフ（**図1**）。1つの円を12等分し12カ月に分ける。そこに気分が躁状態となった月を青で，うつ状態になった月をグレーで記入する。1年ごとに毎年1つの円を年輪のように付け加えていくことで，躁状態やうつ状態に陥りやすい時期が視覚的にわかる。予測を立て，状態が変わりやすい時期には薬剤調整の依頼や，負担を減らすなどの対策をとることで再発予防となる。

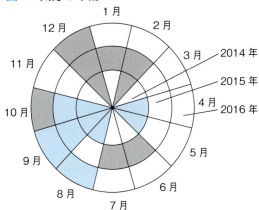

図1　気分の年輪

治療法（支援法）

近年，社会構造の変化によって慢性化・遷延化する双極性障害の患者が増加傾向にあり，従来の薬物療法や精神療法に加え，OTのかかわりが重要視されている。双極性障害の特徴は躁病相とうつ病相の波を繰り返すことにあるが，患者がいずれの病相にあっても最終目標は再発を予防し，復職や家庭復帰などの社会参加を可能にすることにあるため，1つ1つの症状や患者の気分に翻弄されない治療や支援の一貫性が必要となる。また，双極性障害のうつ状態では，患者の躁転を常に念頭に置き観察しながら支援を進める必要があり，この点がうつ病の支援と異なる点であるといえる。

ここでは，導入期，維持期，集結期，の各期における作業療法士（OTR）の介入について，評価や支援内容の具体例を用いて述べる。

導入期

OTの導入に当たっては，患者との治療関係を構築することが最重要となる。治療者のかかわり方による回復期間への影響が非常に大きい時期であり，声かけや対応においてはナラティブな傾聴を用いるなどの工夫が必要である。インテーク場面にてOTにおける治療説明を実施し，理解および同意を得られた患者を対象にOT支援を開始していく。導入に当たっては入院に至った経緯や入院後の状態，インテークで得られた情報をもとに導入前評価を行う。

この期におけるOT支援について，具体例を用いて**表1**に記載する。

継続期

段階付けてストレスを加えることで，退院後の生活をイメージした介入を開始する時期である。この時期には多少症状が再燃したとしてもすぐに休息を促したり負荷を減らしたりするという

表1 導入期の作業療法支援の具体例

		各病相共通	躁病相	うつ病相
目的		・回復の自己認識を高める ・生活リズムの安定	・高すぎるエネルギーの鎮静化	・1日の活動量の向上
作業療法支援	導入前評価	・入院前状況の情報収集 ・患者の活動参加(治療)意思 ・1日の活動量 ・自殺リスク	・エネルギーの量や配分 ・攻撃性や衝動性	・抑うつ症状の程度や重症度 ・生活遂行上での心身の耐久性や疲労度
	作業内容	・物理療法 (ホットパック・メドマーなどによる快刺激の入力) ・リラクセーション (呼吸法，筋弛緩法などによる心身の緊張緩和) ※活動量に合った内容 ※1回で完結する作業	・陶芸の花瓶作り ・運動 (健康的なエネルギーの発散) ※はっきりと予測のつくもの ※その場ですぐに満足感を得られるもの	・塗り絵 ・単純なビーズの作品作り ※以前になじみのないもの ※単純で繰り返しのあるもの ※楽しみや喜びにつながるもの
	介入ポイント	・作業遂行は活動の場での取り組みに限定し，病棟に持ち帰らせない ・肯定的なフィードバック	・活動ペースや量の調整	・安心，安全の場を保証
	評価	・活動と休息のバランス ※ICF DSM-5 観察(評価法参照)	・エネルギーや衝動のセルフコントロール能力	・作業負荷に対する心身の耐久性や疲労度
注意点		・集団レクリエーション(ゲームなどの対人交流を要するもの)への導入は避ける ・時間枠や禁止事項などのルールを明確にする ・首尾一貫した態度で接する	・行為心迫の誘発 ・対人トラブル (攻撃性や衝動性が高すぎる場合は集団活動への導入を見送る) ・極端な症状の改善(過鎮静)	・失敗体験 ・病前との比較による自信喪失 ・極端な症状改善(躁転)

ような安易な介入を避け，社会生活を送るうえでは症状に波があっても生活を変えない工夫が必要であることへの意識付けを図っていく。症状の再燃が生じやすい時期であるが，社会生活場面での症状コントロールや自己対処能力の獲得につながる重要な時期である。

　この期におけるOT支援について，具体例を用いて**表2**に記載する。

　ここでは退院後のライフスタイルの例として①家庭復帰(主婦)，②復職(復学)，③老年期(高齢者)の3つのパターンにおける介入ポイントを含めて記載する。

家庭復帰(主婦)：実践的な生活能力のアセスメントとして，料理グループの導入を行う。失敗体験とならないよう留意し，作業耐性や遂行度，構成能力や危機管理能力のアセスメントを行う。

復職(復学)：100マス計算や文章要約など作業負荷を段階付けた課題の導入を行う。また，復職に向けた目的特化型の小グループへの導入を行い，模擬的な場面設定とシミュレーションを通して自己洞察を促す。コミュニケーションや問題解決技能のスキルアップ，復職以降のストレス負荷にも再発せずに勤務を続けていくことができるという復職準備性(自己洞察・モチベーション・コミュニケーション)の向上を目的としたかかわりを行う。

老年期(高齢者)：病状に加え，さまざまな喪失体験や身体症状により意欲や活力が低下している患者が多いため，身体からの快刺激を入力しながら身体が楽になる感覚の体感，体得を促す。患者固有の人生の「意味」や「価値」に焦点を当て，ともに再発見していくかかわりを重視する。また，外泊訓練を行いながら振り返りを実施し，日中の過ごし方や生活上の困りごとを確認。必要時には生活能力のアセスメントや対象者の実生活に戻るうえでの自信付けを図ることを目的として料理

双極性障害

表2 継続期の作業療法支援の具体例

		各病相共通	躁病相	うつ病相
目的		・ストレス要因の客観的把握 ・生活リズムの再考と再構築 ・社会適応のために必要な具体的な技能の獲得 ・自宅で可能な健康維持活動の獲得	・オーバーワークへの気付き ・活動と休息のバランス	・社会生活に必要な身体的体力や作業ストレス耐性の向上
作業療法の支援の流れ	作業内容	※病相ごとに作業内容を検討し，組み合わせる ・ワーク 100マス計算，クロスワード，ナンプレ，パズル課題／手芸（編み物やビーズ作業）などの構成的な課題 （作業負荷を調整して精神的耐久性のシミュレーションを実施。また，単純作業に没頭することで，悩み続ける時間を減らし不安と距離をとる時間を確保していく練習の場とする。小さな達成感の積み重ねにより成功体験へとつなげ，自信の回復を図る。作業選択においては，過去体験したことのない活動が望ましい） ・運動 ストレッチ，時間設定や負荷量を設定した運動機器や有酸素運動の取り組み ・リラクセーション 自律訓練法，呼吸法，筋弛緩法などのセルフリラクセーション体験 （心身の緊張を和らげる体験や実践をとおして日常生活への般化につなげる） ・心理教育 悪化のサインと対処法を列挙する		
	介入ポイント	・活動記録表を用いて生活リズムの様子を視覚化し自己認識を促す ・必要に応じて作業不可を調整 ・気分転換法，余暇時間の過ごし方を体感体得 ・課題の達成に合わせて活動レベルを調整して徐々に病前の生活に関連した活動に移行する	・身体耐久性の程度への気付きや疲労への気付きを促す ・院内，自宅生活における活動記録表を作成し無理のないペース作りを行う	・できている点の承認と肯定的なフィードバック ・症状が多少再燃しても生活を変えない意識を促す
	評価	・標準化復職準備性評価シート ・活動記録表	・主観的運動強度（RPE） ・代謝当量（METs）	・心身耐久性と疲労度 ・日常の気分グラフ
	注意点	・結果より過程を重視 ・自殺念慮	・行為心迫の誘発 ・競争的な活動によるオーバーワークや対人トラブル	・ストレス不可による症状の再燃 ・焦りによるオーバーワーク

グループへの導入を行う。それらを踏まえたうえで，退院後に必要な社会資源を検討していく。

集結期

ここでの治療目的は，患者がいずれの病相にあっても再発を予防し，地域生活の再構築を可能とすることを目指す。OT場面で獲得できた能力や行動の般化が重要である。よって，この時期のOTにおいては，患者からの相談や訴えを待つ姿勢を大切にし，過度な介入を控える必要がある。そうすることにより，主体的な行動や体験をとおして，患者は自らストレス対処技能を学習していく。

病状は安定に向かっている時期であり，集結期でのかかわりにおいて重要視すべき点は，症状や病相による作業や課題内容の選択よりも，症状や環境を含め患者自身が置かれた状況下での自己対処能力を高められるよう促すことにある。従って表3では病相による作業内容の区分は行わず，退院後のライフスタイルをイメージしたもとでの介入について記載していく。また，社会生活においては周囲の理解の有無が病状の安定に大きく影響するため，家族や職場に対して病気への理解が得られるよう働きかけることも必要である。

そして，再発予防では自己承認スキルの獲得が非常に重要となる。まず，導入期・継続期でOTRからのフィードバックを受け，患者は承認（アクノリッジメント）される。この体験を重ねること

IV章 各精神疾患の精神科作業療法

表3 集結期の作業療法支援の具体例

<table>
<tr><th colspan="2"></th><th></th></tr>
<tr><td rowspan="19">作業療法の支援の流れ</td><td rowspan="3">目的</td><td>・生活行動イメージを具体的に描き，活動量の確認を行う</td></tr>
<tr><td>・社会適応に必要な自己対処技能（ストレス対処法，コミュニケーションスキル）を開発・調整する</td></tr>
<tr><td>・病相変化に対する早期の再発兆候（ワーニング・サイン）を確認する</td></tr>
<tr><td rowspan="7">作業内容</td><td>・運動機器を使用しながらの負荷調整</td></tr>
<tr><td>・家事動作を代謝当量（METs）の生活活動に分類し，疲労度に合わせた運動調整</td></tr>
<tr><td>・屋外環境を活用したウォーキングなどの有酸素運動</td></tr>
<tr><td>・自律訓練法や筋弛緩法などのセルフコントロール法</td></tr>
<tr><td>・認知行動療法やアサーションなどの対処技能法</td></tr>
<tr><td>・ブロックやプラモデルなどの構成課題</td></tr>
<tr><td>・エコクラフトなどの複雑課題</td></tr>
<tr><td rowspan="6">介入ポイント</td><td>・生活予後予想を基本として，心身の耐久性や疲労度の確認を行う</td></tr>
<tr><td>・退院前訪問を行い，生活能力評価を多面的に行う</td></tr>
<tr><td>・心身のエネルギー配分によって作業が円滑に継続できる体験（疲れすぎない，やりすぎない）を促し，自己管理を獲得する</td></tr>
<tr><td>・作業療法で向上・開発できた行動を患者の社会生活に般化させる</td></tr>
<tr><td>・作業内容への取り組みや完遂までのプロセスを振り返り，再発予防についての認識を高める</td></tr>
<tr><td>・再発兆候を認識するために，日常の気分グラフや注意サインシートにて振り返りを行う</td></tr>
<tr><td rowspan="7">評価</td><td>・主観的運動強度（RPE）</td></tr>
<tr><td>・代謝当量（METs）</td></tr>
<tr><td>・日常の気分グラフ</td></tr>
<tr><td>・注意サインシート</td></tr>
<tr><td>・社会行動リズム表</td></tr>
<tr><td>・標準化復職準備性評価シート</td></tr>
<tr><td>・気分の年輪</td></tr>
<tr><td colspan="2">注意点</td><td>・作業療法や治療過程の振り返りを行いながら，洞察を促し現実との調和が図れるように気付きを促す
・過度な介入を避け，患者が獲得したストレス対処技能が実践できるようにかかわる
・自殺念慮や将来に対する絶望感の表出に対して，積極的に傾聴し制止する</td></tr>
</table>

で自己肯定感を高めていくことができる。これは，体力を構成する精神的要素である持久性や耐久性の向上となる。集結期では，この体験をもとに患者自身が自力で承認できるよう働きかける。このスキルの有無による予後への影響は大きく，OT場面における自己承認の習慣化から日常生活，さらには退院後の生活における実践へとつなげることで退院後の生活の安定を図ることが可能となる。

家庭復帰（主婦）：料理グループへの参加をとおして得た気付きや振り返りをもとに，外泊訓練で実践を行っていく。代謝当量（METs）や日常の気分グラフにて実際の家事負荷を整理し，無理のない活動と休息の自己コントロールができるように体験を重ねていく。

復職（復学）：標準化復職準備性評価シートを活用し，実際場面への具体的シュミレーションにつなげていく。思考様式の変化や気付き，社会適応に向けた技能の獲得をもとに，心理社会的行動変容を促す。

老年期（高齢者）：外泊訓練を繰り返しながら，在宅生活における必要な社会資源の活用を提案する。無理をせずに現実との調和が図れることを第一に，精神的なゆとりを意識するように促す。

事例（典型例）

作業療法が開始されるまでの経過

　臨床において，OTの処方が出た方には，うつ病と診断されたものの，入院後の経過をみていくと，単極性のうつ病ではなく，双極性障害が疑われることがある。精神科作業療法では，作業や対

象者との会話，評価バッテリーを用いて評価できるため，気分障害の鑑別診断に大きく貢献する情報が得られる．そして，双極性障害の場合，うつ状態，躁状態，両者が混在した状態（混合状態）を想定して対応する必要がある．

● うつ状態の場合

対象者への負担を考慮し，ベッドサイドでの面談から開始する．集団OTプログラムは，能動的な活動よりも，リラックスを目的としたものや集団の輪に入るだけでよい活動が望ましい．

● 躁状態の場合

躁状態の場合，他害行為のおそれがあるため，入院後すぐに保護室を利用することがある．薬物療法によっては，四肢の筋緊張や歩きにくさが生じることもあり，関節可動域訓練や，歩行補助具の導入など身体的な介入をすることもある．作業療法プログラム中に，とても明るく周囲の人と交流し，ときにはおせっかいを焼いてしまい，ほかの患者のOTに悪影響を及ぼしてしまうこともある．そのため，OTの参加に枠を設け，個別で介入するなどの設定が必要である．

● 混合状態の場合

対象者の身体，意欲，思考のバランスが崩れており，意欲的に作業をして非常に疲れてしまうことがあり，作業の取り組み方や休憩時間のとり方を助言する必要がある．

本編では，双極性障害の典型例として，入院時にはうつ病と診断された60歳代の女性について紹介する．事例は，OT評価が鑑別診断のきっかけとなり，双極Ⅱ型障害の診断がついた．再発を予防するための精神科急性期治療病棟における事例へのOT介入について解説する．

事例紹介

60歳代，女性，双極Ⅱ型障害．

6年前に娘がうつ病を発症し，孫の世話を含む，娘の生活の世話をするようになった．徐々に頻尿や便秘が気になり，外出の機会が減っていった．住宅のリフォームや弟の葬儀の準備をすべて自分でしなくてはという使命感を抱え，奔走した．入院1カ月前から頻尿や便秘の悩みが増え，泌尿器科を受診したがすっきりと治らず精神科に通院するようになった．不安や苛立ち，緊張や焦燥感が出現し，精神科に入院した．その後，抑うつや睡眠障害，疲労感があったものの，病棟で行われる作業療法に毎回出席した．しかし，OTが終わったあとはぐったりと疲れてしまうことが続いていた．

導入期

導入期では，事例への負担を配慮しながら，標準的な評価バッテリーを用い（**表4**），評価を進めていく．まずは休息をとること，睡眠や食事，気分，疲労感を回復することを目標とした．

● 作業療法評価

①**気分の評価**：気分と疲労のチェックリスト（SMSF：Inventory Scale for Mood and Sense of Fatigue）では，イライラムシャクシャ，焦り，疲れやすさ，身体疲れを強く感じていた（**図2**）．

②**生活行動の評価**：入院生活チェックリスト（ISDA：Inventory Scale of Daily Activities for Sub-Acute In-patients）では，睡眠，行動や思考，やる気やとりかかりに不調を強く感じていた（**図3**）．

③**抑うつの評価**：うつ病自己評価尺度（SDS：

Self-rating Depression Scale）は42/80．簡易精神機能検査（UBOM：Utena's Brief Objective Measure）は21.0cmであった．

④**人格・心理状態の評価**：バウムテストの結果からは，潜在的な攻撃性はうかがえなかったが，写実性の低さがうかがえた（図4）．

⑤**作業遂行の評価**：手工芸（図5）を用いて作業遂行の観察をすると，物品の扱いは丁寧であり，攻撃性は高くなかった．作品の完成度にこだわりはなく自己愛性も高くなかった．作業終了の時間になっても作業の手を止められず執着性の高さがうかがえた．

⑥**在宅生活の評価**：週間活動記録表（図6）を用い，1日の生活を振り返ってもらうと，家族に合わせたスケジュールで自分の余暇時間がなく，家事の時間が1日の大半を占めていた．

⑦**生活歴の評価**：事例は8人兄弟の第6子であり，常に家族のために行動し，何ごとにもきっちりと取り組むことに価値を置き，家事においてはやり方にこだわりをもって生活してきたことがわかった．

⑧**価値観の評価**：カナダ作業遂行測定（COPM：Canadian Occupational Performance Measure）を用いると（表5），"自分がすべきこと"について重要度が高く，また優先順位が付けられない傾向にあった．

● **ICFに基づいた発症に至った経緯の分析**

事例は，身体不調がある状態で，住宅リフォーム，葬儀の準備が重なり，優先順位を付けられず，何ごともきっちりこなそうとする傾向や執着性の高さから，ストレス過多状態となり，うつ病の症状が現れたと考えられた（図7）．

● **急性期の作業療法実施計画**

症状の改善を目的として，病棟生活では休息を促しつつ，睡眠がとれるよう適度に活動してもらうため，当院の精神科急性期治療病棟のOTプログラムの導入段階付けに沿って，プログラムや参加する時間を増やしていくこととした（図8，表6）．

表4 作業療法開始時に用いた評価バッテリーの名称と内容，事例に用いた方法

1	気分と疲労のチェックリスト（SMSF：Inventory Scale for Mood and Sense of Fatigue） →体調，気分，疲れやすさについて自己記入式でチェックしてもらう評価バッテリーである．
2	入院生活チェックリスト（ISDA：Inventory Scale of Daily Activities for Sub-Acute In-patients） →睡眠，食事，作業遂行など入院の生活行動について自己記入式でチェックしてもらう評価バッテリーである．
3	うつ病自己評価尺度（SDS：Self-rating Depression Scale） →うつ病による症状について自己記入式でチェックしてもらう評価バッテリーである．事例には，①SMSF，②ISDA，③SDSについて，障害がみられた項目の改善を作業療法の目標とし設定した．2週間後，4週間後，退院の前にもそれぞれ評価し，その結果を面談で振り返ることで，回復していることへの意識付けを行った．
4	簡易精神機能検査（UBOM：Utena's Brief Objective Measure） →落下する30cm定規を何cmのところでつかむことができるか評価し，精神状態を評価するバッテリーである．20cmが標準とされており，事例は20cmを超えていたので，うつによる反応性の低さが伺えた．
5	バウムテスト →"1本の実のなる木"を描いてもらうことで，対象者の人格や心理状態を評価するバッテリーである．枝の描き方に着目し，特に枝を尖らせて描いている場合，攻撃性が高いといわれており，作業療法介入方法を検討する際の参考になる．事例が描いた木の枝は尖っていなかったため，攻撃性の高さはうかがえなかった．
6	カナダ作業遂行測定（COPM：Canadian Occupational Performance Measure） →対象者が大切にしている作業について，その重要度・遂行度・満足度を評価するバッテリーである．気分障害の場合，"したいこと"よりも，"しなければならないこと"，"することを期待されていること"の重要度が高く，また重要度の順位を付けられない傾向があり，事例も該当していた．

双極性障害

図2 気分の評価（SMSF）

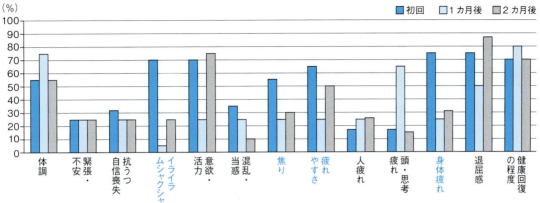

図3 生活行動の評価（ISDA）

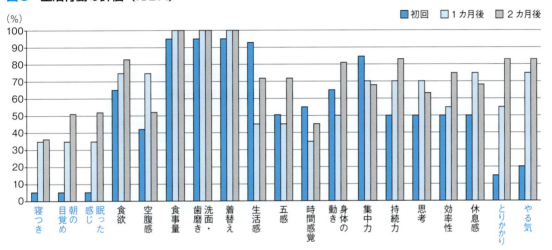

図4 事例のバウムテスト描写における経時的変化

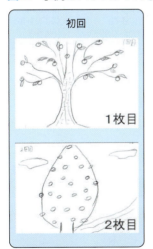
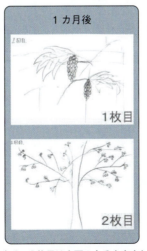
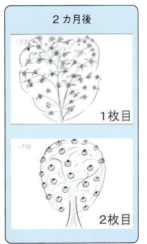

2枚描画法といい、1枚目は外面の自分、2枚目は内面の自分を表すといわれている。木の枝の尖り具合は攻撃性を示すといわれているが、事例の描写からは攻撃性はうかがえなかった。1カ月後の軽躁状態が出現した頃の描写は、実だけをクローズアップした描写をしていた。

● 急性期の経過

OTプログラムに無理をして出席することや，完璧にこなそうとすることもあった。表情には硬さがあり，他患者の世話を焼いたり，休み時間には慌ただしく病棟内をウォーキングし，活動の後にはぐったりと疲れが出ることが続いた。

図5 「必死になって塗り絵に取り組む対象者」

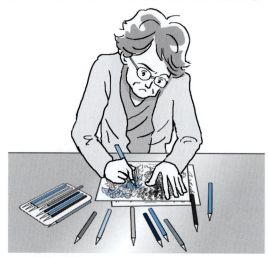

図6 在宅生活の評価（週間活動記録表）

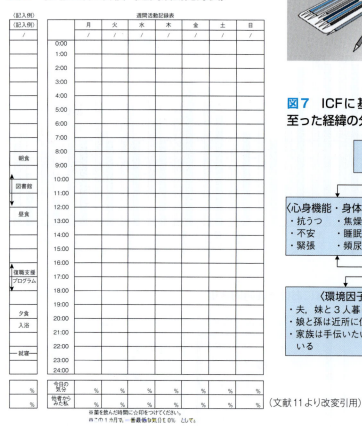

図7 ICFに基づいた事例の全体像と発症に至った経緯の分析

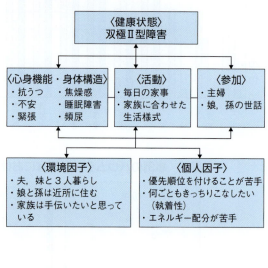

（文献11より改変引用）

表5 COPM（カナダ作業遂行測定）の入院時と退院時の変化

	入院時			退院時（2カ月後）		
	重要度	遂行度	満足度	重要度	遂行度	満足度
書類の整理	10	1	1	8	4	4
家事全般	8	8	8	6	8	8
散歩	8	6	6	8	4	4
室内のレイアウト	8	3	3	5	7	6
ショッピング	8	3	3	5	8	8

維持期

事例には"1日の活動と消費エネルギー配分表（図9）"を用い，作業を実施する際の消費エネルギーを配分する練習を行った．

● 作業療法評価

入院から1カ月後，①SMSFでは，頭・思考疲れの項目以外は大きく改善し（図2），②ISDAで

図8 精神科急性期治療病棟の入院患者を対象とした作業療法週間プログラム

時間	月 病棟	月 OT室	火 病棟	火 OT室	水 病棟	水 OT室	木 病棟	木 OT室	金 病棟	金 OT室	土 病棟	土 OT室
10:00–11:00	カラオケ	個人活動 生活リズム	作業療法／個別	個人活動 生活リズム	リラックス	レクリエーション	創作活動	個人活動 生活リズム	リラックス	ゲートボール 散歩		
11:00–11:30												
11:30			体操				体操				体操	
12:00	昼休み											
13:00–14:00		エアロビ	卓球			個人活動 生活リズム	ソフトボール		卓球		個別作業療法	個人活動 生活リズム
14:30			教育 心理									
15:00												

表6 各作業療法プログラムの病期における位置付けと導入の段階付け

プログラム名	会場	内容
健康いきいき体操	病棟ホール	週3回，昼食前に実施．身体をほぐして心をほぐすことが目的．座ってできる簡単な内容．昼食の席での実施も可能としている．
リラックス	病棟談話室	病棟の個室で実施．自分の身体感覚に集中し，照明を落とし，心地よい音楽とストレッチで，リラックスを図る．
カラオケ	病棟談話室	病棟の個室で実施．席をたくさん用意しておき，聞くだけ，座っているだけの参加も可能としている．
レクリエーション	病棟ホール	簡単なルールのレクリエーションを実施．ほかの参加者と活動を共有することを目的とし，途中参加や中座も可能としている．
創作活動	病棟ホール	切る，貼る，塗るなど単純な工程で病棟カレンダーを作成する．できる工程から始め，集中時間やできる工程を増やしていく．
生活リズム獲得	OT室	音楽鑑賞，自転車エルゴメーター，読書（漫画）など取り組みやすい活動で，OT室に毎日足を運ぶことを習慣付けていく．
散歩	OT室 グラウンド	①気分転換グループ，②ウォーキンググループに分けて実施．慣れてきたら①→②へ移行する．毎回，前後に気分を確認する．
卓球・ソフトボール	OT室	卓球は1ゲーム3分に区切り，休憩時間を設ける．ソフトボールは室内で座ってできる女性も参加しやすいルールを設定．
個人活動	OT室	編み物，革細工などの思考や技術を要する手工芸を実施．活動を行い，満足感や達成感を得られるよう支援する．

（急性期→回復期）

は，睡眠の項目はまだ改善が小さいが，すべての項目で改善傾向にあった（図3）。③SDSは28/80であり，UBOMは11.6cmであった。④バウムテストでは奇抜な絵を描写していた（図4）。軽躁状態が疑われ，活動や行動で観察された事柄を医師に伝え，双極Ⅱ型障害と診断された。そして，精神科退院前訪問指導にて，事例の在宅生活の状況を確認した（表7）。

● 回復期の作業療法実施計画

気分，生活行動，抑うつの評価を継続し，その評価結果をフィードバックして回復を意識してもらった。また，退院後の生活や再発予防を意識した心理教育を導入した。

気分障害の心理教育（表8）に参加してもらった。また事例は，作業の取り組み方と，エネルギーの使い方に課題があるため，"1日の活動とエネルギー配分表（エネルギー配分表）"（図9）を用いた。この表は，①1日の日課や作業を列挙し，②それぞれの作業の消費エネルギーを計画し，③実際の消費エネルギーを振り返るものである。本人との面談にて，1日の消費エネルギーの合計が80％を越えないことを目安に設定した。

図9　1日の活動と消費エネルギー配分表

①本日の作業や活動を書き出してください。

②その作業や活動を行うのに必要なエネルギーを書いてください。
　ポイント1：1日に使えるエネルギーの上限を100％と設定します。
　ポイント2：それぞれの作業や活動の消費エネルギーを設定しましょう。
　ポイント3：消費エネルギーの合計が100％を超えないように配分しましょう。
　ポイント4：消費エネルギーの合計を80％にすることを目標にしましょう。

作業・活動	消費エネルギー（％）

③1日の活動計画：作業や活動をする前にエネルギー配分をグラフにしてみましょう。

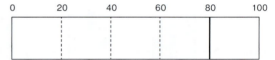

④1日の振り返り：1日の作業や活動を終えたら，実際のエネルギー配分をグラフにしてみましょう。

表7　精神科退院前訪問指導で確認した事例の在宅生活と生活様式の状況

確認項目名	具体的項目	実施結果
①家屋の状態	屋内外の状態を確認する。整理整頓，清潔が保たれていることを予測し，それを維持するのにどれくらい労力を要するかを観察する。	屋内外ともに非常に手入れが行き届いていた。棚には物が等間隔に整理されており，これらは事例が行っていた。
②生活動線の確認	週間活動記録表と照らし合わせ，動線を確認する。	リビングとキッチンを中心とした動線であるが，休むことなく常に動いていた。
③家事遂行の確認	屋内外のどこでどのように家事を遂行しているかを確認する。観察，確認した内容から，退院後の家事のやり方について検討する。	調理や掃除，孫の世話などの実施状況を確認した。せわしなく動いていたようであり，どの家事も手を抜かず遂行していた。
④家族から生活状況の聞き取りと病気に関する理解度を確認	事例から聞き取りした生活状況と照らし合わせる。家族の生活時間を確認し，家事の分担など提案をする。家族へ心理教育を実施する。	夫と妹から"80％"を合言葉として事例に声を掛けていただくことに了承を得た。心理教育の再発予防のテーマのみ家族に実施した。

● 回復期の経過

事例は，消費エネルギーの配分計画よりも多くのエネルギーを費やしてしまう傾向にあった。少しずつ計画を通りに配分できるようになり，余力を残すこともできるようになっていった（図10）。

表8　気分障害の心理教育

テーマ名	内容	担当
1　病気について	気分障害の疾患に関する基本的な知識を学ぶ。 ①発症の要因：さまざまな要因が重なって発症することを知る。 ②症状：自分の症状が，どの症状に当てはまっているかを知る。 ③回復の過程：どのような過程で回復していくかを知る。	看護師
2　薬について	薬剤に関する基本的な知識と効果を知る。 ①薬剤の基礎知識：気分障害の薬の効果と作用を知る。 ②処方薬：自分が服用している薬の効果を知る。 ③副作用：起こりうる副作用と対処方法を知る。	薬剤師
3　再発予防 退院後の生活	退院してから再発を予防するために必要なことを学ぶ。 ①ストレス：ストレスに関する基本的な知識と対処方法を考える。 ②生活について考える：安定して生活するための注意点を知る。 ③注意サイン：再発しうる自分の初期症状について振り返る。	作業療法士
4　社会資源について	公的サービスや退院後に利用できるサービスを学ぶ。 ①公的な支援：自立支援医療制度，精神障害者保健福祉手帳，精神障害年金について知る。 ②退院後の医療支援：精神科デイケア，精神科訪問看護の紹介。	精神保健福祉士

※週1回，1テーマ約60分で実施。固定した3〜6名の参加メンバーで，4週を1クールとして実施。

図10　事例のエネルギー配分表記載内容の経時的変化

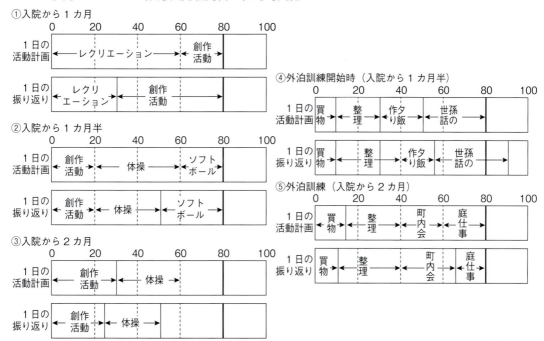

①消費エネルギーを80％に抑えることはできていたが，1日の活動計画と1日の振り返りで消費エネルギーに差があった。②少しずつその差は小さくなり，③余力を残して1日を終えるようになった。④外泊では消費エネルギーが80％を越えることもあったが，⑤外泊訓練をくり返し，消費エネルギーを80％に抑えられるようになった。

集結期

退院に向けて外泊訓練を開始したため,外泊中にもエネルギー配分表を使ってもらった。

● 作業療法評価

退院時(2カ月後)の①SMSFでは,入院時よりも改善を認め(図2),②ISDAでは,睡眠の項目はまだ改善が小さいが,すべての項目で改善傾向にあった(図3)。③SDSは33/80であり,UBOMは21.8cmであった。④バウムテストでは写実性が向上していた。⑦COPMにおいては,重要度に変化がみられ,優先順位をたてられるようになった(表5)。

● 退院支援期の経過

OTプログラムでは,早めに作業を切り上げることやときには休むこともできるようになった。外泊では,意識的に身体を休める時間を設けることや,夕食を弁当にするなど,エネルギー配分を意識した行動がみられた。家族とともに,"80%"を合言葉にして外泊を繰り返すことができた。入院から2カ月後に退院し,その後4年が経過しているが再発なく生活を送っている。

引用文献

1) 日本精神神経学会 精神科病名検討連絡会:DSM-5 病名・用語翻訳ガイドライン(初版),精神神経学雑誌,116(6): 429-457,2014.
2) 加藤忠史:躁うつ病はここまでわかった,p.74-77,日本評論社,2007.
3) 大畑秀穂:学生のための精神医学,第2版(太田保之,上野武治,編),p.106-108,医歯薬出版,2006.
4) 荘村多加志:国際生活機能分類(ICF)—国際障害分類改定版—(障害者福祉研究会,編),p.6-7,中央法規出版,2002.
5) 鈴木 肇:うつ病 リワークプログラムの続け方—スタッフのために(うつ病リワーク研究会,編),p.12-25,p.156-159,南山堂,2011.
6) 山根 寛:精神障害と作業療法,第2版,p.162-168,三輪書店,2003.
7) 浅海奈津美,守口恭子:老年期の作業療法,第2版増補版(鎌倉矩子,山根 寛,二木淑子,編),p.114-116,三輪書店,2009.
8) 早坂友成,岡崎 渉,高橋章郎,ほか:作業療法マニュアル54 うつ病患者に対する作業療法,日本作業療法士協会,2013.
9) 加藤忠史,監:双極性障害[躁うつ病]の人の気持ちを考える本,講談社,2017.
10) 加藤忠史,編著,不安抑うつ臨床研究会,編:躁うつ病はここまでわかった,日本評論社,2007.
11) 早坂友成,稲富宏之 編:うつ病の作業療法,医歯薬出版,2013.

4 神経症

織田靖史・芳賀大輔

評価法

　神経症は，器質的に異常がなく心因により発症すると考えられており，精神病に対立する概念としてSigmund Freud（ジークムント　フロイト）によって確立された。これは，神経症の病態の解釈や精神病理学的な考え方に影響を与えた[1]。しかし，現在ではより正確な診断が求められるようになり，DSM-5（Diagnostic and Statistical Manual of Mental Disorders, Fifth Edition：精神疾患の診断・統計マニュアル）では神経症という病名は廃止され，不安症群，強迫症および関連症群，心的外傷およびストレス因

表1　神経症圏の疾患の分類

	ICD-10		DSM-5	
	恐怖症性不安障害		不安症群	
恐怖症	・広場恐怖 ・社会恐怖 ・特定の（個別的）恐怖		・限局性恐怖症 ・社交不安症 ・広場恐怖症	恐怖症
不安神経症	その他の不安障害 ・パニック障害 ・全般性不安障害 ・混同性不安抑うつ障害		・分離不安症 ・選択性緘黙（かんもく） ・パニック症 ・全般性不安症	不安症
強迫神経症	強迫性障害		強迫症および関連症候群 ・強迫症 ・醜形恐怖症 ・ためこみ症 ・抜毛症 ・皮膚むしり症 ・自己臭恐怖	
心因反応 外傷神経症 戦争神経症	重度ストレスへの反応および適応障害 ・急性ストレス反応 ・外傷後ストレス障害 ・適応障害		心的外傷およびストレス因関連障害 ・反応性アタッチメント障害 ・脱抑制型対人交流障害 ・心的外傷後ストレス障害 ・急性ストレス障害 ・適応障害	
ヒステリー 離人神経症	解離性（転換性）障害 ・解離性健忘 ｝解離性 ・解離性遁走 ・解離性昏迷 ・トランスおよび憑依障害 ・解離性運動障害 ・解離性けいれん ｝転換性 ・解離性無感覚および感覚脱失 ・その他の解離性障害		解離症群 ・解離性健忘 ・離人感・現実感消失症 ・解離性トランス ・解離性同一性障害	
心気症 森田神経質	身体表現性障害 ・身体化障害 ・心気障害 ・身体表現性自律神経機能障害 ・持続性身体表現疼痛障害		身体症状および関連症群 ・身体症状症 ・病気不安症 ・変換症 ・作為症	
ノイローゼ 離人神経症	その他の神経症性障害 ・神経衰弱 ・離人・現実感喪失症候群			

ICD：International Statistical Classification of Diseases and Related Health Problems：疾病及び関連保健問題の国際統計分類

関連障害群，解離症群，身体症状症および関連症群に分類されている（**表1**）[2]。

急性期

　急性期の評価は，面接により対象者自身が今困っていることを明らかにすることが重要である。特に，生活上の困りごとについて共有すると治療同盟の構築につながり，その後の作業療法（OT）を展開するうえで効果的であろう。その際に作業療法士（OTR）は，医学モデルにより問題点を抽出するよりも，生活モデルを基盤とした**作業機能障害**[3]をアセスメントする視点をもつほうが本人の主観的な体験を**追体験**し，OTにおける課題を共有することに役立つ。これは，生活をとおして，本人の体験する生活上の苦しみや困難感をOTRが追体験し，それを克服するために調整するターゲットを明らかにすることで，対象者とOTRが手を携えるポイントが見つけやすくなることが期待されるからである。

　加えて，発症や症状の増悪につながる心的な負荷（ストレス）は，作業不均衡状態（作業バランスの崩れ）に影響を受けるとされている。そこで，生活パターン（特に睡眠）の状態について訊き，十分に休息をとれているのかを確認する。具体的には，睡眠では，睡眠時間だけでなく睡眠リズムや睡眠の質も確認する。生活パターンでは，生活を構成する作業時間のバランスだけでなく，作業の意味なども確認することである（**表2**，**図1**）。一方，山根が**「直接病理に触れないかかわり」**と提唱しているように[4]，症状や発症の原因について細かく聞くことは治療者への不安や引き金となったストレスを増強させる可能性が高いため，この時期には実施しないほうがよい。

回復期（表3）

　回復期では，発症の原因となった不安や葛藤，症状が発生するプロセスやメカニズムなどが焦点化され，対象者の自己洞察による気付きがもたらされることが多い。従って，OTRとの関係性

表2　睡眠と作業バランスの確認事項

項目	確認する対象	具体的質問
睡眠	睡眠時間	何時間眠れましたか？
	睡眠リズム	何時に寝て，何時に起きましたか？ いつも大体，同じ時間に寝たり，起きたりしますか？
	睡眠の質	途中で起きることはありますか？　何回ぐらいですか？ 途中で起きたときは，すぐにまた眠れますか？ 朝起きたときに，ぐっすり眠れた感覚がありますか？ 夢を見ますか？　いつもより多いですか？　悪夢ですか？ 昼間眠くなることがありますか？
作業バランス	時間的バランス	何かに熱中しすぎることはありますか？ やるべきことは(計画どおりに)できていますか？ 焦ることはありますか？　どんなときにそうなりますか？
	意味的バランス	やりたいことができていますか？ やらなければならないことばかりしていませんか？ 自分がやるべきことはできていますか？ やりたいこと，やらないといけないこと，やるべきことのバランスはどうですか？

※作業のバランスについてはチェックシートも活用する。

図1　日常活動のGRID評価

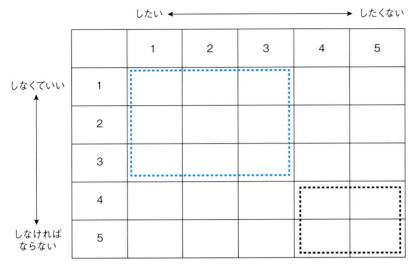

※5×5のGRIDの当てはまる場所に活動を記入する。このうち、色点線内の活動はストレスとなる傾向が高いと考えられるため、色点線内の活動は「午前、午後で1個ずつ」、または色点線内の活動に時間を使うとほかの時間は黒点線内の活動を行うと決めるなど、1日の活動のバランスをみるときの参考とする。

表3　継続期の評価項目

項目	発生する現象	評価項目
関係性	依存	どんな状況で，どんな状態になるのか？
	アンビバレント	どんな価値の対立があるのか？（○○vs××） どのような行動が起こるのか？
症状，病因	行動化	どんな状況で，どんな行動が起こるのか？ なぜ，そのような行動が起こるのか？ 行動化抑制のためにどのような対処が考えられるのか？
	ストレッサー	ストレスのもととなる状況は何か？ その人が抱えている不安や葛藤は何か？
	ストレス反応	ストレスによってどんな反応(症状)が発生するのか？
作業機能障害[4]	作業不均衡 作業疎外 作業周縁化 作業剥奪	作業バランス(時間，意味)は崩れていないか？ 本人にとってやりがいのある作業を行えているのか？ 本人がしている作業の価値を周りが認めているか？ 作業ができる状況(環境)が整っているのか？
生活状況 (導入期より)	不眠 活動，参加状態の悪化	睡眠状況はどうか？ やりたい作業に取り組めているのか？ やるべき活動に取り組めているのか？ 参加による作業的挑戦はできているのか？

※作業のバランスについてはチェックシートも活用する。

や構造化された集団，さらに日常生活のなかで対象者本人の対人関係パターンや作業遂行レベルを評価することが重要である。そして，場面や関係性の違いでそれらがどのようになるのか，それぞれの一致点と相違点を確認する。例えば，OTRとの関係では，依存的になる場面やアンビバレントな態度のときなど状況に応じて関係性に変化がみられることが予想される。

加えて，不安や葛藤，苦痛による衝動性の増加が，行動化を引き起こしやすい時期でもある。もちろん衝動的に発生する行動化自体は，対象者の必死の対処行動（コーピング）なのではあるが，多くの場合それは適応的な行動とはならないことが多い。ゆえに，行動化に代わって，どのような対処行動（コーピング）が妥当であるのかを評価することもこの時期の重要なポイントである。

また，OTRを含め周囲の対人関係における関係性が現実的に変化するなど，本人と本人を取り巻く環境との相互関係に変化が起こる時期でもあるため，作業機能障害の視点からも再評価を行うことでOTにおける目標を明確に再設定し，それを対象者本人とOTR（治療チーム）の間で共有しておく必要がある。

維持期

継続期の中期から維持期にかけて，参加による作業的挑戦が自信の回復やその後の社会生活に向けて大切な経験となる。特に維持期は，**自律した社会生活に向けて具体的なプランを考える時期**であり，活動と参加を通じた自信の回復が主な目標となる。従って，活動と参加の状況やその困難度が主な評価項目になる。これらは，観察や面接で行うことが多いが，作業機能障害の視点から評価することも重要となる。

治療法（支援法，図2）

先に述べたように神経症は，不安症群，強迫症および関連症群，心的外傷およびストレス因関連障害群，解離症群，身体症状症および関連症群の各群に分けられており，それぞれに推奨される治療法が確立されている[5]（**表4**）。全体的に薬物療法や認知行動療法，行動療法（暴露），心理教育，リラクセーションなどが中心となっている。OTでは，対象者に対して，①**あたまならし**として認知機能の向上，②**からだならし**として体力の向上，③**こころならし**としてこころの余裕につながる知識の向上とリラクセーション，④**ひとならし**として参加による積極的挑戦を行い対人交流の機会とそこでの対処法を確立する[6]。同時に周囲の人や状況に対して，**環境調整**を行い安定，安心する場の設定を行っていく。

導入期

導入期では，葛藤や不安で余裕がなくなり動けなくなっている対象者の状態を最大限尊重することが重要である。従来のOTでは，山根が述べているように「やってみたいものがあれば教える程度の距離」を保ちながら，動き始めるまで見守るという対象者の葛藤状況を受け入れる「待ち」の姿勢をとることが，その後の治療展開における治療者－患者関係を考えたうえでも肝要であるとされている[7]。そのうえで，対象者が疾患やそのストレスから距離をとることを優先する。具体的には，対象者が気になっていること，不安に思っていることから気をそらすことが求められるため，対象者が興味をもてる作業があればそれを導入し，その作業に集中し没頭することで今の状況から距離をとれるように支援することが推奨されている[7]。

それに加えて筆者の経験では，ストレスに対処するため，①生活上の困難（今困っていること）に対する環境調整を行い，**ストレスフルな状況を緩和**できるように工夫すること，②ストレスがかかった状態でも心身の余裕を保つため，リラクセーションにより身体をとおして**心身の緊張をほぐすこと**，③ストレスによる身体への影響を最大限低減するために**良質な睡眠をとれる**ようにサポートすること，などが重要であろう。なお，リラクセーションには，集中し没頭するような活動

図2 神経症の治療法（支援法）のイメージ

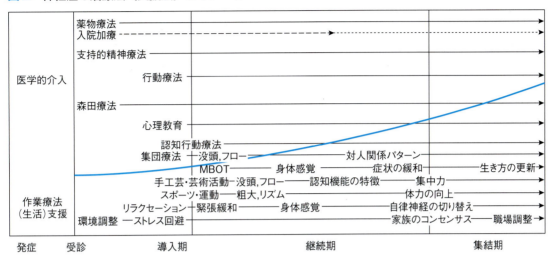

MBOT : mindfulness-based occupational therapy : マインドフルネス作業療法
※色の線は医学的介入と作業療法（生活）支援の割合の変化を示す。入院加療の可能性は継続期より下がると考えられる。

表4 神経症の主な疾患と治療法

疾患群	主な疾患	主な治療法
不安症群	広場恐怖症	薬物療法 行動療法（暴露療法）
	社交不安	薬物療法 認知行動療法 森田療法 リラクセーション
	パニック障害	薬物療法 認知行動療法 心理教育 リラクセーション
強迫症および関連症群	強迫症	薬物療法 暴露反応妨害法
心的外傷および ストレス因関連障害群	急性ストレス反応	環境設定（PFA） トラウマ焦点化認知行動療法
	心的外傷後ストレス障害	薬物療法 トラウマ焦点化認知行動療法 EMDR
	適応障害	環境設定 認知行動療法 薬物療法（対症療法）
解離症群	解離症状	精神療法 心理教育 薬物療法（対症療法）
身体症状症および関連症群	身体症状症	薬物療法 精神療法 認知行動療法

※PFA：Psychological First Aid：サイコロジカル・ファーストエイド
EMDR：Eye Movement Desensitization and Reprocessing：眼球運動による脱感作と再処理法
薬物療法は，主に行われる場合と補助的に処方される場合がある。
精神分析療法など洞察的精神療法は，疾患に対してというよりも対象者の生き方全体を対象として実施されることも多いため，ここには載せていない。

（文献5より作成）

による過覚醒状態を引き起こすリスクを低減する効果も期待されるため,活動と組み合わせて行うと効果的であろう[8]。

継続期

治療全体をとおして病気と向き合うことが多くなり,それに伴って心理的な負担だけでなく体力的にも多くの負担を受けることから余裕がなくなる時期である。臨床的には,刺激に対して敏感になることが多く,衝動的な行動化を起こしたり,身近な対人関係で過度の依存や攻撃性がみられたりする。従って,チームでそれぞれの職種やスタッフのパーソナリティ,専門性に応じた役割分担を再確認する必要がある。特に衝動的な行動化が頻回に起こる場合には,周囲から孤立しないようにサポート先を増やす必要がある。

OTにおいては,従来の教科書ではOT独自の展開について述べられていたが,現在は精神科の治療もチーム医療で行われるため,認知行動療法や心理教育など**ほかの治療法の効果が発揮できるように組み合わせて**行う。その場合,認知行動療法や心理教育ならばリアルな場(普段の生活の情報収集をする,セッションで学んだことを実際にチャレンジしてみる)として,リラクセーションならば非日常の場(いつもの自分や生活の場からいったん離れる,特別なことをする)として実施するなどOTの意味や形態は変化する。

また,思考にとらわれがちな対象者には,スポーツやゲームなどの比較的粗大的な動きを伴う活動がいいとされている[7]。加えて,予期不安などのように未来のことにとらわれたり,過去の出来事に心が揺れるなど,未来や過去に思考がとらわれがちな対象者には,**マインドフルネスやマインドフルネス作業療法(MBOT:mindfulness-based occupational therapy)**[9]を導入することも1つの方法である。マインドフルネスやMBOTは,対象者の経験をあるがままに受け止め受け入れるものであり,それにより対象者は過去や未来ではなく今にとどまることになり,自らの思考と適度な距離をとれるようになることが期待される。

OT場面やほかの治療法などにより自分の行動パターンや症状の特徴などに気付きが深まった際には,その情報を症状出現(悪化)のサインとそれに対する適応的コーピングといった形で**クライシスプラン**などにまとめるようにする。それを本人,治療チーム,家族など関係者で共有し,入院中ならば病棟やOT場面で,外来ならばOT場面や日常生活場面でそのような兆候がみられたときに実際に対処しそれを振り返るようにすると効果的である。

集結期

日常生活における生活環境の整備やストレスマネジメントが主な目的となる時期である。基本的には,①ストレスの軽減のために環境の整備を行うこと,②本人と周囲の人の今後に向けてのイメージを統一すること,③ストレス対処能力を高めることであるが,対象者の生活状況によって支援方法は変わる。例えば,復職や再就職が目標ならば,環境整備として就労に対する本人と家族のコンセンサスや家族内の役割分担を確認したうえで,仕事量や内容,勤務体制,相談先などの職場調整を行う。また,OTプログラムでは,グループをとおし役割の遂行やコミュニケーションを課題としたプログラムを実践し,そこでの出来事(問題)をOTRとの振り返りや認知行動療法などほかの治療場面で活用する。家事や育児が目標ならば,環境整備として家族内での役割分担の調整や子育

て支援制度（ほかの資源）の利用，ほかの支援者・関係機関などの調整を行う．OTプログラムでは手工芸や運動プログラムで集中力，体力の向上を図り，リラクセーションプログラムでは自律神経（交感神経−副交感神経）の切り替えを目標に取り組むことがポイントとなる．

事例（典型例）

作業療法開始まで

　本症例は30代男性，強迫性障害．大学卒業後，大手パソコン関係の会社に就職し，システムエンジニアとして働く．就職当初は言われたことをしっかりこなし問題なく過ごしていた．最初はほかの人のサポートが中心であったが，入社後1年ほど経過した頃から自分1人でシステムを組むことが多くなった．その頃より納期などの時間のプレッシャーを感じながら仕事を続けることになる．徐々に納期までに仕事が間に合わず残業時間が長くなり，提出した書類のミスを指摘されることが多くなり，上司から書類を常に確認してから提出するようにと注意されることにもプレッシャーを感じるようになった．書類のミスがないかが常に気になり何度もチェックをする行動が増え，同時に自分の手が汚れていないかも気になるようになった．書類のチェックが増えることで仕事の効率が悪くなり，そのことでまた上司から叱責される．過度の書類の確認や頻回な手洗いがあるが病院に行くことはせず，疲労感が高まり5年ほど勤務して退職．その後，今後の仕事のことを考え，ハローワークに相談に行き，得意なパソコンスキルを伸ばすために職業訓練に行くことになる．訓練では，不潔恐怖や忘れ物をしていないか，落とし物をしていないかが常に気になり，集中できず，細部にこだわってしまい内容についていけない状態であった．同時に若者サポートセンターに登録し，生活や職業の相談をし始める．職業訓練の期間が終了に近付き就職が決まっていないことを職業訓練の施設や若者サポートセンターで相談し，就労移行支援を紹介された．自分でも今の状態では就職できないと感じ，就労移行支援事業所での訓練の継続を希望した．来所時は，家族と同居しており，兄弟が実家近くに住んでいた．生活費は今までの貯金と家族の援助でまかなっていた．障害者手帳などは所持していなかった．

プログラム体制

　この症例の通所した施設は，障害のある人の就労をサポートする就労移行支援事業所である．ここではOTR，臨床心理士，精神保健福祉士などの資格をもった職員が対応している．プログラムは1日4コマ週5日実施し，利用者は個別計画を作成して，1日の時間や1週間のプログラム参加数を決定していく．プログラムは生活リズムの改善，自己理解や対人スキルの向上，ワーキングスキルの向上といったテーマに分かれていて，症状や障害の程度によって必要なものを選んでいく．生活リズムの改善ではヨガやストレッチなどの運動プログラムがあるほか，生活記録表などをとおして睡眠リズムや気分の変化などを把握することを目標にしている．自己理解と対人スキルの向上では，心理教育や活動をとおして疲労や気分の変化を知るプログラムや，認知機能リハビリテーションや認知行動療法，ストレスコーピングや対人スキルの習得などのプログラムがある．ワーキングスキルの向上ではパソコンスキル以外にグループワークやプレゼンテーションをとおし

てコミュニケーションや役割行動などを勉強するためのプログラムも実施している。

導入期（開始から3カ月）

通所と同時にOTRが担当することになる。導入の面接時にはリュックいっぱいの荷物を持ってきていた。こちらが説明したことはメモをとりながら真剣に聞いていた。参加に対しては意欲的でまた仕事をしたいと思っていると希望を話された。開始の面接のときから手洗いに関する心配、荷物の置き場、プログラムの時間のこと、遅刻や早退の手続きなど細かく質問された。

最初は、手が汚れない活動や時間の枠組みが厳しくない活動から導入することになった。目標として確認行動を減らすことで本来もっている能力を活かす、効率よく日常生活や仕事に取り組めるようにすることを設定した。

導入時には、ヨガなどの運動プログラム、もともと得意で授業内容もイメージしやすかったパソコンのプログラムを行った。参加開始初日に遅刻して来所する。理由は、電車のなかで物を落としたのではないか、周りが自分のことを見ているのではないか、携帯電話を見たときに横の人に見られたのではないかと気になって何度も確認したことであった。活動中もちょっと席を移動するときも荷物をすべて持っていく、人が自分の横を通ると手などが当たってないかなどが気になり、確認することが頻回にある。また、プログラムで気になったことを終わってからまとめて質問することがあるが、それだけでなく、不潔恐怖に関することも質問していた。それらに対して荷物を確認する頻度を減らす取り組みを行った。これまで電車のなかで荷物を10回程度確認していたのを、家を出るとき、施設に着いたときの2回のみにする。また気になったことをそのつど聞くのではなく、ノートに書いておき1週間程度まとめて質問をすることとした。この2つを2週間ほど試してみるが、本人には確認行動が減ったという自覚もなく、効果はあまりみられなかった。そのため別の方法を検討する。

本人が行っている確認行動に対して共感する（大変な思いをしていること）一方で、それを自分ではどうしようもないことを前提に確認行動のメカニズムについて心理教育を実施する。同時に、病院への通院を促し、薬物療法と確認行動を減らすための行動様式の変容を促す方法を検討した。また、プログラム内では運動や自分の得意なことをすることで気分が落ち着くか、そのときの確認行動がどうなったかなどをセルフモニタリングしてもらいながら参加してもらうことにした。また、集中できていた、確認行動のためにプログラムを中座しなかった、短い時間でコンパクトに質問できた、など本人が気付いていない変化についてはフィードバックするようにした。対人関係においても気になったことを次々質問するため周りが少し疲れる傾向にあった。ただし踏み込んだプライベートの内容や個人情報などに関することを聞くことはなかった。

最初は、自分が精神科やメンタルクリニックに通院することに抵抗を示す。もともと本症例も精神障害に対する偏見をややもっており自分がその仲間入りをするのだと、抵抗感があるようだった。こちらからは、通院は効果がみられなかったら中止することもできる、精神科への通院は自分から言わなければ周りに知れることはないことを何度か説明する。それにより精神障害者に対するイメージが変わり自分も確認行動をなんとかしたいと思い、メンタルクリニックに通院することになる。クリニックで薬についても丁寧に説明を受け、思っていたものと少し違うことを感じ、服薬治療も開始する。

最初は服薬すると眠気やだるさを訴え、プログ

ラム中に居眠りすることもあった。そのような状態ではあったが服薬を中断したいとの要望はなく、再度心理教育を実施して薬の効果が出るまでには少し時間がかかることを説明する。また、携帯電話を横から見られるのではないか、など気になっていることを実際に再現し、隣に座って携帯電話を見ても内容までわからないことを実感してもらった。プログラムに持ってくる荷物は優先順位を付け、量を減らすことで確認時間が減ることを実感してもらった。財布や携帯など常に気になるものは鞄ではなくポーチを使用して持っておくことにした。

このように服薬と行動変容の取り組みをすることで確認の時間や回数が減ったと自覚するようになる。また周りからも焦って行動せず、落ち着いて取り組めるようになったなど評価を受けるようになった。

継続期（4〜8カ月）

徐々に参加日数や時間が増えるようになってくる。この頃より運動やパソコン以外に対人関係のトレーニングプログラムや認知行動療法プログラムにも参加するようになった。自分の言動を別の視点から理解する、考え方の幅を広げることを目標に取り組み始める。話を聞くよりメモを取ることのほうが多く、ときおり話についていけないことがあるが、メモをいつとるか、何をとるかをOTRと確認しながら行っていくことで内容についていけるようになった。また、認知行動療法では自分の強迫性行為について周りと話し合うことで新たな発見をする場面もあった。

さらに確認行動についても最初の頃に提案した気になることを1週間まとめて記載しておく取り組みを再び行うようになる。最初は1週間でA4用紙3、4枚分の量になり、関連が少ない内容を次々と聞いてきていることはあった。ただしプログラム内では落ち着いた参加ができるようになり、質問があるときもほかの人の質問が終わるのを待ってから行うといった行動もみられるようになる。また、対人関係に関する内容や認知行動療法などのプログラムにも参加できるようになり、自分の行動を客観的に見られるようになる。以前のように頭が働かないことで仕事ができないのではないかと不安になるとの発言はあるが、確認行動に使っていた時間や回数が減ったことは実感する。対人関係においても一方的に話をすることが減り、周りとコミュニケーションがスムーズにとれるようになる。また、もともと仕事で使用していたこともあり、パソコンスキルは全般に高く、仕事に活かせるレベルであった。仕事に関しては、自分は再び仕事ができるようになるのかと不安になることがあるが、やってみたい気持ちは変わらずもっていると発言がある。家族からは障害者雇用での就職を反対されておりどのような形で就職するかを模索する。

確認行動に関しては完全に消失しているわけではないが、遅刻などはなく過ごしている。そのため家族を交えて今後についてのカンファレンスを実施することになる。

主に病気についての説明を行い、家族がもつ就労のイメージについて確認する。本人の性格や思いで行動を抑制することができないこと、本症例は現時点で診察や服薬があることで安定していることを説明する。納得はできないが、今やっていることは反対しないとの返事であった。

その後、病気のことを開示して就職活動を行う。履歴書で再び細部にこだわる部分はあるが、スタッフの説明で修正が可能である。また、そのほかの日常生活でも確認行動が増えている様子はない。そのため障害の影響でなく、単に経験不足と判断して就職活動に必要な訓練を繰り返し

実施することになる。

また，夜間の学校に行きパソコンの資格取得にも取り組み始める。本症例も確認行為の出現をやりすぎている，ちょっと疲れているとのバロメーターにするようになる。そのつど，主治医にも自分から相談し，薬の微調整をしている。

集結期（9〜12カ月）

資格試験にも合格し，その資格を活かした就職先も見つかる。障害のことを開示した状態での就職であったため時間や日数など最初からフルタイムを要求されることなく徐々に増やしていくことになった。就職以降も確認行動や不潔恐怖などが出現することなく過ごす。ときおり，自分で判断がつかない日常生活の些細なこと（このような場面ではどのように声をかけるほうがいいか，この場面で手洗いはしてもいいかなど）に対する質問があった。質問の量は以前の4分の1程度になる。週によっては質問することがないと話すこともある。また，確認行動については以前のように気にならなくなったと実感できている。本当にこれでいいのかとの思いは残存しているが，現時点で仕事ができているため今の生活を続けることを優先している。就職して3カ月ほど経過して大きな問題がないため面談を終了することになる。現在も主治医や若者サポートセンターなどの支援は継続している。

本症例は，強迫性行動を自覚しているが克服がなかなかうまくいかなかったケースである。行動変容の取り組みだけでなく服薬を合わせることで症状が消失し，本来もっている本人の能力を十分に活かすことができた。また，症状の回復と仕事の準備に同時に取り組むことで就職につながった症例である。OTは，本人の大変さに共感しながら，障害への理解を高め，自分の行動や能力を確認するセルフモニタリングの機会として有効であった。

引用文献

1) 大宮司信：神経症性障害．標準理学療法学・作業療法学 専門基礎分野 精神医学，第4版（上野武治，編），p.162-173，医学書院，2015．
2) 日本精神神経学会 精神科病名検討連絡会：DSM-5 病名・用語翻訳ガイドライン（初版）．精神神経学雑誌，116(6): 429-457, 2014.
3) 寺岡 睦，京極 真，中山朋子：作業機能障害の種類と評価 (Classification and Assessment of Occupational Dysfunction; CAOD) の試作版作成．総合リハ，41(5): 475-479, 2013.
4) 山根 寛：「ふれない」ことの治療的意味―汚言に葛藤する患者の対処行動と自己治癒過程より―．作業療法，16(5): 360-367, 1997.
5) 音羽健司，江里口洋介：神経症性障害．精神神経疾患 ビジュアルブック（落合慈之，監，秋山 剛，音羽健司，編），p.192-218，学研メディカル秀潤社，2015．
6) 織田靖史：ストレッチとウォーキングによる運動プログラム・近森病院（高知県）の場合．精神科作業療法 運動プログラム実践ガイドブック（髙橋章郎，早坂友成，編），p.92-108，メジカルビュー社，2017．
7) 山根 寛：精神障害と作業療法 治る・治すから生きるへ，第3版，p.246-250，三輪書店，2010．
8) 北山順崇，織田靖史，小松博彦：精神障害と散歩--統合失調症の回復過程に沿った散歩の効果を中心に（特集 あなどれない，散歩と外気浴--心のリズムと身体のリズムを整える）．臨床作業療法，4(4): 287-292, 2007.
9) 織田靖史：作業にひたり，作業を味わうことで，ひとは救われる―マインドフルネス作業療法とは何か．作業療法ジャーナル，51(3): 244-247, 2017.

Ⅳ章 各精神疾患の精神科作業療法

5 依存症

佐藤嘉孝・南 庄一郎

はじめに

　近年，アルコール健康障害対策基本法の制定や，統合型リゾート整備推進法〔IR（integrated resort）整備推進法〕に伴うギャンブル依存対策の検討，薬物使用などにおける刑の一部執行猶予制度が導入され司法と保健・医療・福祉が連携するなど，国の施策においても依存症（物質使用障害）対策は進められている。そして，教育や予防分野においても，その対策が行われるようになってきている。

　本項目では，特に医療機関などで実施されている内容を中心に，依存症の評価と治療について述べる。

　評価・治療ともに対象者に対する支援者の姿勢として，「人としてかかわる（疾患だけに焦点を当てるのではなく，対象者を"作業的存在"としてみる）」「対象者に合わせてかかわる（脳の回復状態，動機付けや行動の段階，理解力の程度，場所などを考慮したかかわり）」が大切である。「断酒」「断薬」が最終の目的ではあるが，そればかりにとらわれすぎず，広く長い視点で対象者を理解し，柔軟に対応していく姿勢が必要である。

評価法

　依存症は脳機能障害であり，慢性疾患に位置付けられる。しかし，「お酒を飲む」「薬物を使用する」「ギャンブルをする」ことが症状でありながら，「ストレス発散になる」「不安の解消になる」「お金が増える」などといった「メリット」を与えるということも大きな特徴である。そのため，やめるための準備が整わない場合も多く，「多くの依存症と思われる人のうち1割程度しか医療や自助グループなどにつながっていない」ともいわれている。

　以前であれば，「やめるつもりがない人」に対しては，「底つき（対象者が依存症行動を止めようと思えるだけの十分な失敗体験）が必要」「否認（自分には依存症問題はないと考えている）している」という理由で治療支援の対象外とされていたこともあった。しかし現在では，「底つきの前に底上げ（治療者などがかかわり，依存症行動をやめるための準備を促す）」「否認ではなく両価性（やめたい気持ちとやっぱり止められない，などといった相反する気持ち）が高まっている」という理解のもとに，治療が進められるようになってきている。

　そうした現状を踏まえ，次に必要な評価について述べる。

DSM-5による依存症：物質関連障害および嗜癖性障害群

　DSM-5（Diagnostic and Statistical Manual of Mental Disorders, Fifth Edition）では，いわゆる「依存症」は，主に「物質関連障害および嗜癖性障害群」に分類されている。それは「物質関連障害群〔アルコール使用障害（**表1**），アルコール中毒，アルコール離脱など〕」と「非物質関連障

表1 アルコール使用障害の診断基準

	診断項目
1	アルコールを意図していたよりもしばしば大量に，または長期間にわたって使用する
2	アルコールの使用を減量または制限することに対する，持続的な欲求または努力の不成功がある
3	アルコールを得るために必要な活動，その使用，またはその作用から回復するのに多くの時間が費やされる
4	渇望，つまりアルコール使用への強い欲求，または衝動
5	アルコールの反復的な使用の結果，職場，学校，または家庭における重要な役割の責任を果たすことができなくなる
6	アルコールの作用により，持続的，または反復的に社会的，対人的問題が起こり，悪化しているにもかかわらず，その使用を続ける
7	アルコールの使用のために，重要な社会的，職業的，または娯楽的活動を放棄，または縮小している
8	身体的に危険な状況においてもアルコールの使用を反復する
9	身体的または精神的問題が，持続的または反復的に起こり，悪化しているらしいと知っているにもかかわらず，使用を続ける
10	耐性，以下のいずれかによって定義されるもの： a) 中毒または期待する効果に達するために，著しく増大した量のアルコールが必要 b) 同じ量のアルコールの持続使用で効果が著しく減弱
11	離脱，以下のいずれかによって明らかとなるもの： a) 特徴的なアルコール離脱症候群がある b) 離脱症状を軽減または回避するために，アルコールなどを摂取する

過去12カ月以内における状態。
軽症：2～3項目が該当，中等症：4～5項目が該当，重症：6項目以上が該当

（高橋三郎，大野 裕 監訳：DSM-5精神疾患の診断・統計マニュアル，医学書院，2014. より引用）

害群（ギャンブル障害）」に分類され，「物質関連障害群」はさらに「物質使用障害群」と「物質誘発性障害群」に分類される。

物質使用障害群の診断基準は，「制御障害（基準1～4）」「社会的障害（基準5～7）」「危険な使用（基準8～9）」「薬理学的基準（基準10～11）」にまとめられている。

物質誘発性障害は，中毒，離脱，ほかの物質・医薬品誘発性精神疾患に分類される。

評価ツール

アルコール使用障害についてはAUDIT（Alcohol Use Disorders Identification Test）（アルコール使用障害スクリーニング：0～7点「問題飲酒ではない：介入不要」，8～14点「問題飲酒ではあるが，アルコール依存症までには至っていない：減酒支援（ブリーフインターベンション）」，15～40点「アルコール依存症が疑われる：専門医療機関の受診につなげる」），薬物使用障害についてはDAST-20（Drug Abuse Screening Test：薬物使用障害スクリーニング：1～5点「軽症群」，6～10点「中等群」，11～20点「重症群」）ギャンブル障害についてはSOGS（the South Oaks Gambling Screen）（ギャンブル障害スクリーニング：3点あるいは4点「問題賭博者」，5点以上「ギャンブル障害」）がそれぞれ重症度の評価に使用されることがある。

またSOCRATES（Stages of Change Readiness and Treatment Eagerness Scale）は，物質使用障害に対する「病気や酒害・薬害に対する認識」「物質使用に対する迷い」「物質使用変化に関する前向きな行動」の3項目の評価に使用され，得点が高いほど治療準備性と治療継続率が高いことがわかっている。

脳の回復段階の評価

物質使用障害と脳機能についてはさまざまな研究が進められているが，その1つに「脳内物質（ドーパミンやセロトニンなど）の分泌異常」がある。物質や個人差によってその差はあるが，一般的に使用中（あるいはその直前）に脳内物質過多になる。その後，物質使用をやめた後は，個人差はあるが，離脱期（2週間～1カ月：脳内物質不足），ハネムーン期（2週間～1カ月：脳内物質過多），壁期（数カ月～数年：脳内物質不安定），安定期（物質使用が中断している限り：脳内物質安定）の順に脳が回復してくるとされている（図1）。

離脱期では，問題行動をやめてしばらく，ひどい体調不良に悩まされる。主な症状としては，吐き気，無気力感，不安感，体のふるえ，抑うつ感，情緒不安定，いらいら感，不眠，集中力の欠如などがある。

ハネムーン期では，「自分はもう治った」「自分はもう何があっても大丈夫」と感じ，まとまりのない行動をしたりや作業の優先順位が付けにくくなったりすることがある。体の症状が軽くなる一方で，ぼんやり感，集中力の低下，神経質，不安感，感情的不安定感などは継続する。

壁期では，不愉快な症状が再び強く現れてくる時期と調子がよい時期とが不定期に現れてきやすい。症状としては，感情の不安定さ，集中困難，気分の落ち込み，いらいら感，無気力感などがある。また，この時期は，退屈感に悩まされることが多く，しらふの生活をよりいっそう退屈でつまらないものと感じてしまう。

安定期では，脳と体の状態が落ち着いてくる。

図1　脳の回復段階と評価

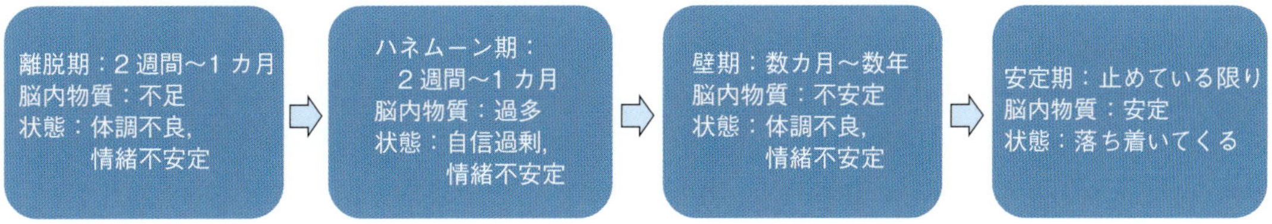

| 離脱期：2週間～1カ月
脳内物質：不足
状態：体調不良，情緒不安定 | → | ハネムーン期：
2週間～1カ月
脳内物質：過多
状態：自信過剰，情緒不安定 | → | 壁期：数カ月～数年
脳内物質：不安定
状態：体調不良，情緒不安定 | → | 安定期：止めている限り
脳内物質：安定
状態：落ち着いてくる |

物質使用に至る引き金の評価

具体的な対処法を計画・実施するための評価では，「何を使用したか」よりも「何がきっかけで使用したか」が重要である。「何を使用したか」ということをいくら評価しても臨床現場では対策をなかなか見出せないことが多い。対象者を責めるのではなく，前向きに対処法を考えるために，「外的な引き金（いつ，どこで，何を，どのようになど）」「内的な引き金（思考，感情など）」のように，物質使用に至るプロセスを評価することが必要である（図2）。「引き金なんてない」という対象者に遭遇することは多々あるが，そういうときはまず，「お酒を飲んでいたときの状況」「薬物を使用していたときの状況」「ギャンブルをしていたときの状況」を整理してみるとよい。そして，その状況がすでに「引き金」であり，そこから「30分前」「1時間前」というように時間軸を戻していくと，さらに新たな「引き金」に気付くことがある。

「ハームリダクション（harm reduction）」に示されるように，物質使用の部分だけに着目するのではなく，その裏に隠されている「生きづらさ」「その物質があったから生きてこられた部分」「物質使用によってごまかしていた部分」を理解することも大切である。

図2 引き金と評価

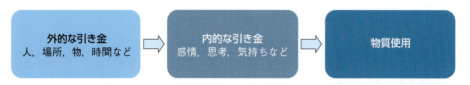

動機付けと行動の評価

　物質使用障害の評価で大切なことの1つは，「物質使用をやめる」ことよりも「その両価性」を理解することである。それは，「物質を使用する」ということが病気の症状であるにもかかわらず「百害あって一利なし」ではないので「やめようと思いにくい」こと，病気でなくても「同じ行動」をしている人たちが周りにたくさんいるので「自分もまだ大丈夫と思いやすい」こと，症状とみなされる行動を開始したときが必ずしも病気の始まりではないので「これまでどおりで大丈夫と思いやすい」ことなど，依存症はほかの病気ではみられない特徴を備えているからである。そのため，「やめたいけどやめられない」「自分よりもほかの人が気になる」「うまくコントロールできていた昔にとらわれる」といった状態にもなりやすく，それらが回復を阻害してしまう要因の1つにもなる。

　それらを踏まえたうえで，利用者の動機付けと行動がどの段階なのかを評価し，対象者の状態に合わせた治療ができる準備をしておくことが大切である。前思案期（物質使用のあり方を変えるつもりがない），思案期（物質使用のあり方について悩む），準備期（物質使用のあり方を変えるための手段を探す），行動期（物質使用のあり方を変える行動を起こす），維持期（変えた行動が6カ月以上継続する）のどの時期に利用者があるのかをそのつど評価し（**図3**），治療に活かすようにすることが大切である。なお，前思案期〜維持期は双方向的かつ流動的であることを忘れないようにしたい。

図3 動機付けと行動の段階

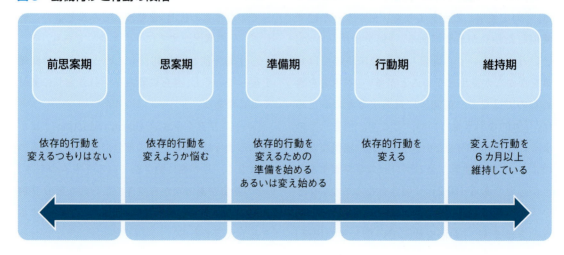

治療法（支援法）

治療プログラムの例を示す（**表2**）。依存症治療は，外来で進めることが主流になりつつある。アルコール使用障害や薬物使用障害では，「身体の回復＝依存症の回復」ととらえられやすいが，決してそうではなく，依存症とは脳の慢性疾患であることを心得ておくことが必要である。

治療法としては，1つの優れた治療法があるわけではなく，薬物療法，認知行動療法，動機付け面接法，随伴性マネジメント，疾病教育などを対象者に合わせて実施する必要がある。治療パッケージでは，「Matrix Model」などがある。

また，集団プログラムを行う場合は，無理に対象者同士の交流を促すと，動機付けが高い対象者が，動機付けが低い対象者に影響を受けてしまう場合がある。そのため，集団であっても，支援者と対象者の個同士の関係性に重点を当てたほうがよい場合が多い。対象者の状態に合わせた適切なかかわりを支援者ができていれば，その姿をとおしてほかの対象者の動機付けが高まる場合がある。

認知行動療法や疾病教育のプログラムで最低限押さえておきたい内容は，「物質使用のメリット・デメリット」「脳の回復段階」「動機付けと行動の変化」「引き金と対策」などである。「いかにやめるか（やめるための作業療法）」と「いかに生きるか（生きるための作業療法）」という依存症回復の2大テーマも忘れないようにしたい。

そして，自助グループ〔断酒会，AA（alcoholics anonymous），NA（narcotics anonymous），GA（gamblers anonymous）など〕や民間リハビリテーション施設〔DARC（drug addiction rehabilitation center）など〕が発展していることも依存症分野の大きな特徴であり，連携も大切である。

次に，脳の回復と，動機付けと行動の変化に焦点を当てながら，治療について述べる。

表2 治療プログラムの例

	月	火	水	木	金	土	日
午前	運動療法	CBT 疾病教育	ウォーキング	運動療法	CBT 疾病教育	外泊	AA
昼	ノート内観	ノート内観	ノート内観	ノート内観	ノート内観	ノート内観	ノート内観
午後	断酒会	断酒会	マインドフルネス	断酒会	訪問		

＊8週間1クールで実施。「CBT・疾病教育」は全16セッション，マインドフルネスは全8セッション。
＊どのタイミングで参加しても，最終的に全セッションを終了できるようになっている。
CBT：congnitive beharioural therapy：認知行動療法

脳の回復段階と治療（図4）

離脱期では，まず身体機能の回復を優先する。アルコール依存症では，廃用症候群となっている利用者もいるので，必要があれば身体リハビリテーション（身体リハ）も実施する。身体リハを実施しながら，それまでの対象者の人生歴や思いなどを聞いたり，対象者に合わせて少しずつ疾病教育を実施しておくと，後の関係性の構築やスムーズな依存症プログラム導入に役立つことが多い。

ハネムーン期では，身体も回復し，「もう大丈夫だ」と思っている利用者に対してその思いに共感をしつつ，動機付けなども評価しながら，疾病教育や引き金への対策を共有していくことが大

切である。

　壁期では，心身の不安定さから自暴自棄になりがちな対象者に対して，その不安定さが，脳が回復している証拠であることを共有しながら，具体的な引き金に対する対処法を継続してモニタリングしていくことが大切である。

図4　脳の回復段階と治療

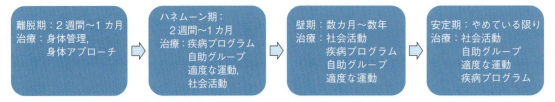

問題行動を引き起こす引き金と治療（図5）

　「お酒を飲む」「薬物を使用する」「ギャンブルをする」といった結果を変えようとするのではなく，評価で明らかになった「外的な引き金」「内的な引き金」に対して，いかに対処していくかということに焦点を当てた治療を進めていく必要がある。

　「暇な時間の対処法として散歩をしたけどうまくいかなかった」という場合，すぐにほかの作業を提案するだけでなく，まずは「散歩」を「いつ」「どこで」「だれと」「どのように」というように作業分析し，その1つを変更するだけで「散歩」が対処法として活かされることもある。

　「引き金に対する対処法」としての作業だけではバランスが悪くなる場合が多く，ささやかでもよいので「ご褒美」としての作業，「夢や希望を叶える」作業などを，日常生活のなかにうまく組み込ませながら，治療を進めていきたい。

　特に初期には，あらゆる引き金の対処法として「飲酒」「薬物使用」「ギャンブル」に勝るものはなく，それらと比較するとほかのどんな対処法も無力にみえてしまう。しかし，物質使用から距離をおいた生活を継続することで，忘れていた当たり前の幸せに作業をとおして気付くことがあるということを忘れないようにしたい。

図5　引き金と対処法

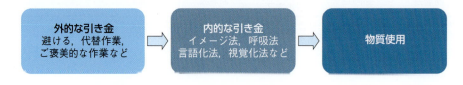

問題行動に対する動機付けと行動の治療（図6）

　問題行動を変えようとする意志がないようにみえる利用者に対しても，治療の方法はある。そして，往々にして利用者は，周囲からの叱責・批判，かつ自責感から「ゆっくり悩むことはよくない。悩む暇があったらとっととやめたほうがよいに決まっている」と思いがちであり，かえってそれが問題行動を助長する原因になっている場合もある。だからこそ，「対象者とともに悩む。作業にまつわる内的プロセスを共有する」姿勢を忘れないようにしたい。それだけで，問題行動が

徐々にやみ，治療となることもある。

「前思案期」である対象者に対しては，問題行動を続けることのメリットや気持ちなどを共有していくとよい。すると，「職場の人間関係がつらくて……」などと「引き金」についての話が展開され，そこから対策が導かれ，治療につながる場合がある。「思案期」である対象者に対しては，問題行動を続けることのメリット・デメリットや気持ちなどを共有していくとよい。「前思案期」「思案期」にある対象者に対して，やみくもな「作業の提案」は抵抗（いわゆる否認の状態）を引き起こすことが多い。くれぐれも「物質使用に至る内面（理由や気持ちなど）の経過」を丁寧に共有していくことを忘れないようにしたい。

「準備期」「行動期」「維持期」の対象者に対しては，「内面の経過」の共有に加えて，「誰が」「何を」「いつ」「どこで」「誰と」「どのように」を中心に，「引き金」に対する具体的な作業を中心に治療を進めていくとよい。

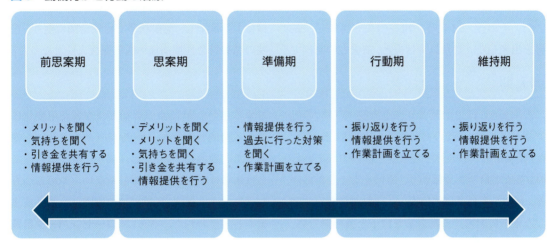

図6　動機付けと行動の治療

家族への支援

依存症では，家族も巻き込まれ，多大な疲労感を背負っていることが多い。そのため，家族に対する支援も大切である。巻き込まれている家族がとる行動として，問題行動に対する批判・叱責，尻ぬぐい（飲酒による欠勤の連絡をする，ギャンブルによる借金の肩代わり，近所にかけた迷惑を対象者の代わりに謝るなど）などがある。家族に対する支援では，そうした巻き込まれている行動に気付いてもらいながら，依存症についての知識や，依存症に対する効果的とされるかかわりなどを学んでもらう。

また，家族向けの自助グループの存在も忘れてはならない。

事例（典型例）

アルコール依存症を呈する主婦に対する作業療法
―発達障害を抱える長女へのよりよいかかわりを目指して―

● 作業療法が開始されるまでの経過

A氏，30代後半の女性，診断名はアルコール依存症である。出生後，目立った発達の遅れは指摘されなかったが，幼少期から不和な家庭に育ち，実母の強い精神的圧迫の下で育った。高卒後はいくつかの仕事に就くが長続きはせず，21歳時に知り合った男性と結婚し，一女を出産したが離婚，これ以降はシングルマザーとして暮らしていた。その後，31歳時に現在の夫と再婚し，長男を出産した。これ以降は夫と，前夫との間にできた長女との関係を気遣い，また長男の育児に追われる生活となり，家事と育児がうまくできない自分を責めては抑うつ状態になり，入退院を繰り返した。また，5年前の検診で，長女が「アスペルガー症候群（Asperger syndrome）」と診断されたショックも重なり，この頃から常習的な飲酒が始まり，飲酒によって心の憂さを晴らすようになった。そして，5カ月前，長女とのいさかいを機に大量飲酒し，酩酊状態で自殺企図に至り，当院の精神科急性期病棟へ医療保護入院となった。

導入期

入院2週目に主治医より作業療法（OT）の処方箋が出され，A氏の初回面接を実施した。A氏は「長女がアスペルガー症候群と診断されているの。長女とはケンカばかり。関係をよくしたいけど，何から始めればよいか，もうわからない」と涙ながらに話し，自暴自棄な様子と強い無力感，そして問題解決力の乏しさが窺えた。A氏は病棟でのADL（activities of daily living）は自立し，日常生活に支障はみられなかったが，「しんどい」と訴えては病室で過ごし，生活体力の低下は顕著であった。また，**気分と疲労のチェックリスト〔SMSF（inventory scale for mood and sense of fatigue）〕**からは，緊張と不安，抑うつ・自信喪失，疲労感を強く感じ，現状について整理できずに混乱している内面が窺えた（図7）。一方で，**飲酒習慣スクリーニングテスト（AUDIT）**では30点となり，「アルコール依存症が疑われる」状態であった。そして，**変化への準備性段階と治療意欲の尺度（SOCRATES）**では「病識に対する認識」が30点（低い），「物質使用に対する迷い」が15点（普通），「物質使用変化に関する前向きな行動」が23点（とても低い）であった。飲酒については，「確かに酔っぱらうことはあるけど，まだアル中じゃない。やめるつもりはない」と述べ，動機付けの段階として「前思案期」と思われた。さらに，**ローゼンバーグ自尊感情尺度**は，20点／50点であった。こうしたA氏に対し，筆者は今後の作業療法において，主体的に取り組むべき作業を明確化するべく，**カナダ作業遂行測定〔COPM（canadian occupational performance measure）〕**を用いた。この結果，A氏は「最近運動していないし，気分転換がしたい」と訴え，"エアロバイク"（重要度8・遂行度6・満足度6）と"ウォーキング"（重要度8・遂行度3・満足度2）を希望した。また，「これが1番の悩みどころ」と"長女とのかかわり"（重要度10・遂行度2・満足度1）を挙げた。そして，「前から興味があった」と話し，"陶芸"（重要度10・遂行度2・満足度2）を挙げた。

● A氏に対する介入方針の検討

　A氏は家事と育児の両立や，アスペルガー症候群の長女との関係に悩み，そのやるせない思いを解消するべく，アルコールに頼るようになったと考えられた。このため，本介入ではA氏が家庭復帰し，長女へのよりよいかかわりを目指すべく，COPMで挙げた作業の実現をとおして，主体的なリハビリテーションに取り組むように支援することとした。また，アルコール依存症からの回復は，地域生活の再開と継続のためには最重要であるため，A氏がアルコールに頼らずとも，より建設的な方法で問題解決し，ストレス対処が行えるように，主治医や看護師，臨床心理士と協働して支援にあたることとした。

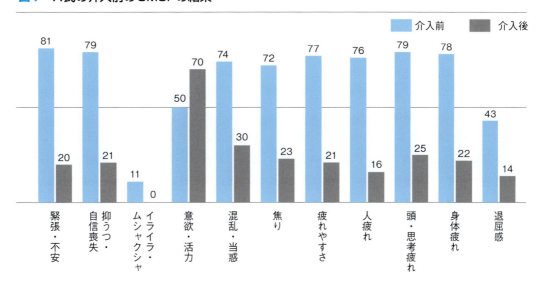

図7　A氏の介入前のSMSFの結果

継続期

　介入に先立ち，A氏とOTにおける目標について検討し，**表3**のように設定した。また，目標の達成につなげるために，**表4**のプログラムを計画した。

● 介入経過

第1期（介入開始～1カ月）：介入当初，A氏は疲労感を強く訴えたため，無理のない範囲で病棟外に散歩に行くことから始めた。A氏との関係が徐々に構築されてくると，エアロバイクやウォーキングにも参加してもらった。A氏はこれらにおおむね意欲的に取り組み，抑うつ気分が改善されるよい機会となり，「運動っていいね」と喜んでいた。しかし，A氏は次第に依存的になり，OTの時間外でも「先生，ちょっと悩み聴いてよ」と訴え始め，これに応じられないと「何て冷たい人！」と筆者を非難し始めた。このため，A氏に対する治療的枠組みの再設定が必要であると考え，長女とのかかわりを考える会でのみ，時間を決めてA氏の悩みを傾聴することとした。

第2期（1～2カ月）：この間には，主治医や看護師，臨床心理士とともにアルコールプログラム

表3　A氏の作業療法の目標

①気分状態の改善と生活体力の回復を図る
②アルコール依存症について学習し，アルコール以外の問題解決法を身に付ける
③長女へのよりよいかかわり方を見つけ，家庭生活を送ることができる

表4　A氏に対する作業療法プログラム

プログラム名	対応目標	実施頻度	集団・個別	内容
運動プログラム	目標1	週1回 30分	個別	A氏が希望するエアロバイクやウォーキングをとおして気分転換を図り，生活体力の回復を図る
趣味の陶芸教室	目標1	週1回 1時間	集団	陶芸という作業をとおして，A氏が楽しんで過ごせることを目的とする
アルコールプログラム	目標2	週1回 1時間	集団	テキスト[15, 16]を用いて，アルコール依存症について学習し，A氏がアルコールに頼らずとも問題解決し，ストレス対処が行えるようにする
長女とのかかわりを考える会	目標3	週1回 1時間	個別	筆者との面談をとおして，これまでの長女への対応を振り返り，よりよいかかわりを行うためにはどうすればよいかを一緒に考える。また，アスペルガー症候群に関する勉強や具体的な対応をSSTで学習する

SST: social skills training

を実施した。A氏はこれに積極的に参加し，「誰も助けてくれず，アルコール以外に頼るところがなかった」「アルコール依存は本当に怖い」と話し，アルコール依存に至るまで経過を振り返り，気付きを深めていった。そして，アルコールプログラムと並行して，長女が抱えるアスペルガー症候群に関する書籍を一緒に確認し，長女にかかわる具体的な場面での対応はSST（social skills training：社会生活技能訓練）で繰り返し練習した。また，A氏は陶芸教室で長女や長男のために茶碗をつくり，楽しげに取り組んでいた（図8）。A氏は「長女の特性がわかって，対応方法もつかめてきた」「それまではどうすればよいかわからなくて，自分はダメな母親だと責めていた。でも，なんとかやっていけそう」「やっぱり私自身が健康じゃないとダメだよね」「お酒がストレス解消方法と思っていたけど，逆に問題をこじらせていることに気が付いた。これからはできれば，お酒なしの生活を頑張りたい」と話していた。

第3期（2～3カ月）：この間には，自宅への外出・外泊訓練が始まり，これに先立って，筆者は夫と面会し，A氏が家事と育児の両立や長女との関係について悩み，アルコール依存症に至った経緯を説明し，退院後のサポートを要請した。これ

図8　A氏が子供たちのために作成した陶芸作品

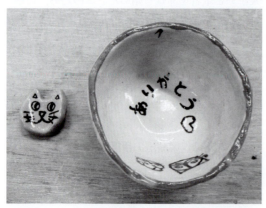

作業療法における作品には患者の心的側面が投影されることが多く，患者は作品を介して感情を表出することができる。

図9　筆者とA氏の相談の様子

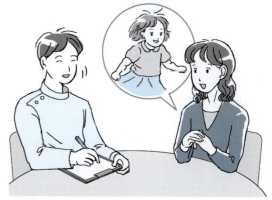

情報収集のための面談では，患者の思いに寄り添い，傾聴の姿勢を大切にし，患者の話の"波（共感）"に乗りながら，ともに話を進める意識が必要である。

によって，夫は少しずつ家事と長男の育児を手伝ってくれるようになった．また，A氏は長女に対し，感情的にならず，アドバイスを送るように接するなど，対応を工夫することで，長女と大きな衝突なくかかわることができるようになった．

集結期

　一連の介入の結果，A氏は介入開始後3カ月で退院した．現在，A氏は精神科デイケアにてアルコールプログラムを継続して受講し，また長女とのかかわりについて相談支援を受けながら，家庭生活を継続させている．そして，家庭生活において強いストレスが生じたときや問題発生時には，アルコールに頼るのではなく，夫やスタッフに相談することを学習し，退院後は飲酒することなく経過している．また，週に1度，近所の公民館で開催されている断酒会にも出席を続けている．退院時の最終評価のSMSFでは，初期評価時に顕著であった，緊張や不安，抑うつ，疲労感といった項目で改善がみられ，全般的な気分状態の安定がうかがえた（図7）．また，COPMは"エアロバイク"（重要度10・遂行度7・満足度7），"ウォーキング"（重要度8・遂行度7・満足度3），"長女とのかかわり"（重要度10・遂行度5・満足度5），"陶芸"（重要度9・遂行度4・満足度9）とそれぞれ向上した．また，SOCRATESでは「病識に対する認識」が32点（普通），「物質使用に対する迷い」が13点（低い），「物質使用変化に関する前向きな行動」が36点（高い）へ変化した．そして，ローゼンバーグ自尊感情尺度は35点／50点に向上した．

　本介入から，COPMを用いたかかわりは，A氏のように，対象者が自身のリハビリテーションに主体的に参加する姿勢を醸成すると考える．また，多職種で行うアルコールプログラムは，多くの専門的見地が集まることにより，アルコール依存症の「病気」の部分だけでなく，その背景にあるA氏の「生きづらさ」にも目を向けることを可能にしたと考えられ，これはA氏のOTを展開するうえで非常に有用であった．最後に，一連のOTをとおして，A氏の自尊感情は向上し，これが原動力となって，A氏が再び母親・主婦としての役割を担うというよき転機につながったと考える．

引用文献

1) 樋口　進：アルコール依存症から抜け出す本　イラスト版，講談社，2011．
2) 松本俊彦，今村扶美：SMARPP-24 物質使用障害治療プログラム，金剛出版社，2015．
3) 松本俊彦，古藤吾郎，上岡陽江：ハームリダクションとは何か，中外医学社，2017．
4) Christopher CW, Karen S, Ingersoll: Motivational Interviewing in Groups (Applications of Motivational Interviewing), The Guilford Press, 2012.
5) Connors GJ, DiClemente CC, Velasquez MM, et al: Substance Abuse Treatment and the Stage of Change SECOND EDITION, The Guilford Press, 2013.
6) Miller WR, Rollnick S: Motivational Interviewing: Helping People Change (Applications of Motivational Interviewing), The Guilford Press, 2012.
7) Bowen S, Chawla N, Marlatt GA: Mindfulness-Based Relapse Prevention for Addictive Behaviors: A Clinician's Guide, The Guilford Press, 2010.
8) 吉田精次，ASK（アルコール薬物問題全国市民協会）：アルコール・薬物・ギャンブルで悩む家族のための７つの対処法—CRAFT（クラフト），アスクヒューマンケア，2014．
9) Hazelden Information & Educational Services: The Matrix Model Therapist's Manual Revised and Expanded: A 16-week Individualized Program, 2014.
10) 日本精神神経学会（監訳）：DSM-5 精神疾患の診断・統計マニュアル，医学書院，2014．
11) 吉川ひろみ：「作業」って何だろう 第２版 作業科学入門，医歯薬出版，2017．
12) 久里浜医療センター HP
  (http://www.kurihama-med.jp/index.html)
13) 国立精神・神経医療研究センター 精神保健研究所 薬物依存研究部 HP
  (http://www.ncnp.go.jp/nimh/yakubutsu/index.html)
14) Denning P, Little J: Practicing Harm Reduction Psychotherapy, Second Edition: An Alternative Approach to Addictions 2nd Edition, The Guilford press, 2012.
15) 独立行政法人国立病院機構久里浜医療センター：アルコール依存症の集団治療プログラム・第１版，2012．
16) 独立行政法人国立病院機構久里浜医療センター：Alcoholism Rehabilitation Program 勉強会テキスト《基礎コース・発展コース》・第２版，2014．

6 摂食障害

稲垣成昭・長島 泉

はじめに

　摂食障害（eating disordered）[1-7]とは，神経性やせ症（AN：anorexia nervosa）と神経性過食症（BN：bulimia nervosa），およびAN，BNに次ぐ第3の摂食障害として，過食性障害（BED：binge-eating disorder）が加わり，DSM-5では独立した疾患単位として分類される。BEDは，DSM-Ⅳにて特定不能摂食障害（EDNOS：eating disorder not otherwise specified）が加わり，と診断されていたものの多くが含まれ，DSM-5においてはEDNOSの割合を減らすことも目的である。BEDは，BNとの鑑別の難しさの報告がされている。

　ANは中学生・高校生の10～19歳，BNは大学生，就業者，主婦の20～29歳の年齢層がもっとも多くみられるが，若年世代や，結婚後の発症も増加傾向にある。AN・BNを発症するのは，いずれも90％以上が女性である。まれに青年期などの若い男性にもみられることもある。BEDは成人期後期やAN・BNの年齢層より上であることが多く，男女比にも偏りが少ない。

　摂食障害の原因は明らかになっていないが，社会・文化的要因，生物学的要因，心理的要因が複雑に相互に作用した多因子疾患といわれている。近年はAN，BNの罹患率はほぼ一定であるが，BEDが増加傾向にある。基本的には外来での治療が多くを占めるが，著しい低体重や身体状態の悪化による低栄養状態にあり，身体的ケアを要する場合は入院治療が必要となる。作業療法（OT）は，ANは入院加療における体力回復後，BNは抑うつや無気力などの症状で行うことが多い。

摂食障害の特性と障害像

　性格特性として，完璧主義，強迫観念，損害回避の高さ，自尊感情の低さがいわれており，そのほかに対人緊張の強さや協調性の高さも指摘されている。

　発症前から，人に悪くみられないためにいつも周囲をうかがい，気配りをし，自分の気持ちを表現しないようにして頑張る傾向にあり，「いい子」を演じ続ける。一方で，ここまでという境界線が引けず，踏み込み過ぎるなど，周囲への影響を把握した行動が苦手，こだわりが強く成果が上がらないなどの特徴がみられる[3-5]。摂食障害患者の全体像について**表1**に示す。

評価法

作業療法導入における説明と同意

　OTの必要性について主治医から十分に伝えてもらう。そのうえでOTの目的，時間や頻度，場所などについて説明を行う。元来，循環気質，執着気質，不安気質を持ち合わせていることが多く，限界設定（治療の枠組み）を明確に説明し，同意を得ることが大切である。

表1　摂食障害の障害像

		神経性やせ症（AN）	神経性過食症（BN）
行動異常	対人関係	対人緊張，対人不安	対人緊張，対人不安
	摂食行動	拒食，摂食制限，不食，極端な偏食，隠れ食い，盗み食い，むちゃ食い（排泄型）	むちゃ食いの反復，絶食，食事制限，隠れ食い
	排出行動	自己誘発性嘔吐，下剤乱用，利尿薬乱用	自己誘発性嘔吐，下剤乱用，利尿薬乱用
	活動性	過活動，完璧症的行動	普通～低下
	問題行動	自傷行為，万引き，薬物乱用など	自傷行為，自殺企図，万引き，薬物乱用，衝動的行為など
精神症状	やせ願望・肥満恐怖	強いやせ願望 肥満恐怖が強い	やせ願望はそれほど強くない 肥満恐怖が強い
	体重と体型	非常に敏感（過剰）	非常に敏感（過剰）
	ボディイメージの障害	伴う	伴う
	病識欠如	病識欠如	病感を有する
	その他	抑うつ，不安，強迫症状，自尊心低下	抑うつ，不安，強迫症状，自尊心低下，罪悪感
身体症状	体重減少	低体重	標準体重～肥満
	月経異常	無月経	月経異常
	そのほかの身体症状	低血圧，徐脈（不整脈），低体温，浮腫，脱水，睡眠障害	う歯・エナメル質溶解，浮腫，唾液腺腫脹，吐きだこ

（文献4より作成）

評価内容・項目

摂食障害の患者は，自尊感情の低さに伴い，他者評価を過度に気にするあまり，他者と比較し強い不安を抱く，他人に嫌われることを極端に怖がる傾向にある．まず，安定した治療関係を構築するためには，情報収集は，本人から表出される範囲にとどめ，共感的態度で時間をかけて聴取することが望ましい．

● 基本的情報

初診時において医師が聴取する情報（**表2**）を確認する．

● 作業療法導入時面接

摂食障害の患者の多くは急性期では，対人緊張や対人不安などを抱えており，対人関係の破綻か

表2　初診時において医師が聴取する情報

現病歴	食行動異常が生じたときの生活状況，その後の食行動，体重の変化，ダイエット歴
生活状況	家族構成・家族歴，出生・発育（幼少期の体型，集団での様子），既往歴，生活歴（学歴・職歴・結婚歴・信仰）
現症	・食行動：具体的内容（例：前日の食事状況），嘔吐の有無・頻度 ・摂食障害関連行動：便通・下剤使用状況，体重測定の有無・頻度，常用薬剤・サプリメントの有無，運動状況 ・身体的愁訴：睡眠状況，疲れやすさ，階段昇降の困難さ ・精神状態：抑うつ，不安，焦燥感，希死念慮，これまでの自殺企図・自傷行為 ・生活習慣：喫煙・飲酒
摂食障害についての認識	病識の有無，治療に対する意欲・考え

（文献4より作成）

ら人間不信となっていることが多いため，導入時の面接では，患者が耐えうる時間で，焦らず十分に時間をかけて安心感（ネガティブな感情の表出ができるよう）を与えることが大切である．関係構築とともに次第に感情が表出されるようになるのを待つことも必要である．そのため，医師が初診時に聴取する情報に加え，現状に対する疾患以外からの影響や目標についての情報を得るために，OTでは，生活課題，個人因子，環境因子について確認できるとよい．

- 生活課題を知るために，日中の過ごし方などの生活リズム，日常生活や社会生活で困っていることや気になっていること，今後の目標や希望を確認する．外来通院などの場合には，前述した課題のほかに，ライフスタイルや1週間のスケジュール，1日の過ごし方，ADL（activities of daily living）の状況，APDL（activities of parallel to daily living：生活関連動作）の状況などを確認する．
- 個人因子を知るために，趣味や嗜好，興味関心を確認する（興味関心チェックリストを利用）．行動制限の有無と本人理解（治療への動機，内面の気付き）を確認する．
- 環境因子を知るために，金銭管理などを含む経済状況，現在の状況に対する認識および理解（身体や対人関係に対するとらえ方や認知の歪み，強迫症状，自尊心など）を確認する．

● 作業療法評価

OT評価[11-13]について，回復段階（急性期，回復期，維持期）ごとに述べる．

【急性期】

治療への動機付けと方向付けのための現状把握の時期ととらえ，OTの活動場面を通じて，参加度，参加時間などを確認する．外来では1～2回の参加で来なくなることも多い．基本的な作業能力は保たれているが，過活動による疲労感を訴えることも多い．低栄養状態や身体機能低下（筋肉の萎縮など）による，集中持続力，判断力，疲労感，焦燥感などの身体的側面の評価をする．

心理・認知面では，失敗などに対する完璧主義や強迫的思考，行為・認知の歪み（自己のとらえ方），感情の自己コントロールなどを評価する．また，身体の使い方，体重や体型に対するこだわりやボディイメージついても評価する．

対人関係では，両価性な思考[5]（図1）をもち，協調性が高く，自尊心が低い傾向にあり，過剰な適応，模範的な対応をとることが多い．そのため，活動中の言語的・非言語的表現方法，OT時の他患者との交流，家族，作業療法士（OTR），他スタッフとの交流の様子を観察し，対人関係技能の特性を評価する．

【回復期】

衝動性の安定（身体への客観的認識・受け入れ）の時期ととらえ，体重や栄養状態の回復に伴い，体力や思考力が回復してくる．そのため，自分自身の認識，価値基準を見つめる過程となる．しかし，対人関係の葛藤，強迫的な欲求や衝動行為の課題などに意識が向き始め，悩み，不安，不快，恐怖を感じる．

OTの活動場面を通じて，急性期での評価に加え，作業・課題遂行機能（作業に関するこだわり，問題解決技能など）や作品に対する自己評価，作業の効率の認識，他者やスタッフからの評価への反応，OTRからの援助・指示への反応など，自己認識の確認，自己評価の特徴を把握する．

対人関係では，人とのふれあい，集団内行動や人付き合いにおけるスキルを観察する．

図1　摂食障害にみられる両価性

プライドの高さ 自己中心的 対人関係を回避 常識・規範を無視する	⇔	自己評価の低さ 他者優先的 対人関係を希求 常識・規範に拘泥する

（文献5より引用）

【維持期】

社会適応を目的とし，適応的自己コントロールの安定の時期ととらえ，就業や復学を含む，生活へ目を向けた評価を行う。例えば，作業面接，作業検査，一般職業適性検査，生活の自己管理（生活リズム，生活習慣）に関する価値観，症状への対処法，治療経過と結果への認識確認などについて評価を行う。

治療法（支援法）

作業療法の目的

評価に基づき，OT各期における目的を定める（**表3**）。摂食障害は，過食嘔吐や肥満恐怖などの精神病理に基づく身体的問題，認知の歪み，根底にある心理社会的問題など多面的なために，治療では薬物療法，身体治療，精神療法，行動療法，認知行動療法，OTなどが並行して行われることが多い。そのため，OTの目的は患者の望む生活を形づくることではあるが，OTにおけるneedも多様化し，患者本人のdemandとの調整が必要となる。回復段階に合わせ「今できること」「できたこと」を明確に伝え，本人と相談し調整を行っていくことが必要である。

各期における作業療法

表3 作業療法における各期の目的

導入期 「身体の回復と行動の安定化」	①生活リズムの安定（継続した参加を促すことが重要） ②作業を通じて集中できる時間，楽しみを提供 ③自己表現（感情や気付き）を促進する作業の提供 ④小集団（1対1を含む）における対人技能の評価と向上 ⑤身体機能の回復に伴う「自殺企図」「自殺予告（徴候）」の評価
継続期 「行動の安定化と認知の歪みの修正，感情表出」	①作業活動を通じて自己表現・感情の言語化ができる環境の提供 ②作業活動を通じた達成・肯定的体験から自己効力感を向上 ③集団活動により対人技能の改善，対処技能を向上 ④集団活動により自己の認識・価値観に気付く体験 ⑤生活習慣を振り返り適応的生活様式を再考
集結期 「適応的自己コントロールの安定」	①食行動への価値観を認識する作業を提供 ②自己の経験を振り返り，ストレス要因へ認識の向上 ③再発予防のための自己コントロール技能・対処法を再構築 ④患者の望む現実的な社会生活を維持する ⑤症状再燃に対して自己認識・自己対処できるようになる

OTにおける継時的な介入内容[11-13]について各期ごとに述べる。

● 導入期

導入期では，患者の病識がなく，多くは治療関係を構築することが難しい。そのため，OT開始時には受容的・共感的態度でかかわる必要がある。この時期は，低栄養状態・低体重への医学的処置が主となるため，行動制限内で過活動を助長しない作業活動をOTRが選択し，個人OT（1対1やパラレルな場）で開始することが必要である。導入当初は自己での作業選択ができないことも多い。また，楽しく何かに集中できる時間をもてるような活動や環境で，短時間で達成できる構

成的な作業を提示する。そのほか，自己の感情や日常生活・作業活動を通じた気付きなどの言語化を促すための面談やノートの活用なども検討する。患者の価値観や気付きを共有することは有効である。

● 継続期

継続期では，身体的ケアが安定し内観する時間が増えるため，顕在化してくる心理的・行動的問題や不安を表現（言語化）することがある。言語化されたことについて面談などで一緒に考える時間をもち，気付きを促すために，OTRが感じていることを伝えたり，できていることへのフィードバックを行ったりすることも重要である。自己を振り返る機会を促すことで，状況を客観化，認知ができ，問題が明確になり，歪んだ認知の修正，生活スタイルの変更につながる。患者の甘え，敵意，わがまま，依存など両価的な言動や行動がみられる場合もある。これは見捨てられることへの不安によるものと理解する。

活動場面では，行動範囲（時間，場所，頻度）および作業活動（興味関心のある活動，道具の管理）を拡大し，受身的な姿勢から自立へと促すために，自己責任において主体的に取り組んでもらう必要もある。また，徐々に集団での活動を増やし他者との交流を通じて楽しむ体験ができるようにする。

軽い身体運動も導入し，体力の低下や疲労度合，体調の確認をしながら，身体感覚への意識付けを行い，ボディイメージの再認識を促していくことも必要である。過活動がみられる場合には導入を見送る。または，限界設定（体重が減少を認めた場合中止など）を明確にして参加してもらう。

● 集結期

症状が安定し，体重が目標値まで増加した場合か，もしくは就労（復職），就学（復学）などへのステップに伴い，OTが終了（退院）となることが多い。症状の完治ではないため，外来通院および外来でのOTは継続されるが，同時に地域社会への参加を促し，社会適応を目的とした医療支援への移行を目指す。そのために，料理プログラム（調理）や園芸（収穫），栄養指導を行う。また，退院後の生活イメージや問題発生時の対処法などを話し合うほか，外食や外泊訓練なども行う。摂食障害に関する治療は長期間に及ぶため家族の理解と支援が必要不可欠である。患者・家族が安心して生活できるように退院後の生活について家族を支援すること（心理教育・サポート）も有効である。現状では，摂食障害患者のOTの参加者は少なく，同疾患同士での小グループや自助グループの形成は難しい。しかし，同じような疾患や課題をもつ者を近くの席に配置するなどの工夫により，共有できる情報も多くなる。

退院に向けては，患者からの相談や訴えを待つ姿勢を大切にし，今まで行ってきた経過と結果を振り返りながら努力を認め，今できることをフィードバックし再確認を促す。

● 活用できる作業（表4）

OTの目的は，作業活動を通じて身体機能の回復と行動の変化を促進することである。活動に没頭する・楽しむなど適応的行動を通じて，強迫行為，過食行動や体重へのこだわりから離れる時間を確保する。そこから，活動を通じて起こる感情や気持ち，気分の変化，どんなことに興味をもったかといったことに目を向け，認知面へのアプローチを行っていく必要がある。

表4　活用できる作業の例

導入期	・パラレルな場，もしくは個人でゆっくりと取り組む 構成的な作業：革細工，藤細工，エコクラフト，紙細工，折り紙，塗り絵，刺し子，刺繍 投影的な作業：フィンガーペインティング，コラージュ，陶芸 その他：ゲーム
継続期	・本人の希望や小集団での活動も取り入れる（難易度の調整も本人ができる） 構成的な作業：革細工，藤細工，陶芸，刺し子，刺繍，編み物，絵画，書道，生け花 身体的な作業：散歩，ヨガ，ストレッチ，体操，軽スポーツ，レクリエーション その他：園芸，茶道，農業
集結期	・社会生活に向けた活動（生活様式に合わせた活動を選択） 買い物，料理，職業的活動

事例（典型例）

作業療法が開始されるまで

　Aさんは身長158cm，体重28.8kgの30代前半の女性で，婚約者の母親から「重篤な病ではないか」と心配され総合病院の内科を受診した。そこで身体疾患は否定された。精神科受診を勧められ，婚約者とともに大学附属病院の精神科を外来初診した。外来では，生活歴聴取に抵抗し，摂食状態については「普通に食べている」と語った。しかし，集中力低下や月経停止については否定しなかった。血液検査の結果から，入院による栄養状態の改善が急務であることに同意し，3日後任意入院となった。

　Aさんは入院初日からトレッキングウェアを着て，点滴棒を押しながら院内を歩いた。医師と看護師から栄養状態改善のためには安静が必要であることを説明された。入院1週間後，体重は28.5kgに減少した。

　入院から2週間後，血液検査の結果が安定したため経口摂取が開始された。看護師の訪室により，Aさんが自室でスクワットをしていることが確認された。医師から再度安静を指示されたが，「ただ栄養を摂るだけなら家でもできます。どこも悪いところがないなら，退院したいです」と訴えた。医師から，仕事をしながら生活を維持するためには体重30kgは必要であることが説明され，Aさんは入院治療継続を了承した。同時に，気分転換を目的として精神科作業療法を行うことを提案された。OT処方箋が出されるまでに聴取できた生活歴は，「両親と姉は遠方に住んでおり来院はできないこと」「婚約者は20歳代の頃に行った留学先で知り合った研究者で忙しく面会は難しいこと」のみであった。

導入期：入院3週後～

　OTRが訪室すると，Aさんはわざわざ立ち上がり，「こんにちは。お待ちしていました」とお辞儀をしてOTRを迎え入れた。自室はきれいに片付けられていた。Aさんは，OTRの説明を頷きながら熱心に聞き，一通り説明が終了すると「私が行って大丈夫でしょうか」と質問した。OTRが気がかりな点を具体的に表出するよう促したが，言語化は困難であった。現在困っていることは「体重がなかなか増えないこと」「やることがないこと」と表出された。体重を増やすことと活動することは相反する面があること，退院後は結婚の準備をしつつ職場に復帰することについてAさんと共有し，OTRは職能回復プログラムと芸術活動（**表5**，**6**，**8**）への参加を勧めた。

Aさんはすべてのプログラムへの参加を希望したが，「まずは2つで様子をみてみましょう」というOTRの提案には了承した。また，毎週月曜日の個人面談も実施することとした。

初回参加は職能回復プログラムとなった。ウォーミングアップの図形パズルでは，ルールに反して1人でピースを動かそうとし，OTRから声掛けが必要であった。新聞書写の前に目標を各自設定する場面では，Aさんは2つの目標を設定した。新聞書写では，直前に説明した原稿用紙への書き取り方についてAさんから確認があった。書写後に文字数を数えやすいように各自工夫して書いていること，誤字脱字チェックの際，どのように書いたかを説明できればよいことについて改めて説明したが，「原稿用紙だから見出しの上は3文字開けて，1行空けてから，記事本文，ですね」と，規定の原稿用紙への書き方に対してこだわりがあった。書写後の文字数数えでは，1行20文字×行数という合理的な計算は行わず，1文字ずつ数えていた。誤字脱字チェックのため，他患者と原稿用紙と新聞記事を交換すると，OTRに「見出しが書いてありませんが，これは脱字ですか?」などと質問があった。OTRから，本人が文字数を数えやすいように工夫をした結果なのであれば誤字脱字ではないと伝えると，Aさんは非常に驚いた。プログラムの最後に記入するOTノートには，「みなさんとご一緒できてよかったです」「上手くできなくて申し訳ありませんでした」と記載されていた。

芸術活動への初参加時，開始5分前に来室すればよいことを事前に説明していたが，Aさんは15分前に来室した。好きなところに着席し開始まで創作教本を見ていてよいことをOTRは伝えたが，Aさんは5分ほど立ったままだった。そのため，OTRはいすを引いて席を勧める必要があった。徐々に参加者が集まってくると「私，この席で大丈夫ですか?」と隣に着席した参加者に確認した。自己紹介が始まると，Aさんは緊張した面持ちではあったが，他参加者の自己紹介の一言一句に頷きで応じ，終了すると拍手をした。自身は「初めての参加です。みなさんに迷惑をかけないように頑張ります」と発言した。創作を開始すると，Aさんは目の前にあったはがきサイズの塗り絵を手に取り，高原植物の図柄を選択した。すべての色鉛筆セットを手元に置いたため，他参加者で塗り絵を希望した人はAさんの隣に席を移動する

図2　塗り絵場面

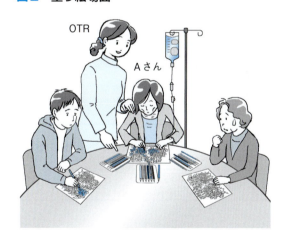

表5　当院OTのプログラム構成

	月	火	水	木	金
午前	個人面談	職能回復プログラム			芸術活動
午後		集団活動	教授回診 診療プロセス カンファレンス		運動療法

プログラム内容については，**表6～9**を参照のこと。
個人面談では，OT初参加者のインテークや，プログラム参加の振り返りなどを実施する。

表6　職能回復プログラムのタイムスケジュール

時　間	内　容
9:00〜	参加促し・OTノート記入
10:00〜	開始・挨拶
	ウォーミングアップ 以下のいずれか1つを実施する ・構成的課題：図形パズル，折り紙 ・流暢性課題：ビンゴ・かるたを用いた課題 ・注意課題：TMT-A，B
	本日の目標設定 ・各自で自身に負担のかからないような目標を設定する
	新聞書写と誤字脱字チェック ①新聞記事の選択 ②5分間(単位時間)書写 ③文字数確認と疲労度チェック・グラフ記入 ④記事と原稿用紙を交換し誤字脱字チェック ⑤書写時間をグループで決定 ⑥②〜④を繰り返す
11:10頃	プログラムの振り返り・終了 OTノート記入

表8　芸術活動のタイムスケジュール

時　間	内　容
9:00〜	参加促し・OTノート記入
10:00〜	開始・挨拶 実施可能な創作活動の紹介
	自己紹介 ・名前，今週のできごと，など
	創作活動 ・各自で自由に活動を選択する 【例】塗り絵，切り絵，折り紙，革細工，紐細工
	完成報告 ・実施した創作活動や感想，工夫した点など
11:20頃	挨拶・終了 OTノート記入

表7　集団活動のタイムスケジュール

時　間	内　容
13:00〜	参加促し・OTノート記入
14:00〜	開始・挨拶
	院内散歩(もしくはリラクセーション) ・30〜40分程度
	10分休憩
	創作活動 参加者全体で同じ創作活動を実施する 【例】ちぎり絵，パステル画，エコクラフト，切り絵など
	挨拶・終了
15:20頃	OTノート記入

表9　運動療法のタイムスケジュール

時　間	内　容
13:00〜	参加促し・OTノート記入
14:00〜	開始・挨拶
	ストレッチ
	10分休憩
	トレーニング ・バランスクッション ・セラバンド™ ・メディシンボール
	挨拶・終了
15:20頃	OTノート記入

図3　当院のOTプログラムの構成

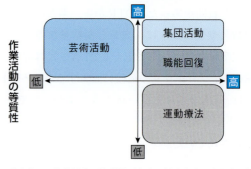

運動療法は，作業活動の等質性が高く，対人交流の自由度は低いことから，当院で実施しているプログラムのなかでは難易度の低いプログラムといえる。

必要があった。OTRは他参加者と色鉛筆を共有するように伝え（図2），Aさんは了承したが，色鉛筆を5本ほど手に取ると終了まで占有した。Aさんは，全体を塗りつぶすような塗り方ではなく，葉脈に沿って1本1本丁寧に彩色した。そのため，50分程度の創作時間で完成したのは葉が2枚と茎の一部であった。完成報告時には，他参加者の作品に対しては称賛の声を上げ，自身の番になると「全然できませんでした。すみませんでした」と声を落とした。OTノートには，参加してよかったこととして「みなさんとご一緒できたこと。とてもお上手でした」と記載し，自己評価は

「まったくできなかった」にチェックした。

次の週の個人面談では、職能回復プログラムと芸術活動での参加状況の振り返りを実施した。OTRは、全体的に非常に熱心な参加状況であったことと、その状況に対して自己評価が非常に低かったことについて、Aさん自身の考えの表出を促した。Aさんは、「何かできることが嬉しくて……熱心ということはなかったと思います。ただ、いつも、なんでも、のろまなんです。人に迷惑かけちゃっているなって思います」と表出した。OTRは、職能回復プログラムの文字数数えや芸術活動時の彩色方法を例に挙げ、作業時間が長くなることは動作が遅いことが原因ではなく、過剰なほどの丁寧さとのめり込みやすさがあること、それはAさんの強みではあるが、Aさんを心理的に追い込み疲れさせるという意味では改善すべき課題と評価することを伝えた。Aさんは「疲れるってことはないです」と否定した。「では、疲れ知らずで休めないということが、先週OTに参加していただいてみえてきたAさんの課題かもしれないですね」とOTRが伝えると、Aさんは笑顔で共有した。そのため、疲れを感じないこと、休めないことが、これまでの生活に何か影響していたり、Aさん自身で困ったことがなかったりしたかを、次の個人面談までに振り返ること、今週のOTでは、OTRが休めていないと感じたときにはAさんに声をかけ、あえて休んでみることを提案した。

継続期：入院4週後～

その後、職能回復プログラムでは1文字ずつ数えることはなくなったが、目標を複数挙げることは継続していた。芸術活動では、OTRが声をかければ手を止めるが、自ら休むことは困難であった。入院5週後、体重は入院時と同様の28.8kgとなった。点滴ははずれ経口摂取のみとなった。同時に外泊の提案がされた。いまだAさんから生活歴の聴取ができていなかったが、医師からAさんは神経性無食欲症の可能性があること、確定診断と治療のためには生活歴を知ることが重要であることが伝えられた。Aさんの許可のもと、医師が婚約者に連絡すると、婚約者はすぐに来院した。医師が婚約者にAさんの生活歴について聴取すると、留学前のことはまったくわからないこと、体形は出会った当時から大きな変化はないこと、結婚について、婚約者はAさんの両親に会おうとしたがAさんがそれを拒み、結婚式は挙げず入籍のみで済ませることが語られた。医師から結婚という重大なイベントにおいても両親と連絡をとらない理由について問われると、これまでの生活について語り始めた。

Aさんは、小さい頃からバレエ教室と進学塾に通った。中学受験に失敗し公立中学に入学した。入学後、体形維持のため食事制限を始めたが、苦しくはなかった。勉強とレッスンの甲斐があり、中学3年生時の成績はトップ、バレエの発表会ではプリマとして踊った。高校は、地元の有名進学校に入学した。2年生時、学校カウンセラーから低体重であることを指摘されたが、本人も両親も気にしなかった。その頃には、3食ともに栄養補助食品であった。3年生時、両親の意向で医学部受験を希望していたが、成績が急激に落ちた。バレエ教室は、プリマの座をほかの生徒に奪われて以降、行けなくなった。両親からは「勉強もできない、バレエもできないでどうするの？」と責められた。1歳年上の姉は医学部に合格した。Aさんは都内の大学（外国語学部仏文科）に合格・上京し、1人暮らしとなった。両親は十分に送金してくれたが、上京することは1度もなかった。大学では登山部に入部した。また、お菓子作りを独学で学び、大学の同級生に配って喜ばれた。在学中には半年間フランスに留学し、語学と製菓を学

んだ．婚約者とは，フランス留学中に登った山で出会った．大学卒業後は就職せず，海外で製菓の修行に励んだ．両親は猛反対し，生前分与を渡され断絶された．帰国後は，製菓とフランス語会話の教室（2回／週の開講）を開いた．

外泊からの帰院後に個人面談となった．先週の宿題について，「困ったことって特になくて，何でもちゃんとできないとか，続けられないとか，そんなことくらいしか記憶にないんです」とAさんは表出した．「何でもちゃんとするって難しいですね」とOTRが考えを示すと，Aさんは困ったような表情となった．そこで，現在職能回復プログラムにて目標を複数設定していることを振り返り，「ちゃんとできたかどうかを判断するために，目標は1つにしてみましょう．たくさんあると，複雑になって判断できませんから」とOTRから提案すると，了承した．

面談後の職能回復プログラムでの目標は「誤字脱字がないように書く」とし，実際誤字脱字はなかった．しかし，文字数が先週とほとんど変わらなかったことを理由に，自己評価は「まったくできなかった」にチェックした．芸術活動の塗り絵は3回目に完成し，参加者からは「細密画みたいですね」「すごい完成度ですね」と称賛された．

入院6週が経ち，体重に変化はなかった．その頃，実習でAさんの担当となった看護学生から，OTのない時間に病院の階段を10往復していることが報告された．医師から，階段の往復はとりやめることと，すべてのOTプログラムに参加することについて指示があった．その旨をAさんに伝えるためOTRが訪室すると，Aさんは芸術活動で完成させた塗り絵を額に入れて自室に飾っていた．「改めて，素晴らしい作品に仕上がりましたね」とOTRが話を向けると，「いいえ……なんか恥ずかしいです」と声を落とした．「こんなに素晴らしい作品なのに，恥ずかしいという気持ちになってしまうのはおつらいですね」とOTRの考えを伝えると，Aさんは沈黙した．そして，医師の指示を了承した．

医師はAさんに神経性無食欲症の診断を告げ，臨床心理士による疾病教育が開始された．

OTは週2回，午前午後とも休みなく参加した．階段の過剰な上り下りはなくなったが，買い物後に病棟に戻ってくる際には必ず階段を利用した．

集結期：入院7週後〜

個人面談時，職能回復プログラムで設定した目標とは異なるところで自己評価を決定していることについて振り返り，設定目標に照らし合わせて評価することを共有した．次の日の職能回復プログラムでは，自己評価は中間の「どちらでもない」にチェックされた．午後の集団活動では，これまでOTプログラムで一緒になったほかの参加者と交流しながら，ゆっくりと散歩をした．その後の創作活動ではちぎり絵を実施し，Aさんはほかの参加者に「ここは，こういう色を使いましょう」と提案をした．芸術活動では，これまで塗り絵作品を2作品仕上げていたため，OTRの勧めでほかの参加者とともに革の動物マスコット（豚）を作成した．革を水に浸してから成型をする際に，Aさんは戸惑いながら「先生，これでいいんですか？ もっと曲げるんですか？」と確認した．OTRは「Aさんの思いどおりの豚でいいんですよ．イメージと違ったら，また水に浸せばやり直せます」と説明し手添えした．動物マスコットは当日中に完成し，「Bさんと一緒に作りました．私のはなんだか，ちょっと変な形になってしまいました」と完成報告した．午後の運動療法では，トレーニングでBさんとペアを組み，午前の作品について振り返っていた．「Bさんのはすごく素敵に仕上がって……」とAさんが表出すると，「あら，Aさんの豚も私の豚も素敵に仕上が

摂食障害

図4 面談の場面

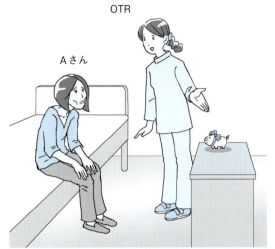

作業療法において完成させた作品は、その後も患者の心理に治療的な影響を及ぼす。これらの事柄を評価・治療の糸口の1つとし、治療的介入を試みる。作業療法では、社会生活における課題が表面化する。

図5 革細工場面

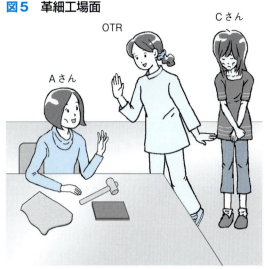

同性、同疾患の患者同士が同じ作品に取り組む設定を活用することは、治癒の視覚や自助作用を促すことになる。

ったわよ」とBさんは返した。また、「私ね、明日退院なの。あの豚作ってみたかったのよ。いい記念になったわ。Aさんも大切にしてね」と笑顔で伝えた。

入院9週後、体重は29.5kgに増加した。Aさんは、自室の一角にこれまで芸術活動で創作した作品を飾る場所を作っており、豚の革マスコットにはリボンがあしらわれていた。個人面談時、「豚、可愛がられてますね」とOTRが話を向けると、笑顔で「そんな豚ですけど、可愛いですね」とAさんは応えた（図4）。Bさんの豚と比較をして落ち込んでいたことを振り返ると、「どうしても、できていないところ、自分のだめなところばかりに目が行ってしまって……」と表出があった。「OTでは、できているところに目が向くようになってきています。それに、自分のだめなところに目が行きがちであることに気付けたことは、入院したからこそ得られたことですね。体重も増えてきているようですし、本当によかったです」とOTRの考えを伝えた。その頃、看護師には、食事はあまり好きではないこと、お菓子も自身で食べたい

と思ったことは1度もなく、そんな自分がお菓子教室を開いていることに罪悪感を覚えていることについて表出した。医師からは長期の外泊を勧められ、その後に退院となることが告げられた。

帰院直後には芸術活動に参加した。自己紹介時に、「外泊から戻ってきたばかりです。家でいろいろやっていたら、なんだか疲れちゃって……疲れるってこんな感じだったかなーって新鮮でした」と笑顔で発言した。創作活動では、婚約者にプレゼントするとして豚の革マスコットを選択した。参加者であるCさんも同じ作品を希望し、一緒に制作することとなった（図5）。Cさんは10歳代の摂食障害患者であった。Aさんは、道具の準備などをCさんと行い、制作方法について指導した。OTノートでの自己評価では「まぁまぁできた」にチェックしており、「Cさんと一緒に作れて楽しかったです」と記載した。午後の運動療法開始時にAさんは来室し「やっぱり、疲れちゃって。午後はお休みします」とOTRに告げ、欠席した。

次の週の個人面談にて、疲労を感じられるよう

189

になってきていること，それにより午後の欠席を選択できたことについて振り返り，健康を取り戻しつつあることを伝えると，Ａさんは「疲れるようになったことが，健康なんですか？」と驚いた。現在は体が疲れたことを感じられるくらい，気持ちにゆとりがでてきている状態であること，その根拠として芸術活動で「まぁまぁできた」と自己評価できたことを共有すると，「そういうことなんですね」と頷いた。新しい豚のマスコットには，別柄のリボンがあしらわれており，「明日，医師と私との面談に付き添うために彼が来てくれるんです。そのときに渡そうと思って」と笑顔で表出した。職能回復プログラムのウォーミングアップ（図形パズル）では，自身の順番時に多くのピースを動かすことはなくなった。集団活動では，相変わらずほかの参加者にさまざまな提案をしてちぎり絵を進めた。芸術活動では自身の希望でミサンガ編みを実施した。運動療法では，「ちょっと疲れたから，バランスクッションは休むわ」と自身で休憩をとれるようになった。

入院10週後，体重は29.8kgとなった。個人面談ではこれまでの振り返りを実施した。Ａさんは，「やってみるといろいろ気付くことがあってよかったです」と表出した。ＯＴＲは，「よいことばかりではなく，おつらいときはありませんでしたか？」と内省を促すと，Ａさんは視線を落とした。「Ａさんが本当に信頼できる人だけでいいですから，つらいときにつらいと言えるようになったらいいな，と思っています」とＯＴＲが伝えると，「ありがとうございます」とＡさんは応えた。その週の集団活動で，ちぎり絵は完成した。ほかの参加者から「Ａさんがいろいろアドバイスをくれたから，よかった」と声が上がると，「みなさんのお陰です」と応えた。芸術活動ではミサンガを完成させ，「これを付け続けて切れたときに，夢が叶うらしいので，今から足首に付けようと思います」と報告した。運動療法では，Ｃさんに「疲れたら，休んでもいいんだよ」と声をかけていた。

次の日の土曜日，退院前の医師との面談にて，摂食障害の当事者グループへの参加を促された。Ａさんは，見学に行くことと外来通院を続けることを了承し，婚約者とともに退院した。

引用文献

1) 高橋三郎，大野 裕，監訳：DSM-5 精神疾患の診断・統計マニュアル，医学書院，2014．
2) 高橋三郎，大野 裕，監訳：DSM-5：精神疾患の分類と診断の手引，医学書院，2014．
3) 西園マーハ文：摂食障害治療最前線，中山書店，2013．
4) 日本摂食障害学会，監：摂食障害治療ガイドライン，医学書院，2012．
5) 鍋田恭孝：摂食障害の最新治療．金剛出版，2013．
6) 大熊輝雄，原著：現代臨床精神医学（第12版改訂委員会，編集）：p.301-303，金原出版，2013．
7) 中井義勝，任 和子：食障害の診断について -DSM-Ⅳ診断基準とDSM-5診断基準の比較-．心身医学，56(4)：361-368，2016．
8) 薛 陸景，中里道子：摂食障害の認知行動療法．精神医学，59(5)：459-466，2017．
9) 切池信夫，山内常生：最近の摂食障害の動向．臨床精神医学，45(1)：71-75，2016．
10) 切池信夫：精神科からみた最近の動向．心身医学，54(2)：140-145．2014．
11) 石郷岡愛：摂食障害の特徴と治療の工夫 -治療者へのヒアリング調査より-．大阪経大論集，66(1)：181-204，2015．
12) 腰原菊恵，山根 寛：神経性無食欲症に対する作業療法の役割 -若年神経性無食欲症患者との関わりから-．作業療法，24(5)：484-492，2005．
13) 山根 寛：摂食に対する障害と作業療法．精神障害と作業療法，p.290-296，三輪書店，2017．

7 認知症

照井林陽・黒川喬介

評価法

認知症の対象者を評価する際，評価は大きく分けて，

①評価スケールを用いた検査
②観察法による評価

の2つが主軸となり，その双方の活用が評価の偏りや漏れを防ぐことにつながる。

そして，認知症は進行性の疾患であるため，回復段階（モデル）によって症状に焦点を当てたとらえ方は適さない。つまり，**回復ではなく進行の度合い（段階）に応じた特徴と症状の評価が求められる**。また，活動と参加のバランスをとらえることも必要で，認知症においては，機能の低下が進んだ場合でも，活動と参加は維持・向上の可能な例が少なくないことを念頭において評価する必要がある。特に，**認知症の状態像は個人差が大きく，個別性の把握が肝心**となる。どのような人生を送ってきたのか，どのような人なのかなどを丁寧に理解する評価が必要である。

評価スケールを用いた検査

HDS-R（Hasegawa Dementia Scale-revised：長谷川式簡易知能評価スケール）やMMSE（Mini Mental State Examination：ミニメンタルステート検査）などの評価スケールを用いる場合，対象者によっては，状況把握が困難であることから，検査実施への協力を拒否することがある。また，言語理解の低下や情動の不安定さが著しい場合，オリエンテーションや口頭指示の理解ができず，実施そのものが困難となりやすい。その場合は，観察法による評価をうまく活用することで対象者の評価を進めることが可能となる。

検査を行う場合，質問に答えられなかったり，間違えたりしたことを気に病むなど，対象者に心理的影響が及ばないよう十分配慮する必要がある。また，認知症の行動・心理症状（BPSD：behavioral and psychological symptoms of dementia）や環境の影響によってテストの結果が揺れがちなため，結果を鵜呑みにせず，バイアスがかからないように注意し，慎重に解釈することが必要となる。

さらにテストを用いた評価により得られる情報はあくまでも機能や能力が中心であり，否定的側面（問題点）に注目するものがほとんどであるため，得られる情報は一部分に過ぎないことに留意すべきである。具体的には，「どのような人なのか」「今どのような環境で生活をしているのか」「どのような生活，人生を送ってきたのか」といった，個人因子，環境因子にあたる部分の評価や，「できるADL（activities of daily living：日常生活動作）は何か」「残存機能は何があるか」「どのようなストレングスがあるか」「何に興味をもつか」といった肯定的側面の評価もしっかり行うとよい。それにより，偏りや漏れの少ない評価となり，対象者を全人的に理解することへつながり，最終的には「根拠のある作業療法（EBOT：evidence-based occupational therapy）」の実践へとつながる。

観察法による評価

　観察法は，物理的距離や位置関係など方法に注意を払えば対象者への影響が少なく，実施する際の状態に評価結果が影響されにくい。しかし，検査を用いた評価以上に観察から得られた情報の解釈にはバラつき，バイアスが生じやすいため，誤った対象者理解とならないように注意する必要がある。

　観察を用いた評価を行う場面は，生活場面（病棟生活，地域生活），作業場面（OT場面）が主な観察場面となる。それらの観察によって実に多くの情報が得られ，BPSDの理解が深まるとともに，アプローチの手がかりや方向性，かかわり方のヒントなどが見出せることが多い。さまざまな場面や環境において根気よく観察することが肝心であり，**認知症の対象者が場面や環境によって行動や反応，状態が大きく異なる点を見逃さないようにする**必要がある。

　具体的には，
①1日，1週間のなかでどのように情動機能が変化するか
②イライラなどを呈する場合，その場面や環境，時間帯などに特徴はあるか
③対人コミュニケーション能力はどのような場面，環境において最も発揮されるか
④集団内への適応度合いはどの程度か
⑤「できるADL」と「しているADL」の差はどの部分において生じているか
などを各場面と環境において確認する必要がある。

　BPSDの理解についても観察が鍵を握っており，そのBPSDがどのような場面，環境においてみられやすく，その際にどのようなスタッフの対応，かかわり方が望ましいのかを探っていくとよい。つまり，BPSDによるさまざまな行動面の問題を行動障害としてとらえて終わるのではなく，**その行動の背景には何があるのか，何がその行動を引き起こしているのか，その行動をとる本人の気持ちを汲み取り，理解をしようとする視点と姿勢**が欠かせない。それにより，対象者への適切な対応が明らかとなり，"行動障害"とされる行動は，周囲が受け入れ可能な意味ある行動になるか，その行動が軽減，解決されることが臨床ではしばしば確認される。

　観察による評価を進める際は，どのような情報を得たいのかによって，病棟ホール，病室，作業療法室などの環境と，ADL場面，個別活動場面，集団活動場面などの観察対象となる場面を設定する。特に，観察評価を左右する要素の1つに作業活動があり，**設定する作業活動によって観察される個別性や肯定的側面は大きく異なる**ため，作業活動の選択および設定も対象者理解の視点に基づいた丁寧な調整が必要となる。特に，「本人が興味・関心を抱ける作業活動」なのか，「馴染みのある作業活動」なのかは非常に影響が大きく，作業療法士（OTR）がうまく作業活動やその環境，場面を設定することで他職種や家族も気付けずにいた側面や，埋もれていた残存機能や能力，ストレングスを引き出すことが可能となる。

服薬の状況

　そのほか，評価に必要なのは服薬状況の情報である。いわゆる，抗認知症薬，抗精神病薬，睡眠薬などの服用状況を確認することで，副作用の影響を把握する必要がある。抗認知症薬においては食欲不振や下痢などの消化器症状のほか，落ち着きのなさや易怒性，不眠などの精神症状の副作用を，抗精神病薬においては過鎮静や錐体外路症状などの副作用を引き起こす場合がある。観察される状態像が薬物療法によるものか，そうでないかのモニタリングとして観察することも必要であ

る。

　認知症の対象者を評価する際は，認知症による中核症状などを背景にさまざまな不安や混乱を抱きながら生活をする1人の人間であるという理解に立ち，「どのように生活をしているのか」「今後どのような生活が可能になるのか」といった生活上の見通し，見立てはパーソン・センタード・ケアの視点も踏まえた「その人らしさ」をとらえることが重要で，この視点がリハビリテーション，ひいてはOTが最終的な目標として挙げることの多い「最大限の自律」「QOL（quality of life）」「生きがいの再獲得」「その人らしい生活の実現」に大きくかかわってくる。

　最終的には，認知症そのものをとおした理解以上に，認知症とともに生きる1人の人として全人間的に対象者をとらえ，OTが本来重視する「個別性」，「多様性」を理解し，その人の「これまでとこれからの人生」を尊重する視点と姿勢が予後を含めた全体像把握において非常に重要である。

類型別認知症

● アルツハイマー型認知症（AD）

　類型別にとらえた場合，AD（Alzheimer's disease）は初期に記銘力障害，エピソード記憶の障害が生じ，中期に短期記憶障害，見当識障害，後期に身体合併症，重度のコミュニケーション障害，その後に意味記憶の障害，混乱を呈する。取り繕いなどにより，実際の進行度よりも軽い状態にみえることがあるのも特徴である。末期は家族を認識することも困難になり，歩行や嚥下の困難，肺炎など併発の経過をたどる。

　ADは，病状の進行度合いをCDR（Clinical Dementia Rating：臨床認知症評価法），FAST（Functional Assessment Staging），ADAS（Alzheimer's Disease Assessment Scale）などでそのつど評価し，その度合いに応じたかかわり方の検討材料とする。記憶障害，認知機能障害はHDS-R，MMSEなどで評価し，BPSDはNPI（Neuropsychiatric Inventory），CMAI（Cohen-Mansfield Agitation Inventory），DBD（Dementia Behavior Disturbance Scale：認知症行動障害尺度）で，生活障害はN-ADL（New Clinical Scale for Rating of Activities of Daily Living of the Elderly：N式老年者用日常生活動作能力評価尺度），DAD（Disability Assessment for Dementia：認知症のための障害評価票），HADLS（Hyogo Activities of Daily Living Scale：兵庫脳研版日常生活動作評価尺度）で評価する。必要に応じて精神症状の有無も確認する。

● 脳血管性認知症（VaD）

　VaD（vascular dementia）は，主だった症状はADと同様であるが，運動障害，感覚障害などを伴うことが多い。原因となる脳病変に関する確認をし，病変部位に応じて異なる症状を確認し，運動麻痺，感覚障害，高次脳機能障害を評価する。初期は意欲障害が目立つため，無為などの意欲障害はVI（Vitality Index：意欲の指標），やる気スコアで評価する。うつ症状はSDS（Self-rating Depression Scale：自己評価式抑うつ性尺度），Ham-D（Hamilton Depression Rating Scale：ハミルトンうつ病評価尺度）などで，遂行機能障害はFAB（Frontal Assessment Battery at Bedside：前頭葉機能検査）で評価する。また，運動障害を伴う場合があるため，身体的側面の評価が求められる。再発ごとに段階的な進行をたどる特徴のため，再発予防にも留意が必要となる点も特徴である。

● レビー小体型認知症（DLB）

　DLB（dementia with Lewy bodies）は，幻視，

認知機能の変動，パーキンソン病様の症状が特徴となる．認知機能や運動機能は午前と午後，日単位や週単位などによって変動するため，それを踏まえたこまめな評価が必要となる．振戦(しんせん)，小刻み歩行などのパーキンソン病様の運動障害が特徴であるため，転倒リスクを念頭においた評価が求められる．

● **前頭側頭型認知症（FTD）**

FTD（frontotemporal dementia）は，初期は記憶障害や失行が目立たず，中期以降は人格変化，言動や行動の異常があり，感情の平板化，脱抑制といった症状が特徴となる．末期には重度の認知症となる．習慣化した行動や見当識は保たれやすいため，どのように保たれているかの評価がアプローチに有益な情報となる．

期を問わず，認知症を対象とした場合の評価において重要な点がある．それは家族および主たる介護者から困りごとを聴取して把握することである．対象者からの聴取や検査，観察だけでは問題点の焦点化に客観性が乏しく，介護者である家族の要望とマッチしないアプローチにつながりかねないからである．

つまり，評価は対象者から，検査と観察から，介護者および家族からの3軸で深めて焦点化することが肝心であるといえる．特に予防を主軸とした入院前は，対象者自身も自分の状態を十分には把握できないため，対象者からの評価では不十分となりやすく，日常生活を実際にみている家族からの情報収集を行うことが必要不可欠となる．

治療法

認知症に対するOTを行う際，方向性や視点，ポイントなどは各成書に詳しく述べられている．しかし，回復モデルが適用されない認知症にアプローチするにあたっては経時的OTの視点と方法が有効になる．発症時期の把握が難しい点，進行性である点などを鑑(かんが)みても，導入期，継続期，集結期に分けた各時期に応じたアプローチが認知症に対して必要となる．大きな方向性として導入期と継続期においてはADL支援を，集結期は導入期から継続するその人らしさの支援が主軸となる．

認知症に対しては，個別OTと集団OTの使い分けがポイントとなる．対象者の状態，個別性に応じて個別アプローチをする場合と，集団をとおしてアプローチする場合の良し悪しを見極めた使い分けが必要となる．

導入期

導入期は，いわゆる入院前の段階としてとらえる必要があり，OTにおいても力点が高まっている予防的アプローチを含む段階である．精神科医療領域としては，病院外来におけるOTが担うことになる．

対象としては若年性ADを含む各認知症であるが，認知症の前段階としてとらえられているMCI（mild cognitive impairment：軽度認知機能障害）も予防的観点に基づいて対象に含む必要がある．

この時期では，保たれている各機能や能力をできる限り維持することが前提となる．具体的には認知機能とADL，IADL（instrumental activity of daily living：手段的日常生活動作），役割，余暇活動や社会参加などである．発症後，経過が浅い初期であれば，軽度の物忘れや認知機能障害はあるものの日常生活は大きな支障もなく営めている場合が多い．しかし，本人としては以前の自

分とは違ってきていることに対する不安や戸惑いなどが生じ始めている状態である。家族など周囲が異変に気付くことで物忘れ外来へ速やかにつなげ、早期アプローチを始める必要がある。

まだ著しい機能低下などがない段階のうちに、認知機能面の維持を目的とする学習療法の視点を取り入れたアプローチ、ADL面では入浴動作や排泄動作などに不安定さなどの兆候がないかを評価し、早めに動作指導などを行っていく。IADL面でも困難さを感じていないかの聴取などを通じて把握し、外出を伴う活動においての困りごとが生じていないかを同時に確認し、指導と助言を行う。重要なのは、本人が担う家庭内および地域内での役割に支障が生じていないか、社会参加に支障が生じていないかの把握である。認知症に限らず各種疾患の悪化のとらえ方には、社会参加の困難さが活動の制限につながり、それが機能・能力の低下を招くという視点がある。社会参加やIADLに対する早期のアプローチ、フォローを行うことは予防的観点からも有効であるといえる。

また、余暇活動の継続を支えることも欠かせない。この時期、「自分が以前とは異なってきている」ことや、「どうも物忘れがひどくなってきた」「もっと悪くなるのではないか」といった不安や葛藤が生まれがちとなる。そのため、自信の低下やこれまで行っていたことにも億劫感を招いたり、抑うつ的となるリスクがあり、そこを精神的に支える必要性が高まる。ライフワークや趣味、余暇活動の存在は、自分にできることがあるという気持ちの支えになる。つまり、**以前より取り組まなくなっている余暇活動や社会参加、困難になっていることがある場合はきちんと取り上げ、早期にアプローチ**することが求められる。

近年では、自動車運転についても問題になっている。保有する自動車の状態や運転中の道迷いなどが出現していないかの確認もこの時期に行うとよい。自動車の破損などがなくとも、道に迷って帰宅できないなど、運転における症状の表れ方は類型によって異なるため、家族聴取などを通じて詳細な把握が必要である。

外来では、入院中におけるアプローチと異なり、集団活動プログラムというよりは個別対応が求められる。OTの視点を生かした評価に基づいて対象者を多面的に理解し、個別性をとらえたアプローチをする必要性がある。ゆえに、かかわるOTRの評価スキルとアプローチの引き出しなどが早期アプローチの成否を如実に左右する。

自宅訪問が可能な場合は、自宅の住環境評価、自宅の様子などから対象者の人物像などにかかわる情報を得る。バリアが存在しないか、福祉用具の導入は必要ないか、聴取で把握しきれなかった作業歴、生活歴にかかわる情報を示すものがないかを確認し、評価とアプローチの材料として活用する。住環境に関しては大掛かりなものを設置するばかりではなく、ちょっとした家具の配置変更や目印の追加などでも動線が改善したり、各動作が円滑になるため、よく確認する必要がある。福祉用具については既存のものにこだわらずに自助具製作の要領でOTRが自作することも積極的に検討すべきである。

継続期

継続期、つまり入院が必要になった状態におけるアプローチは、精神医療領域では、精神科療養病棟や認知症疾患治療病棟が担うことになる。具体的に機能低下が進行してきた各機能の維持と改善を行いながらも、引き続き活動と参加に対するアプローチを行い、できるADLを含めて対象者ができることに焦点を当てつつOTを展開していく。集団活動プログラムを活用することが比

較的多く，集団の作用を活かして刺激の入力や社会的側面への働きかけなどを行っていく。

この時期は，認知機能やADL能力の低下もより進行し，環境への適応や周辺症状などへの対応が求められるようになる。精神面へのアプローチと身体面へのアプローチの双方を同等に重要視し，OTではさまざまなアプローチや対応が求められる。精神面であれば意欲低下や抑うつ，不安，徘徊，認知症の類型によっては妄想といった症状へのアプローチが必要になる。身体面であればADL各動作の困難さ，活動性の低下による臥床，生活リズムの乱れ，転倒リスクなどへのアプローチが必要となる。できているADLは極力本人に継続してもらい，できなくなりつつあるADLは実際のADL場面をとおして練習と指導を行い，能力を維持する。特に入浴については必要となる動作と工程が多く，スリップなどの怖さからも対象者の不安を招きやすく，入浴したがらないという状況が生じやすい。不安を感じさせないような介助や声掛け，職員側のペースや都合で強引に進めないなどの配慮が必要である。

人とかかわる機会は積極的に設定して対人交流技能，社会的機能の低下をできるだけ維持していく。レクリエーション活動，音楽活動，茶話会などをとおした集団活動は活動の作用と集団力動の作用も相まって参加者同士による対人交流を促進しやすい。集団への適応が良好である場合，集団内に所属することは，人の輪にいることでの安心感を与え，活動による賦活や鎮静作用によって不安や混乱を落ち着かせることが可能となる。ただし，協調性の低下や攻撃性の顕在化などにより集団適応が困難な場合は無理に集団活動を導入せず，OTRが付き添いながらの参加，短時間からの段階的な参加，個別のかかわりから進めるなどして，対象者の状態に応じた活用とするべきである。

そのようにして機能や能力をできる限り維持することが基本となる。特に重要になるのは**「できること」の再発見と活用**である。具体的には，過去に担っていた役割や趣味などである。つまり得意なこと，馴染みの作業である。これらは認知症が進行しても比較的保たれやすい手続き記憶がかかわっているため，積極的に活用する必要がある。例えば書道や園芸，女性であれば家事的な作業として刺し子や裁縫，調理，編み物があり，男性であれば木工や金工などの職業的作業が活用されやすい。

視覚機能的には難しいはずの細かい作業であっても，体が覚えていることで遂行可能となることや，その作業を設定したことで意欲が引き出されるのに伴って作業遂行能力も引き出されるなど，役割や馴染みの作業による効果に驚かされることが臨床においては珍しくない。作業をうまく活用することでBPSDが軽減あるいは解決する場合も少なくないため，**対象者の「その人らしさ」を活かす鍵の1つでもある役割と馴染みの作業は積極的に用いるべきである**といえる。

このときの注意としては，過去にできたことが現在でもできるとは限らないため，安易な活用によって自信低下や意欲低下などを引き起こさないように，機能や能力の評価に基づいて丁寧に検討すべきである。

集結期

集結期は，機能や能力の低下，認知症がかなり進行し，廃用症候群などの合併症を引き起こしやすい時期であり，心身機能，基本的ADLの維持がまず基本となる。コミュニケーションは困難となり，車いす使用や臥床中心となる場合も多くなるため活動範囲が大きく制限されてしまいやすい。それに伴い，OTRが提供するOTにも参加できるもの，取り組めるものに限界が生じ，集団活

動によるアプローチでは受動的参加となりやすい。この時期は対象者に応じた個別の対応が望ましく，焦点となるのはQOL，余生，尊厳といった質的なアプローチである。

あらゆるADLが困難となり，自分のことを自分で行うこと自体が難しくなるなかであっても，対象者が人としての尊厳を失わないよう，少しでも余生を豊かに送ってもらえるよう，QOLに焦点を当てたかかわりとアプローチをOTにおいて意識する。作業活動の適用は工夫が必要だが，遂行そのものができなくとも楽しめるように設定することで，対象者の日々に彩りを添えることが可能となる。具体的には，
①求める能力や動作を少なく調整したレクリエーション活動
②聴いているだけで参加ができる歌唱活動や音楽鑑賞
③植えたり灌水したりができなくとも種や植える場所の選択や成長の確認や鑑賞を行う園芸
④机上やベッドサイドで簡易に行える手工芸
などである。

車いすであっても，ベッドサイドであっても，コミュニケーションが困難であっても取り組める，あるいは参加ができる作業活動ならびにプログラムを対象者個人に応じて創意工夫することが肝心である。なぜならば，どのような対象者であっても，その人生の最期まで作業を行い続ける権利があり，**その人にとって意味のある作業をすることそのものが，余生，ひいては人生の意味になる**からである。

集結期においてさまざまなことの遂行が難しい状態になったときこそ，OTRはその人が取り組める意味ある作業を提供し，療法とすることができる専門職である。多種多様な療法が認知症に対して実践されるなかにおいて，いかにして作業を用いた療法として成立させるか，そこにはすべて評価がかかわってくる。

事例

周辺症状が顕著な重度認知症に対する作業療法
－手続き記憶（麻雀）と活動時間の工夫により周辺症状が改善した事例－

事例の概要

A氏は，アルツハイマー型認知症の診断を受け，入院後も易怒性による暴言や大声，徘徊，帰宅願望，病棟フロアー内のいすを倒し始めるといった，周囲への迷惑行為が顕著にみられている。また，OT活動への促しに対しても頑なに拒否が目立ち他患者との交流はなく，車いすがぶつかったとのことで口論になったり，他患者の居室に無断で入室したりと，トラブルが頻回にみられている。

OTの目標として，①周辺症状（BPSD）の軽減により，新しい環境に適応すること，②馴染みの活動を動機付けとして，他患者との安定した交流を促すことを設定した。日常生活で，拒否の強いA氏の残存している手続き記憶に着目し，A氏の日中の活動のなかで，BPSDが現れる場面（時間帯）に合わせ，プログラムを実施した。その結果，周辺症状が改善され，他患者との安定した交流を獲得することが可能となった事例である。

事例紹介

対象者：A氏，70歳代後半，男性。
診　断：アルツハイマー型認知症，CDR：2，HDS-R：6点（検査の開始時「僕に聞いても何もわからないから」との返答あり）。
既往歴：糖尿病，胃潰瘍。
生活歴：高校を卒業後に原子炉製造の仕事を経て，27～72歳まで保険代理店を営んでいた。長女は結婚して離れて暮らしており，妻と2人暮らしであった。元来，真面目な性格で，人付き合いはよいほうであった。趣味は将棋と麻雀（妻より）。

入院時面談より今後について問われると，「今日の夕食かい？　そうだねぇ，とりあえず，買い物に行って考えるよ」とのこと。

入院までの経緯

A氏は，4年前から糖尿病の治療で近所の内科に通院していた。3年前から車の運転が困難になり，1人で運転をして帰ってくることができなくなるなどの症状がみられた。その後，総合医療センターの精神科を受診し一過性全健忘後の認知機能低下の診断を受けた。入院の1年前から食事をしたことを忘れる，部屋から出てこないという状態で，易怒性が顕著となり妻への暴言，尿失禁などの症状が始まった。入院4カ月前，食欲不振と嘔吐により救急病院に搬送される。その後，身体機能面の低下と昼夜逆転，大声や介護抵抗が目立つため，自宅復帰困難とのことで，認知症治療病院に入院することとなった。入院後，2日目と3日目にトイレに行き，転倒した。医師より，転倒予防のため，身体拘束（安全ベルト）の指示が出された。

評価のまとめ（肯定的側面・否定的側面の抽出）

本事例で得られた情報を，心身機能・構造，活動，参加に分類し，**表1**に肯定的側面と否定的側面の抽出を行った。

導入期

入院時より，日中エレベーターの前で車いす座位にて長時間過ごしていた。夕方になるにつれて，帰宅要求が顕著となり，車いすごとエレベーターのドアに体当たりするなどの迷惑行為が頻回にみられた。入浴の拒否や不穏時に病棟の物品を破壊するなどの行為がみられた。

> **評価・治療のポイント**
> ・興味や関心のある活動の把握（残存する手続き記憶を活かし，麻雀をプログラムに取り入れる）
> ・活動耐性の評価
> ・対人コミュニケーション特性の把握

● 導入期（前期）

OT活動導入の際，他患者2名と職員2名で実施している活動（麻雀）をエレベーターよりやや離れた場所にて行った。A氏への声掛けとしては，参加を促すというよりも，捨て牌の選択を相談するようにして，あくまでも自然に集団のなかに誘導した。A氏には，後方にて見学し参加しても徹夜でもやったけど」などといった発言がみられ，また，麻雀自体に対する関心を示す発言がみられた。初回は見学のみにて参加した。本活動はA氏のトイレ誘導後に精神的に落ち着いている状態を設定し開始した。表情が明るく笑顔がみられていた。また，見学中には離席もなかった。40分ほどの参加となったがその時間中トイレの訴

えがみられなかった。次回参加の約束では，「いいね。やりましょう。次回はやらせてもらってもいいですか」と積極的な発言もみられた。

> **評価・治療のポイント**
> - 活動時間内の集中力を途絶えさせないために，事前にトイレ誘導を行う。
> - 活動時間を，A氏の周辺症状が顕著に表れる時間帯（夕方）に設定する。
> - 活動耐性の評価を行ったうえで無理のない参加にするため，見学とスタッフへの助言という形にする。
> - 次回へ継続するための約束をする。
> - 無理のない参加時間を設定し過度な疲労にならないようにする。

● 導入期（後期）

麻雀の実施では，A氏と看護職員1名，他患者2名にて固定のグループを設定した。OTスタッフはA氏の後方にて付き添う形で参加した。活動時間は15：40～16：45までとした。牌を並べる際，崩してしまう場面があったが，看護職員や他患者に手伝ってもらい，「悪いね」と礼を言う場面がみられた。活動中にトイレに行こうとすることはなかった。また，途中で職員より定時のトイレ誘導を促されるも，「後で行きます。今は駄目」と今度は職員からの促しを拒否する発言がみられた。導入期の活動として，開始より2週間は毎日実施した。OTRに「今日は麻雀やらないんですか」とA氏より活動を催促する発言も聞かれた。日中トイレに自分で行こうとするなどの危

表1　評価のまとめ

	肯定的側面	否定的側面
心身機能・構造	・家に帰ろうとする意欲がある ・長期記憶は比較的残存している ・妻の認識がある ・視覚，聴覚に問題はみられない ・言語的疎通が可能 ・読み書きが可能 ・尿意，便意がある ・トイレの場所がわかる ・時計を見て時間を正確に言える ・座位保持は安定している	・近似記憶の低下が顕著 ・状況理解の低下がある ・易怒性がある ・下剤の服用 ・トイレ要求が頻回 ・ときおり失禁がある ・帰宅願望が強い（特に夕方） ・介護抵抗 ・昼夜逆転がある ・興味関心が低下している ・膝関節に伸展制限がある
活動	・車いす自走可能 ・つかまりにて立ち上がり可能 ・平行棒にて2m程度歩行可能 ・トイレに自ら行こうとする ・日中，要介助にてトイレ動作が可能 ・スプーン使用にて食事自力摂取可能 ・電話で会話することが可能 ・家に帰りたい意志を伝える	・立位時，歩行時ともに20秒ほどで膝折れがある ・車いすの安全ベルトを使用 ・不穏の際は，エレベーターに車いすごと体当たりする危険行為がある ・夜間おむつ対応 ・夜間帯におむつはずしおよび不潔行為がある ・入浴時，拒否および介護抵抗がある ・誘導を待てずに自分でトイレに行ってしまう ・トイレ動作では，自力での下衣の着脱が困難 ・転倒の危険性がある ・暴言や大声がある（妻，他患者，職員に対して） ・周囲への迷惑行為がある（フロアーのいすを倒し始める） ・トイレの訴え以外，自ら他者に話しかけることはない ・トイレに行っても，排泄がないこともある
参加	・妻に電話ができる	・作業療法活動に拒否が強く，参加は限定的 ・決まった時間にしか妻に電話できない ・他患者の居室に無断入室し，トラブルとなる

行為は減少傾向となった。

> **プログラム実施時の介入**
> - 麻雀牌を積む際に積み残しや崩してしまうなどの問題がみられた際は，OTRの介入は最小限にし，他患者や看護職員との交流場面とする。
> - メンバー相互の交流の質を高めるため，固定のグループにする。
> - A氏が，どの牌を捨てるかわからないときには後方から，A氏にストレスを掛けすぎないように声を掛けて一緒に考え，アドバイスをして，あくまでもこの空間（場所）は楽しむ場であるという姿勢で対応する。
> - 定時のトイレ誘導については，本活動の目的を看護職員に伝え，A氏のペースに合わせるように依頼した。

● 継続期

開始より3週目以降，OTとしての麻雀は，必ず週3回は曜日を決めて実施し，それ以外は看護職員と他患者とで自由に実施の有無を決めることとした。麻雀を行う日は，前期と同様，目立った不穏や他患者とのトラブルはなく，時間内経続した。麻雀のない日は，夕方の時間帯において，ときおり，徘徊や不穏な様子での帰宅要求はみられるも，看護職員との言語的コミュニケーションのみでそれ以上の訴えや独りでトイレに行こうとする場面やエレベーターに車いすで体当たりするといった危険行為はみられなくなった。また，自由活動中（麻雀）の職員による定時のトイレ誘導にも拒否する姿勢はみられず，他患者に代わりに活動に入ってもらい，戻ってきた際には「僕はいいよ。見てるから」と，他患者に席を譲るといった協調性もみられた。

> **プログラム実施時の介入**
> - 興味関心が高いと考えられる麻雀の活動日と自由参加の日を曜日で明確に分けることで，1週間のスケジュールの意識付けを促す。
> - 楽しい環境（コミュニティーの場）を自覚してもらえるようにかかわる。
> - 勝負にこだわらず，参加している時間を楽しめるようにする。

● 集結期

継続期より，徐々に麻雀以外のOT活動での集団プログラムにも，促しに応じ参加するようになる。参加中は，開始直後に覚醒低下が多くみられている。日中，麻雀グループの他患者と笑顔で「麻雀やりたいね」などの会話が聞かれるようになった。また，OT実習生に麻雀の牌を並べるのを手伝ってもらう際には「5，7，5で並べればいいよ。俳句と一緒」と並べ方を教える場面もみられた。日中のトイレ要求は，継続してあるものの，頻度は軽減した。これに加え，日中はフロアー内にいることが多くなり，ナース（Ns）ステーションからの看護師による見守りのみでA氏の行動把握が可能となったことから，医師より，安全ベルト解除の指示が出された。

> **プログラム実施時の介入**
> - 集団プログラムでは，活動の目的と時間，自由参加であること，途中で離席できることを約束する。
> - 集団プログラムでの覚醒低下がみられた場合，体調を気遣う声掛けを行い，A氏の感情変動に注意した対応を行う。
> - 麻雀では，OT実習生を媒介として，教えることで自己有能感の拡充を図る。

評価・治療の要点

【麻雀がもたらしたBPSDの軽減の効果について】

今回，夕方に迷惑行為が顕著にみられているA氏に対して，残存する手続き記憶を活かし，馴染みの活動を動機付けにしたこと，また，症状が現れる場面（時間帯）に合わせ，プログラムを実施したことで，トイレ要求や危険行為，易怒性，迷惑行為といった周辺症状の軽減に加え，他患者との交流の獲得が認められた。

①A氏の生活歴にあった趣味（麻雀）をOTプログラムに取り入れたこと

認知症の特徴として，興味関心の幅が狭まることがいわれている。A氏も興味関心の低下や現実検討の低下に伴い，自発的な活動への参加意欲が減少傾向にあった。今回，A氏に保持されている手続き記憶の維持を目的に，麻雀をOTプログラムに取り入れた。麻雀のルールを理解しており，自身にとって「できる活動」があることにより，自尊心が向上し，勝ち負けにこだわることなく，安心して「いられる」場所として，麻雀そのものを素直に楽しむことができたものと考えられる。また，A氏にとって，作業が一連の反復動作であり，情報の処理を行うにあたって混乱することがないため，活動時間内継続して参加できたものと考えられる。

②A氏の症状が現れる時間帯に合わせてOTプログラムを設定した

今回のプログラムは，「危険行為に費やす時間を麻雀に費やした」だけである。しかし，A氏にとって，有意義な時間帯が増えたことにつながった。A氏がエレベーターの前で訴えが多くなり，帰宅願望による不穏な行動が主にみられる時間は，15時半〜17時ごろまでが多く，いわゆる夕暮れ症候群に該当していた。

従って，夕暮れ症候群の時間帯に活動を設定したことで，精神的に落ち着いた状態で実施することができた。結果，A氏のBPSDの軽減につながったと考えられる。

③副次的に生じた効果

A氏は興味関心の低下や現実検討能力の低下に伴い，活動への参加意欲が減少傾向にあった。今回，固定のグループで活動と時間を共有することにより，特定の他患者との良好な関係が生まれ，凝集性が高まることで，孤独感が解消されたものと考えられる。これにより，社会性の拡充を図ることができた。また，これまで自己の内面にのみ意識を向けていたものが，他患者や看護職員との交流をもつことで，周囲へ意識が向き，排泄欲求に集中していた思考が解放されたと考えられる。これにより，日中のトイレ要求の頻度が減少したものと考えられる。

文献

1) 守口恭子:高齢期における認知症のある人への作業療法 第2版, 三輪書店, 2017.
2) 宮口英樹:認知症をもつ人への作業療法アプローチ―視点・プロセス・理論―, メジカルビュー社, 2014.
3) 小川敬之, 竹田徳則:認知症の作業療法 ソーシャルインクルージョンをめざして 第2版, 医歯薬出版, 2016.
4) 浅井憲義, 大熊 明:クリニカル作業療法シリーズ 認知症のある人への作業療法, 中央法規出版, 2013.
5) 日本精神科病院協会:認知症の人のための作業療法の手引き, ワールドプランニング, 2010.
6) 朝田 隆, 中島 直, 堀田英樹:精神疾患の理解と精神科作業療法 第2版, 中央法規出版, 2012.
7)「精神科治療学」編集委員会:高齢者のための精神科医療 精神科治療学 Vol.32 増刊号, 星和書店, 2017.
8) 日本作業療法士協会:作業療法マニュアル 39 認知症高齢者の作業療法の実際 ICF を用いた事例の紹介, 日本作業療法士協会, 2014.
9) 日本作業療法士協会:作業療法マニュアル 49 通所型作業療法, 日本作業療法士協会, 2011.
10) 日本作業療法士協会:作業療法マニュアル 59 認知症初期集中支援 作業療法士の役割と視点, 日本作業療法士協会, 2015.
11) 藪脇健司:高齢者のその人らしさを捉える作業療法, 文光堂, 2015.
12) アニタ・アトウォル, アン・マッキンタイア:エビデンスに基づく高齢者の作業療法 ICF(国際生活機能分類)の適応と活用, ガイアブックス, 2014.
13) 山田 孝:クリニカル作業療法シリーズ 高齢期障害領域の作業療法, 中央法規出版, 2012.
14) 日本作業療法士協会:作業療法学全書 改訂第3版 第5巻 作業治療学2 精神障害, 協同医書出版社, 2010.
15) 香山明美, 小林正義, 鶴見隆彦, 編著:生活を支援する精神障害作業療法 第2版 急性期から地域実践まで, 医歯薬出版, 2014.
16) 小川真寛, 西田征治, 内田達二, 編:認知症をもつ人への作業療法アプローチ 視点・プロセス・理論(宮口英樹, 監), メジカルビュー社, 2014.

8 発達障害圏

中村泰久・宮崎宏興

発達障害の疾患特性

近年では発達障害は知的障害,自閉症もしくは自閉症スペクトラム,注意欠陥多動性障害や学習障害へと分化して認識されるようになった。2005年から施行されている発達障害支援法は発達障害の定義を「自閉症,アスペルガー症候群,その他の広汎性発達障害,学習障害,注意欠陥多動性障害,その他これに類する脳機能の障害であってその症状が通常低年齢において発現するもの」と定めている[1]。2013年のDSM-5のなかで発達障害の概念は神経発達症群／神経発達障害群としてまとめられている。この定義からは①発達期に発症する,②典型的には発達期想起から学童期に明らかになる,③機能の障害を引き起こす(個人的,社会的,学業,職業など)における,④しばしば併存症を伴う,などのポイントがある。特に発達障害は学童期に明らかにされる障害が成人期以降に持ち越される特性があり,ライフステージに沿った支援が求められる。発達障害の代表的疾患は注意欠陥多動性障害,自閉症スペクトラム障害,学習障害の3つとされており,本項目ではこれらを発達障害圏として解説する。

発達障害の二次障害としての精神疾患

うつ病

わが国のうつ病の生涯有病率は6.8％と報告されている[4]。発達障害がある患者のうつ病の併発率は4～38％と報告されている[5-7]。この併発率の幅は発達障害によるコミュニケーションの困難さから,うつ病の診断がしづらいことに起因している。そのため,うつ病の兆候をみるには気分に関する表現より活動量の変化に着目すべきである。また,発達障害患者の年齢が上がるほど,高機能になるほどにうつ病の併発率が高くなる[8]。児童期の学校不適応や,成人期の職場のストレスからうつ病に至ることもある。その症状はコミュニケーション障害による周囲に対する申し訳なさや自責感ではなく,心気的な不定愁訴が多くみられる。

パニック障害

発達障害は不安障害の併発率が高い[8]。発達障害があると将来の見通しが立たない,物音に過敏に反応しやすい,叱責を受けやすいなど,さまざまな要因でストレスを抱えやすいことから,不安の処理が重要になる。このような不適応は個人のニーズに社会支援が提供されない,もしくは個人が社会の要求を満たせない状態であるといえる。このような不適応状態を解消するためには,社会の個人に対する要求を下げていくか,個人が社会の期待に合わせるべく能力を獲得していくしかない。この両者とも限界があり,発達障害患者の不適応の軽減は社会からと個人からの両方からのアプローチが必要である。

社会参加状況

不登校

不登校とは「なんらかの心理的，情緒的，身体的あるいは社会的要因・背景により，登校しないあるいはしたくともできない状況にあるために年間30日以上欠席した者のうち，病気や経済的な理由による者を除いたもの」である。不登校児が発達障害を有する割合は57％であったと報告され，発達障害は不登校にしばしば関与している[9]。発達障害によってどのような学生生活の問題が生じているかを把握することが重要となる。発達障害の特性に配慮すると，本人の変化を目指すよりも本人に合わせた環境をつくるほうが現実的である。また学校と医療機関との情報交換から連携した支援が重要である。

ひきこもり

ひきこもりとは「仕事や学校に行かず，かつ家族以外の人との交流をほとんどせずに，6カ月以上続けて自宅にひきこもっている状態」を指す。ひきこもりの人が発達障害を有している割合は約30％といわれている[10]。発達障害をもつことでコミュニケーションの困難さにより同年代の集団から孤立しやすい。またひきこもりの発達障害による社会生活への不適応に伴い生じる二次障害としてうつ病，パニック障害が生じる。発達障害への支援とともに二次障害の精神疾患治療が重要である。

評価法

急性期

学校や職場で周囲との関係に不適応となり慢性的にストレスが多くなることで二次障害（精神疾患）が生じ，入院に至ることが多い。二次障害が生じた後の急性期は，まず休息し心身機能の回復を図る時期である。情報収集では，これまでの生育歴，本人と家族との関係，入院に至った経緯，これまでの生活状況と支援状況など，今後の関係づくりにかかわる情報を得る。次に病棟での1日の過ごし方，問題行動がある場合はその内容を把握する。そのほか，知能指数（IQ），肥満や生活習慣病のリスクとなる要因を確認する。地域生活から入院生活への環境変化は患者への大きなストレスとなることが多いため，心理的負担の少ない観察での評価が重要になる。病棟や作業療法（OT）場面での観察から，作業活動時の注意集中の持続やこだわりの有無，手先の不器用さ，コミュニケーション方法を把握する。急性期は患者が入院により自信を失い，一時的に能力が低くみえることがあるため，入院前の生活状況の情報と，観察される行動の差を意識して評価したい。

回復期

回復期は，二次障害の精神疾患が回復し，行動が拡大する時期である。日常生活場面や作業療法室での他者との関係の取り方，意思を示す際に，言語，非言語のいずれのコミュニケーションを得意とするか，表情などの感情表出の確認が必要である。作業活動を指導するうえで理解できる指示

の程度は，単語レベル，短文レベルの理解の程度を，かかわりをもつなかで評価することも重要である。また，発達障害患者は，自閉症スペクトラム症の感覚異常を90%が有することが報告されている[9]。具体的には蛍光灯の点滅が気になる，エアコンの音が気になる，サイレンの音を聞くとまるで頭蓋骨にドリルで穴を開けられているような感覚がするなど，知覚異常の症状やその強さは個人差が激しく，その発生機序については不明な点が多く，生理学的な検査で検出することも困難なことが多い。この知覚症状があるため，コミュニケーションや社会性に支障をきたす場合がある。この知覚異常が地域生活での不適応に関連していることも考えられることから，感覚プロフィールの実施も有効である。これは，本人や身近な介護者からの情報収集と観察に基づいており，対象者の感覚処理パターンと各感覚の偏りから，行動解釈を構成的に行うことができる。これにより，介入の方針を得ることができる。

維持期

維持期は，二次障害が寛解し地域生活への移行を目指す時期である。移行前に二次障害発生に関連した課題とその対処方法の整理を行いたい。また活動とともに余暇や休息の取り方，自身の不調のサインを，他者や介護者が理解できるようOT評価を伝達できるとよい。

治療法

導入期

導入期では手順が明確で，結果がわかりやすい作業活動を導入したい。パラレルなオープングループから開始し，特にOTの治療構造（**図1**）[10]において，対象者と作業活動の関係，対象者と作業活動を介した作業療法士（OTR）との関係に着目し，作業活動の適応できる課題の水準と範囲，また集団へ適応する様子（態度や時間）を把握し，対象者の関心に沿った内容を中心にOTプログラムを行う。

図1　精神科作業療法の治療構造

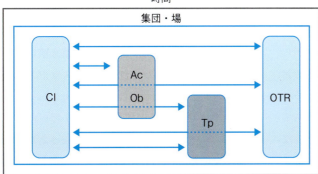

①ClとOTRが直接関わる関係
②ClとOTRがObやAcを介して関わる関係
③ClとOTRがObやAc，Tpを介して関わる関係
④ClとOTRがTp介して関わる関係
⑤ClとObやAcとの関係
⑥ClとTpのObやAcを介したかかわり
⑦ClとTpの直接のかかわり
⑧ClがOTRを介してObやAcと関わる関係（形態としては②に含む）
⑨ClがOTRを介してObやAc，Tpと関わる関係（形態としては③に含む）
⑩ClがOTRを介しTpと関わる関係（形態としては④に含む）

Cl：対象者　OTR：作業療法士　Tp：集団の構成メンバー
Ob：物（作品，道具，材料）　Ac：作業活動

維持期

　維持期では，治療構造のうち，対象者とほかの集団構成メンバーとの関係，対象者が作業を介したほかの集団構成メンバーとの関係に注目していく．特に入院に至り，自信を失っている患者へは集団活動が有効であり，他者が模倣した学習や，他者からの助言を受け入れ，行動を変容させることが期待できる．反面，周囲との協調性がもてない場面や，こだわりのため作業療法室のルールを守れないことがみられることもあり，行動の制限やOT参加上でのルール確認も必要になる．

集結期

　集結期は地域移行に際し，以前の不適応状態が再現されないよう，クローズな社会生活技能の学習グループによる行動変容を図る．この学習の際，新たな学習に対して不安を表出することもあるが，具体的な見本を示し，助言をすることで技能獲得につながる．また，不調時のサイン，休息の仕方などの疾病管理技能に対して，患者と確認していくことが有効である．地域生活にむけて周囲から患者をサポートする体制づくりが重要である．患者の周囲の家族や身近な支援者へOT評価の伝達，得意なこと，苦手なことを伝達することで，地域移行後の不適応が予防できる．

事例

はじめに（作業療法開始前の経過）

　自閉症スペクトラム症．幼少期より言葉の遅れがあったものの，特別な療育などの受療歴はない．中学生になった頃より不登校となり自室に閉じこもりがちでときに頭を壁に打ちつけるなどの自傷行為がみられた．心療内科への初診は14歳．中学校へは3年間で数日しか行けていなかったことや引きこもり生活が常態化していたこともあり，高校は，特別支援学校高等部へ進学した．卒業後，精神科デイケアの利用を開始し，その後，A氏の支援拠点がOTRの勤務する本事業所（地域活動相談支援センター／就労継続B型，以降，支援センター）へ地域移行された．

導入期

　精神科デイケア週4日利用＋支援センター週1日利用から開始．A氏を交えた母親との面談では，「自宅ではほとんど何も話さない．父親からは，"家にいるなら働かないのか？"と言われており息子（A氏）自身は押し黙っていることが多い．父親が苦手な様子．友人はいるものの最近はあまり会ってないようだ．家にいると（特に土日など）はずっと寝ていることが多いので，そのままにしておいてよいのかどうかも心配している．あと，家族以外の前で食事をとることができない．友人と遊びに出ても，息子だけコンビニで何かを買ってこっそり食べているようだ」「息子が中学生の頃，自室に閉じこもって自分で頭を壁に打ち続けていた頃が1番つらかった．ドスッドスッと壁が鳴る音を聞くたびに，親として何もしてやることができないことに涙するばかりだった．今は，デイケアに自分から行くようになっただけでも喜んでいる．今回の（支援センターの）利用についてもデイケア職員さんからの勧めに息子自身が同意したので……．親のほうは息子に何かを

強く希望することはない」のことであった。A氏は、「デイケアの職員さんにも勧められたし自分でも何か仕事してみるのもいいんかなぁと思ったから支援センターへ行ってみようかと思うようになりました」「どんな作業をしたいか，できるかは思いつかない。デイケアではグループで話し合いをしたり、手工芸の作業をしている。スポーツで身体を動かすのが好き，特にサッカーが好き。朝起きるのが苦手で遅れて参加することが多い」と語った。そこで、利用中の精神科デイケアと支援センターを連携併用しつつ，①就労生活支援へとソフトランディング（段階的な地域移行）していくこと，②サービスなど利用計画およびモニタリングによる計画相談支援と就労継続B型支援の利用申請，③障害福祉サービス受給者証の交付申請, を行うこととした。計画相談支援によるサービス利用計画では，①支援センターの利用による就労生活リズムの安定化，②真似たり体験したりしながら「やってみたい作業」と「したくない作業」を選別していく。③スポーツ（サッカーやバレーボール）サークルへ参加してみる, とした。また、支援センターによる個別支援計画では，(1)デイケアと支援センターを併せて平日の日中活動へ参加機会をもち、可能な限り午前中に参加できるようにする，(2)簡易な内職作業から参加し始め、別の作業も体験したり話を聞いて、興味があれば行ってみる，(3)精神障害者ソフトバレーボールサークルへの参加と障害者サッカークラブへの参加，を計画した。

継続期

デイケアから支援センターへの移行は、6カ月をかけて完了した。週の参加日を1日ずつ調整して急激な日課や人間関係の変化によってA氏が混乱しないように配慮した。その際にデイケアスタッフ、担当医、支援センタースタッフが、お互いの状況を連絡し調整した。支援センターへ参加日を増やす際には、その日に参加予定の作業をあらかじめ打ち合わせした後、日程表を作成し目視できるようにした。デイケアから支援センターへの移行が終了した後も、必要時にはいつでもデイケアへの再参加が可能なようデイケアスタッフが配慮した。

● 自ら選択し携わる作業と役割が変化していく時期

支援センターでは、嗜好性が低く簡易な反復作業（内職作業）に従事しつつ，ほかの利用者が行っている作業（環境清掃、弁当作り、物品販売、カフェ）の様子を見学したり話を聞いたりして過ごしていた。A氏より「弁当は作れないし今は興味ない。掃除の作業ならできるかもしれない」「接客は苦手だけど興味はある」など語るようになるが、実際にそれらの作業に参加するまでには至らなかった。

ほかの利用者との交流はほとんどなく、もっぱらスタッフと行動をともにすることが居場所となっていた。昼食時間は自ら退出し、皆で食事をする場を避けていた。

スポーツでは、フットサルとソフトバレーボールのサークルに参加。運動が上手で、普段は交流のないほかの利用者とも手を合わせてハイタッチしたり「どんまい」と自ら声をかける姿が見られた。ちょうどその頃、県主催の大会が近かったことから、A氏も選手として参加することになる。当初は張り切っていたが、大会が近付くにつれ、不安や緊張を口にするようになり、大会当日は、途中棄権した。その後、しばらく通所を欠席するようになり母親も「家で寝てばかりいるんだけどこのままで大丈夫か」と案じていたが、支援センターより何度か電話で働きかけをすること

で再通所するようになった。

しかし,それをきっかけに「やっぱりプレッシャーに弱いな。なんとかしたい。新しいことに挑戦したらいいのかな」といい,それまで行っていた内職作業から,環境清掃の作業へ自ら参加するようになった。環境清掃の作業はユニット化されたチーム作業である。A氏も日によって異なる他利用者とペアになって作業し,そこでは「次は○○の掃除をしに行こうか?」など他利用者へ作業を促したり提案したりする姿が見られるようになった。

● 自分の役割を得ることに充実感を覚え,頑張りすぎた時期

A氏より「カフェの作業をしてみたい」と希望を述べた。「カフェは接客が作業に多く含まれるけど問題ありませんか?」と尋ねると「挑戦はしてみたい気持ちがある」と言い,平日4日間カフェ作業へ従事し始める。メニューボードを書いたり,接客作業を行い,来客からの評判もよかった。自身でも「意外と楽しい」と意欲的に取り組んでいた。朝,遅刻することが多いのは以前より変わらなかった。しかし,2カ月ほど経過した頃「最近ずっと気が張っているように感じる。朝起きられない」と言い,通所が途絶えがちとなった。担当医とも相談のうえ,オーバーワークにならないよう,通所日数や作業内容を再検討することとなった。「冬場は毎年調子が悪い。なんでだろう。毎年この時期(冬季)にダウンしてしまうなぁ」と言い,不安げな表情を見せていた。通所は休みがちであるものの,フットサルやバレーボールへの参加は継続して行えていた。カフェ作業では,他利用者の作業を補助する程度に抑え,接客は行わないようにした。来客者への対応がなくなったことから,自身のペースで作業が行えることが増えたことと時間や作業量の見通しが立ちやすくなったことで,不調がちでも作業が行える状況を維持していた。春を過ぎる頃には,A氏も「なんとなく体調がよくなってきた」といい,朝の起きにくさは変わらないものの,おおむね日中活動や生活習慣も安定していった。

● 将来の希望を見つけ,行動し始めた時期

今後の就職活動に備えてハローワークへの障害者求職登録を行った。月1~2回程度で専門援助窓口へ足を運び,職業の興味や,雇用条件の希望と優先順位,就労生活習慣,障害開示方法と配慮依頼の内容についてなどを相談し具体化していった。また,ハローワークと就労支援施設との連携によって,A氏の時期による心身状態の変化や作業遂行特性の情報共有を行っていった。A氏は,「仕事をしたことがないので(何を仕事に選べばいいのか)わからない」「就労支援施設では,掃除やカフェの作業をしたが,そういった仕事が自分にできるのかわからない」と述べ,自身が就職し働いている姿をイメージすることが困難そうであった。

半年間ほどの就職活動を経た頃,「子供は好き。カフェ作業のときも子供のお客さんの相手をしているのが楽しかった。昔,(自室にひきこもっていた頃)学校に行っていなかったから,昼間には近所の子供とよく遊んでいた」という。そこで,W認定こども園での職業実習を調整し,A氏も挑戦してみたいと前向きであった。W認定こども園管理者との面談に際しては,事前に自己紹介用の書面を作成したりSST(social skills training:社会生活技能訓練)にてあらかじめ準備した。9:00~13:00/日,2日/週の実習日程を組み,保育士補助業務を課題とし開始した。

● 実際の仕事を経験し,自身の目標に取り組んだ時期

実習は,9:00~園児の迎え入れ,10:00~園庭遊び,11:00~創作時間,12:00~給食,

13：00～お昼寝はじめまでを行った。開始当初は，ほかの職員とのコミュニケーションは「うん」「はい」などの応答に終始し，指示やその方法，結果の確認などに，強い配慮を必要とした。トイレに行くことも言い出せず，ほかの保育士から促されるまで我慢していることもあった。実習時間中，OTRは同伴し，適時，声を掛けたり離れたりしながら，次第にフェードアウトしていった。A氏は，園児との遊びについては笑顔で応対しているものの，ほかの保育士との交流は少ない状況が続いた。実習途中の面談では「このまま（今の実習を）続けられないかもしれない。自分ができているのかわからない」と述べたが，学園長や現場保育士から，現在できていること，今後の課題として取り組む必要のあることを具体的に説明を受け，実習開始当初から1カ月経過した頃より，自ら業務内容を確認したり，準備や片付けを進んでできるようになっていった。2カ月を経過したある日，園児の料理活動の補助をしたA氏は，園児たちが調理した焼き菓子を，ある園児から「A先生，僕の作ったお菓子食べて！」と差し出された。それまで，園児と給食をとることを避けていたA氏だったが，その場で差し出された焼き菓子を食べることができた。OTRがA氏に「なんで食べることができたの？」と尋ねると，A氏は「仕事だから，食べないとね」と笑顔で答えた。

● **仕事を通じて自信と責任感が育まれた時期**

3カ月間の実習を経て，給食も人前で食べられるようになったA氏は，9：00～17：00/日，4日/週でアルバイト採用され，現在も就労生活が継続されている。休日の過ごし方も，以前は「することがないとソワソワするから出かけている」と言っていたが，就職後は「仕事に差し支えない程度に遊びには行くが，休養もしっかりとるようにしている」と就労生活習慣も安定して確立されている。

集結期

現在，認定こども園での就労と，相談および休日の居場所として支援センターを併用しながら暮らしている。ときおり，人間関係や仕事のできについて悩むこともあるが，適時，助言を受けたり，趣味のフットサルやバレーボールを続けながら，活動バランスを保っている。

父親もA氏のこれまでの取り組みを見守り続け，協力度・理解度が増している。

OTRは，必要時に，A氏や認定こども園と面談や職場訪問を行いながら，A氏の就労継続に携わっている。

文献

1) 文部科学省：発達支援法（平成十六年十二月十日法律第一六七号），2014.（http://www.mext.go.jp/a_menu/shotou/tokubetu/material/001.htm，2017年10月現在）
2) Kessler RC, Angermeyer M, Anthony JC, DE Graaf R, et al: Lifetime prevalence and age-of-onset distributions of mental disorders in the World Health Organization's World Mental Health Surveys. World Psychiatry, 6(3): 168-176, 2007.
3) Ghaziuddin M, Wiedmer-Mikhail E, Ghaziuddin N: Comorbidity of Asperger syndrome: A preliminary report. J Intellect Disabil Res, 4: 279-283, 1998.
4) Mouridsen SE, Rich B, Isager T, et al: Psychiatric disorders in individuals diagnosed with infantile autism as children: A case control study. J Psychiatr Pract, 14: 5-12, 2008.
5) Mouridsen SE, Rich B, Isager T: Psychiatric disorder in adults as diagnosed as children with atypical autism. A case control study. J Neural Transm, 115:135-138, 2008.
6) 並木典子, 杉山登志郎, 明翫光宜：高機能広汎性発達障害にみられる気分障害に関する臨床研究. 小児の精神と神経, 46: 257-263, 2006.
7) 鈴木菜生, 岡山亜貴恵, 大日向順子, ほか：不登校と発達障害 不登校児の背景と天気に関する検討. 脳と発達, 49(4): 255-259, 2017.
8) 厚生労働科学研究費補助金こころの健康科学研究事業：ひきこもりの評価・支援に関するガイドライン.（http://www.zmhwc.jp/pdf/report/guidebook.pdf，2017年10月現在）
9) Gomes E1, Pedroso FS, Wagner MB: Auditory hypersensitivity in the autistic spectrum disorder. Pro Fono, 20(4): 279-84, 2008.
10) 山根 寛：精神障害と作業療法 治る・治すから生きるへ 第3版 p.72-126, 2010.

9 早期精神疾患

田中友紀・龍 亨

精神疾患の早期介入について

早期介入の潮流

わが国の精神医療保健福祉においても病院から地域生活へと施策の転換が促進されつつあるが、欧米ではすでに脱施設化が進み、地域ケアシステムの整備が定着してきている。しかし適切なケアが実施されてきたにもかかわらず再発や再入院は決して少なくはなく、患者の機能障害の回復には多くの制限がみられた。そのようななかで早期段階において疾患を発見し適切に治療することで症状や機能障害の回復を目指すことに主眼が置かれるようになり、それは今や臨床精神医学における世界的な一大潮流となっている[1]。

精神病未治療期間と長期的転帰

早期介入が着目されるなか、症状の顕在化から治療を開始するまでの期間である「精神病未治療期間（DUP：duration of untreated psychosis）」が重要視されている。平均DUPは世界的には1～2年であり、DUPが長いほど転帰が不良であることが明らかにされている。また、DUPが治療反応性、寛解に至るまでの期間、寛解到達レベル、再発率、認知機能やQOL（quality of life：生活の質）低下と関連するとの報告もある。早期介入によりDUPを短縮することは初回エピソード精神病（FEP：first episode psychosis）からの回復を容易にし、治療反応性を保持し、長期的転帰の改善に寄与すると考えられている[2]。

治療臨界期

一方で発症からの3～5年間が治療の成否を分け長期的予後を左右する「治療臨界期（critical period）」であることも明らかにされている。多くの症例で発症早期に精神症状や社会機能の悪化がみられ2～5年後にはその水準で安定化してしまうこと、約8割の症例が5年以内に再発を経験し、特に発症後2年間に再発が高率に起こること、発症2～3年で自殺率が高いこと、などの知見の集積により明らかとなった。治療臨界期内における治療開始はそれ以降に開始される場合よりもはるかに有効であり、DUPの短縮は治療臨界期における治療開始に直結している。またこの時期は服薬アドヒアランスが不良であり、多くの患者で服薬中断がみられ、また再発を繰り返すたびに治療抵抗性が高まることが知られている。よって薬物療法と心理社会的療法を組み合わせ、包括的な治療や支援の充実を図ることが重要である。

顕在発症の予防

さらに「精神病発症危険状態（ARMS：at-risk mental state）」への早期介入に関する研究と実践が各国で展開されている。この時期にはすでに認知機能や社会機能の低下が生じているとの報告

もあり，適切な介入により本格的発症を頓挫させることが重要である。これまでの報告では1年間でARMSの10〜40％が精神病に移行するとされ，豪州や欧米などを中心に早期介入の試みが行われ一定の効果を上げている。そしてわが国においてもその取り組みが広がりつつある[3]。ARMSの時期に積極的な介入を行うことは，不適切な行動の形成や社会的ひきこもりなどを軽減し，社会機能や精神機能の回復，予後の改善に重大な影響を与えると考えられる。

早期介入のポイント

早期介入の目的は①**現在経験している症状の治療と問題解決**，②**症状の重症化（ARMSの場合は顕在発症）の予防**，の大きく2つである。微弱な幻覚・妄想・興奮などの陽性症状のほかにも，気分の不安定，抑うつ，不安，強迫，対人恐怖，不眠など個々に多様な精神症状を呈しており，すでになんらかの精神障害に罹患しているという面を併せもっていることが多い。

治療では本人が困っている具体的な問題や症状を標的にしていく。これは必ずしも精神病性の症状とは限らず，不登校，自傷行為，人前での緊張などが問題として挙げられることも多い。本人の動機を高めることが治療の推進力となるので，治療者は具体的な目標を一緒に探し，その実現に向けて協働的に取り組む同伴者となる。そのためには多方面からの情報収集や協力が大切である。家族の話もよく聴き，家族にも治療や対応についての理解を促していく。

対象者の多くは好発年齢の思春期・青年期前期であり，その年代特性を考慮した評価・治療が重要である。この時期は自立へ向けて親子の関係が変化していく時期であり，自己を確立するために試行錯誤し，現実社会と自分とを統合する時期である。そのためには自分で選択することを身に付け，選択したことに責任をもって行動・達成していくことが重要である。そしてそれは自信につながり，さらに自らの選択による行動を発展させていく。この時期は自分が現実的に社会のなかでできることや，自分の力が社会にどう役に立つかを考える重要な時期である。

思春期・青年期前期は「自分は自分である」という「自分らしさ」を獲得するために自分について考え悩み苦しむ時期である一方で，恋愛感情や友情など他者への興味関心も高まる時期である。そして実際に他者との距離感が心理的にも物理的にも極端になり，近付きすぎたり離れすぎたりを繰り返す。そのため思考・感情・行動ともに大きく揺らぎやすい。幻聴の内容が「友達からの悪口」であったり，妄想の対象が恋愛対象の人物や憧れの芸能人であることも多い。またいじめや友達とのトラブルなど過去の対人関係が心理面に影響を及ぼしている場合も多々ある。対象者と治療者が関係を構築していくなかで対象者が感じる周囲との対人関係に丁寧に耳を傾け，「誰との関係において，どのように感じているのか」を把握しておくことが大切である。疾患の治療とともに，さまざまな経験の場を設定するなど成長段階に見合った教育的な介入が重要であり，「自分のことは自分で決め実行する」ことで感じ得る責任感や自己効力感の積み重ねから**「自分の人生を自分で作っていく」**ことを体感できるよう促していく。

評価法

　早期介入の対象者は入院を経ずに外来で治療を進めていく場合も多いため、ここでは主に外来治療（デイケア・外来OT）を中心に説明し、入院治療については適宜追記する。

急性期（入院，外来）

● 要安静期：1〜2週

　原則としてリハビリテーションは行わずに救命・安静に努める。必要に応じて入院治療を行い、症状が重篤でなければ入院を経ずに地域での生活を継続しながら外来で治療を進めていく。

● 亜急性期：〜1カ月

　疲れやすく不安定な時期であり、どの程度の負荷が適切かを注意深く見守り調整していくことが大切である。はっきりした症状が出現しない場合も多く、また自身の状態を自らは言語化できないことも多いため、言葉を補いながら表出を促す。対象者の現実的な不安感を把握し、今までの努力を労ったり将来の展望を示すことで不安をやわらげることも大切である。また若年者は腹痛や頭痛など身体症状を伴う場合もあり、自律神経症状など身体面からの情報も逃さないようにする。

　対人交流技能面では特に家族との関係や同世代との関係の情報を集める。家族全体の生活リズムなどを情報収集し、対象者の周囲の環境やその影響を把握する。また現時点での全般的な認知機能のほかに予後予測のためには知的レベルも早めに把握しておく必要があり、所属校や出身校の学力、過去の知能検査の資料などがあれば確認しておく。

　この時期は現実感が出てくることで「周囲から自分がどう見られているか」に過敏になり、周囲と比較して劣等感を感じやすい。亜急性期では「人目を気にせずに安心して過ごせるようになること」が目標となる。

回復期（入院，外来）

● 回復期前期：〜3カ月

　この時期は睡眠過剰、思考・集中力の低下、抑うつ・無力感・自信喪失などの感情障害、身体的異常感、病的体験などが軽度に出現する。この段階で意欲向上を目指す積極的なリハビリテーションを行うことは再燃を招く危険性があり、ゆっくりと回復を待つことが重要である[4]。回復過程の途上にあることを理解したうえでの慎重な対応が求められる。その一方で初発の若年者の場合は体力面の機能低下は少ない場合が多く、早めのうちから体力維持または発散のために、軽めの運動の場を設けることが望ましい。

　休息がとれているか、認知機能、疾病理解、家族の受け入れ体制（家族の不安の把握、家族の疾病理解、本人への接し方など）、地域での生活環境、対人交流技能、などを重点的に評価し、所属している学校があれば休学期限や学校での支援体制も確認しておく。休職中である場合も同様であり、必要に応じて関係機関と連携をとっていく。

　評価尺度については、精神症状の評価として Positive and Negative Syndrome Scale（PANSS：陽性・陰性症状評価尺度）、認知機能の評価として The Brief Assessment of Cognition in Schizophrenia-Japanese Version（BACS-J：統合失調症認知機能評価尺度日本版）、社会機能の評価として Social Functioning Scale（SFS：社会機能評価

尺度），主観的QOLの評価としてWHO-QOL（World Health Organization Quality of Life）26項目などを用いて評価を行う。必要に応じてWAIS-Ⅲ（Wechsler Adult Intelligence Scale - Third Edition：ウェクスラー成人知能検査）など知能検査も行う。

入院している場合はこの段階で状態が安定していれば外泊を行い，退院となる。本格的なリハビリテーションは退院してから地域生活のなかで実施することが理想であり，回復期前期はその準備時期にあたる。この時期は「心身の基本的機能と生活リズムの回復」（朝起きる・昼間活動する・夜眠る）が目標となる。

● 回復期後期：～1年程度

回復期前期の評価内容に加えて，現実検討能力，認知機能，疾病理解，ストレス耐性，協調性，職業準備性，地域での支援体制など，安定した生活や就労・就学に必要な能力を重点的に評価する。前述の効果評価も継続して定期的に行う。

維持期（外来）

体調悪化の注意サインが出ていないか，そのサインが出たときに自分で気付けるかに留意する。サインの例としては，眠れなくなる，集中して本が読めない，音に敏感になる，人に会いたくなくなる，食欲がなくなる，周囲から見られている気がする，相手の話が理解できない，自分の考えが人に漏れている気がする，など多岐にわたる。対象者によってサインは異なるため，日常から心理教育プログラムや面談で扱い確認しておく。また安定した生活を送っているか，社会とのつながりは順調か，などを確認する。

治療法（支援法）

導入期：～1カ月

導入期では対象者や家族にリハビリテーションの必要性や内容を説明し，参加の同意を得る。そして就学・就労などの今後の目標や，リハビリテーションに対する意欲を確認し，目標に沿って治療プラン・プログラムを決める。体調悪化の注意サインも早い時期から確認し，自身で気付けるようにしていく。

開始まもなくは疲労度や集中が続く時間に合わせて短時間から始める。また周囲の音などに過敏な場合は雑音が少ない場所で実施し，必要に応じて静かに休息できる場所を確保する。刺激に対して敏感な時期であるため孤立して過ごすことを保証し，言語活動よりも身体活動や単純な活動を設定する。適切な治療により幻覚妄想などの陽性症状や認知機能障害などが徐々に軽快する時期である一方で，現実と少しずつ向き合う時期でもある。症状が重く入院治療中の場合，この時期の遷延は長期入院につながりやすいため，きめ細やかな対応が必要となる。

活動では，身体感覚レベルに働きかけ[5]，かつ本人の興味関心が高いものから始める。小グループでの軽いストレッチ体操や個別作業の手工芸など他者との交流が比較的少ない活動が望ましい。身体症状は改善しているが対人交流など精神的負荷がかかると体調が悪化する場合は，少人数からの交流を設定する。徐々に集団になじめるよう必要に応じてスタッフがほかのメンバーとの仲介をするなど援助していく。身体的な症状が残っている場合には転倒などに注意し，単独での外出や交通機関の利用が難しい場合は家族による

送迎など通所の環境を整える。また生活リズムを整えるために必要に応じて生活記録シートなどを使用する。

継続期

　この時期は対処行動や探索行動を開始し，同性同世代との交流が回復してくる。ストレス対処方法が身に付いてくる時期であるので，集団活動の中で少しずつ負荷を上げて行くことが大切である。そのなかで自身の長所・短所や対人交流パターンに気付き，就学・就労などの社会復帰に向けて「どのような環境で学ぶか・働くか」を現実的に検討できるようになってくる。

　活動内容は，1プログラムにつき1～1.5時間程度，生活リズム維持や体力向上のため週3～5日の参加を目指す。デイケアの場合は日中6時間程度，平日毎日の参加が望まれる。社会性向上のため基本的に集団プログラムで実施し，活動場所も作業療法室やデイケア室のみではなく屋外や体育館なども組み込み，活動の幅を広げていく。調理やガーデニングなどの共同作業，スポーツ，心理教育（疾病管理，ストレス対処など），認知機能・社会認知トレーニング，ミーティングなどの意見や感想を発表する場，イベント企画・運営など役割のある活動，就学・就労支援プログラムなどさまざまな体験ができる場を設定する。そしてそれらの体験を通じて問題解決能力の向上や現実検討能力の回復・拡大を促していく。また家族面談や家族教室を実施し，家族との関係も調整していく。

　回復が進み就労・就学に耐えうるようになったら実際に短時間から試していく。在学中の場合は学校の担任教諭や養護教諭と連携し，復学後に安定して通学できるよう本人の病状や行動特性などを伝え理解を促していく。すでに退学している場合や転校が望ましい場合は，本人の能力や希望に見合った学校を探し，見学・受験・入学・通学を家族とともに支援していく。就労支援も同様にどのような就労形態が望ましいかを本人と十分に検討し，ハローワークへの同行・職場見学・面接・継続支援などを進めていく。

集結期

　就学・就労に慣れるまではリハビリテーションを並行して実施する。安定した生活が送れるよう学校や仕事の現場における困りごとの対処方法を一緒に考え，定着支援を行う。そして体調悪化の注意サインの内容や，サインが出たらどうするかなど，リハ終了後の生活を確認する。例えばワークシートを用いて「消灯してから3時間以上眠れないことが1回でもあったら母に伝える」など，できるだけ具体的に内容をまとめ，サインが出たときに伝える人（家族や主治医，リハ担当者や担当保健師など，身近な支援者）やその連絡手段，電話番号なども具体的に書き出し整理しておく。

　またリハ終了後も就学・就労の場の移り変わりなど，環境の変化に応じて面談などでアフターフォローが必要な場合がある。注意サインに本人が気付いたときに早急に対応するためにも，気軽に連絡・相談できる関係を構築しておくことが望ましい。

事例（典型例）

A氏，17歳，男性，高校2年。統合失調症の疑い。

出生時は正常分娩で特に問題なし。幼少期は，母親いわく，反抗期のない手がかからない子供だった。あまり自己主張しないためか友達は少ないものの，小学生までは休むことなく学校に通えていたという。中学2年生頃から腹痛や頭痛の訴えがみられるようになり，ときおり学校を休むことがあったが，2〜3日で体調は戻り，学校には通えていた。高校に入って友達を作りたいとの思いから卓球部に入部し，1年生のときまでは両親に学校生活や部活の様子を話せていた。しかし，高校2年生の夏休みに入り自室にこもるようになり，両親の問い掛けに対しても無反応なことが多く，食欲や睡眠が不規則な生活が続いた。両親も夏休みが終わると元に戻るのではないかと思っていたが，2学期の始業式のときも朝起きられず，学校の支度を促すものの，急に怒って「出て行け」と怒声を上げた。母親が何か悩みでもあるのか心配して尋ねるも，本人はイライラした様子で話が噛み合わず，すぐに自室に戻ってしまい食事もほとんど手をつけないような生活が1週間ほど続いたため両親が心配し，精神科受診となった。診察場面では緊張した面持ちであまり視線を合わせず，おどおどした様子であった。また，診察のなかで不調に至った要因を尋ねると，部活で仲間や先輩たちとうまく話せずに孤立した状況のなかで無理して通っていたが，試合中に単純なミスをしたときに赤面したことを仲間にからかわれたことをきっかけに，常に赤ら顔を周りが見て面白がっているのではないかと感じるようになったことを語る。他人の視線が気になるようになってからは，自室にいるときも見られているような気がして，「顔が赤くなっているぞ」と誰かが言っているように聞こえることを話し，生活リズムの乱れや被注察妄想などの陽性症状もみられたため，入院となる。

入院治療として医師による「支持的精神療法」と「薬物療法」の治療が進められると被注察妄想の訴えも減り，少しずつ食欲が回復し，睡眠リズムも整ってきた。そのため，3週間目に医師をはじめ看護師や作業療法士（OTR），精神保健福祉士，臨床心理士（CP）など多職種が集まるカンファレンスにて治療状況を確認し合い，作業療法（OT）とCPによるカウンセリングの導入となった。

導入期

OT導入時のA氏は症状の安定はみられたものの対人緊張は強く，同室の患者ともほとんど会話することなく，自閉的に過ごしていた。そのため，すぐに集団OTの導入は困難であると想定されたため，まずは信頼関係作りを目的に週2回の個人OTを30分の短時間の枠から開始した。プログラムとして，ベッドサイドにおいてトランプやボードゲームなどの遊びの要素を含む種目を導入した。個人OT開始当時はストレス負荷によるものか，緊張した面持ちでときおり誰かに見られているのではないかとの思いからか，周囲を気にして見渡す行動もみられた。しかしプログラムを重ねることで，症状面も安定してきて，遊びの要素を含む種目においては，幼少期に遊んだ懐かしい思いを想起でき，純粋に楽しめる体験となり，徐々に自然な笑顔とともに自発的な会話もみられるようになってきた。

また，並行して病棟の中庭でのキャッチボールやバドミントンのラリーなど身体運動を伴う種目を選択した。思春期においては成長の発達段階

であり，思いや考えを上手に言葉で表現することが難しく，そこから来る衝動的な感情や鬱積したエネルギーを身体運動によって昇華する効果が期待でき，適度な疲労が得られることによって睡眠や食事の生活リズムの安定につながっていった．

活動後には，そのとき感じた気持ちを「疲れた」「無表情」「穏やか」「楽しい」といった4段階の表情のイラストのなかから選択する「表情シート」を付け，それについて一緒に考え振り返りを行い，本人なりの言葉を引き出し，少しずつ感情の整理を行った．はじめは無表情を選ぶことが多かったものの，活動をともにすることにより選択するイラストも変化するようになり，自身の気持ちについて言葉で語る場面も少しずつみられるようになった．

山根[6]は個人OTに関して「OTRは，作業活動を適度な心理的距離を保持する手段やコミュニケーションの手段として用い，気持ちを少し開いても安全であることを示しながら関係をつくる．そして必要に応じて，支持的な，ときには仮の自我の役割をとり，少しずつ他者との交わりの場へと移していく」と述べており，A氏もこれらの作業活動を媒介にすることにより，OTRとの信頼関係を徐々に構築することができていった．

病棟生活においても同室者との交流がみられはじめ，自らナースセンターへ行って体調を伝えることができるようになるなど，活動性の向上がみられた．また，カウンセリングのなかでは，今までの生活を振り返り，小学校時代から友人とうまくなじめずに，ほとんど友人と遊んだ経験がなく，悩みを相談する相手もおらずに孤独だったことを話せるようになった．これら情報をカンファレンスのチーム内で共有し，約1カ月後に集団OTへ移行した．

継続期

集団OTの導入時では10名程が参加し，OT室内に塗り絵や脳トレなどの個人活動とトランプや卓球などの集団活動が同じ空間に混在するプログラムから進めており，A氏も週2回から開始した．このプログラムでは基本的に個人作業でも2～3人の小集団でも取り組める種目を各参加者が選択できるため，交流がなくとも一緒に参加しているメンバーが作業活動を介して同じ空間を共有できるパラレルな場を活用している．はじめA氏は対人緊張のためか個人活動での脳トレばかりに取り組んでいたため，関係がとれているOTRが媒介となり，メンバーとの橋渡しをしながら卓球へと促し，交流の幅を広げていった．A氏は高校では卓球部で得意な種目でもあり，メンバーのなかでは1番上手であった．そのため，称賛される場面や他メンバーより教えてもらいたいと交流をもつ場面がみられ始めた．これらの経験を繰り返すことにより，徐々に自信が付きOTRを介さずとも自主的に会話する場面がみられ，種目も自ら選択できるようになってきた．

次の段階として，スポーツ活動と，OTRと音楽療法士が共同で行う音楽療法を導入した．

スポーツ活動は15名ほどのメンバーで構成され，体育館内でソフトバレーやバドミントンを主として行っている．けがの予防として，はじめに円形となり十分なストレッチなどの準備運動後にラリーやランニングなど体を慣らしてから試合を実施している．個人OTのときはOTRがA氏の体調や技術に合わせていたものの，集団で行うスポーツ活動においてはルールに従って，ときには自分が相手に合わせた協調的な行動が求められる．そのため，はじめは相手に合わせすぎて消極的なプレーが目立っていたものの，上手なプレーができたときはメンバーから称賛され，本来

もっている活発さもみられた。また，はじめは1試合終了時には息が上がり疲労感からか休憩を頻回に要していたが，回を重ねるごとに体力の向上がみられ，1カ月後には5試合出場できるようになった。A氏にとって今までスタッフや家族からはよくなってきていると評価されるものの実感が湧かなかったが，試合数が増え，疲労感をあまり感じなくなるなどスポーツをとおした体力向上により回復感を自覚することにつながった。

音楽療法は10名ほどのメンバーで構成され，さまざまな年代のメンバーが在籍している。参加者はお互いの顔が見える円形に配置されたいすに座り，はじめにキーボードの音に合わせたリズム遊びやそのときの気持ちを表現するための俳句作りなどウォーミングアップを行った後，四季折々の歌やメンバーからのリクエスト曲など6～7曲を皆で歌っている。曲の合間に，そのときどきの思い出や流行っていたものなどの話題をメンバー間で共有し，情緒的な感情を取り扱っている。A氏にとって歌はあまり得意ではなかったが，OTRとの面接のなかで苦手な種目も取り組んでいくことが，目標でもある復学に向けて必要になってくることを話し合い，導入となった。A氏は声が小さいため，からかわれないだろうか，赤面しないだろうかと不安感が大きかった。しかし，歌うときに大きな声が出せずに赤面していても，メンバーが温かく見守ってくれたことで安心感が芽生え，声も大きく出せるようになり，自ら曲をリクエストできるようになった。また，音楽をとおして世代間を越えた情緒的な交流を経験することが，OT以外の病棟生活でのコミュニケーションの拡大にもつながっていった。

個人OT時に書いていた「表情シート」は集団OT開始とともに，「生活チェック表」へと移行した。「生活チェック表」ではその週の目標を立てて，その日のスケジュール（OT・睡眠・食事など）を円グラフに表し，コミュニケーション量・疲労感の項目について5段階評価のセルフチェックとコメントを書いていき，週1回のOTプログラムのなかで生活改善を目的にするメンバーとともに振り返りを行った。

カウンセリングでは，「病気が治るのか」という不安や「今後の復学に対する恐怖心」，「両親に対して気を使いすぎてしまう」など現実感のある話や，自身を振り返る言葉が語られるようになった。

これらの経過を経て，症状安定と生活リズム改善により入院から3カ月後に退院となった。

集結期

退院後すぐは復学に対して自信がなく登校できない状態であったため，外来の思春期OTの導入となった。

思春期OTは週1回実施し，18歳未満の男女が対象となり主に不登校の中・高校生メンバーが5～7名在籍している。思春期OTではOTRとCPの2名が担当した。週1回の思春期ミーティングを実施しており，医師，外来スタッフ，思春期OT担当者で構成し，メンバーの経過や情報を共有するとともに，治療方針を決めている。

実施するプログラムの内容は，前回の活動終了時にメンバー主体で決めており，

- スポーツ活動（卓球，バドミントン，キックベースボール），
- 創作（陶芸，革細工，手芸，木工，スケッチ），
- 余暇（ボードゲーム，季節の花見学や動物園などへの外出）
- 調理，おやつ作り

などを実施している。

斎藤[7]は，ひきこもりの治療を考えるにあたって，「いきなり性急な社会復帰を考えるべきではなく，当面の目標は自己愛の十分な修復である。

そのため,デイケアやサークルなどの場面で家族以外の他者との密接な関係を経験し,そこで承認される経験を積み重ねることで自己愛の最も基礎的な部分が構築される」と新たな自己対象との関係構築の重要性を述べている。この思春期OTでは年齢が近く不登校などの同じ悩みを抱えた凝集性の高い集団となるため,自己愛を修復しやすい治療環境を設定しやすい利点がある。

　A氏は初回参加できたものの,新規の参加に疎外感を感じやすく学校生活のときの嫌な思いを想起する場となったためか,2回目以降は欠席が続いた。そのため,欠席時はスタッフから電話をかけ,無理に誘うことはせずにA氏の体調を気に掛けるとともに,思春期グループであった出来事や次回の内容についてアナウンスしていった。

　導入から1カ月経過した頃より,再びグループに参加できるようになった。プログラムのなかでは得意なスポーツ活動でリーダーシップを発揮し,メンバーに教えるなど活躍する場面がみられるようになっていった。徐々にメンバー間で関係が構築されるにしたがい,自己主張できるようになり,次回のプログラム決めでは他メンバーと意見が合わずに対立や葛藤がみられるようになった。しかし,同じ悩みを抱えたメンバーとの支え合いのなかで芽生えた安心感が基盤となり,対立や葛藤が起こっても,程よい傷付き体験はA氏の自尊感情の向上や人格の発達に役立っていった。スタッフのかかわりとしては,メンバーの対立があったとしても大きな衝突につながらない限りは無理に止めずに見守りつつ,終了後に個別で各メンバーと接して気持ちに寄り添っていった。また,グループでみられる各メンバーの不適切な感情の処理や行動について,以前の学校生活のなかで同じようなことが起こっていなかったかを個別に扱い,治療目標として共有し,プログラム内で思考と行動の修正を図っていった。

　そのような経過のなかで,復学し卒業するメンバーが出てくるようになった。A氏にとって今までともに活動してきたメンバーが次のステップへと進む回復過程のモデルを目の当たりにすることで,自身の現実的な復学に対するイメージへとつながる「治癒像の視覚化」[8]が大きな役割を果たした。そして,個別面接のなかでも復学に関する相談が増えていったため,思春期ミーティングで復学のあり方について協議した。この時期の復学希望では留年が決まっていたため,主治医と両親を交えた家族面談のなかで話し合い,自ら通信制高校への転入を選択した。そのため,最終面接を行い復学後のセルフマネージメントとして,今までの治療のなかで取り組んできたストレス対処法や不安への対処について一緒に振り返り,各専門職よりアドバイスを伝えた。また,困ったときやつらいときにはいつでも相談に来てよいことを保証し,入院治療を開始してから6カ月後に思春期OT集結となり,目標である復学へとつながっていった。

文献

1) 水野雅文:精神疾患に対する早期介入.精神医学,50(3): 217-225, 2008.
2) 根本隆洋:統合失調症発症以前への支援.こころの科学,160: 71-77, 2011.
3) Mizuno M, Suzuki M, Matsumoto K, et al: Clinical practice and research activities for early psychiatric intervention at Japanese leading centres. Early Interv Psychiatry, 3(1): 5-9, 2009.
4) 小林正義,ほか:回復状態の評価指標.生活を支援する精神障害作業療法 急性期から地域実践まで,第2版(香山明美,小林正義,鶴見隆彦,編著),p.90-121,医歯薬出版,2014.
5) 山根 寛:急性期作業療法.精神障害と作業療法,新版,p.220-227,三輪書店,2017.
6) 山根 寛:精神障害と作業療法,第1版,三輪書店,1997.
7) 斎藤 環:ひきこもりと自己受容・自己肯定感の臨床.臨床精神医学,45(7): 889-894, 2016.
8) 徳永雄一郎,早坂友成,稲富宏之,編:うつ病治療の最新リハビリテーション 作業療法の効果,昭和堂,2010.

10 その他の精神疾患

早坂友成

パーソナリティ障害

　パーソナリティとは，環境および自分自身について知覚し，関係をもち，それらについての思考における持続的様式であり，社会や個人に示される特徴である．また，パーソナリティ障害（PD：personality disorder）とは，パーソナリティ特徴に柔軟性がなく，不適応で，意味のある機能障害または主観的苦痛が引き起こされている場合に称されている[1]．

　DSM-5（Diagnostic and Statistical Manual of Mental Disorders, Fifth Edition）におけるPD分類は記述的類似性に基づいてA～Cの3群に分けられている（表1）．A群の特性は奇妙で風変わりにみえることが多く，B群の特性は演技的で，情緒的で，移り気にみえることが多い．C群の特性は不安または恐怖を感じているようにみえる．この分類体系は，研究や教育には有用であるが，明確な区分けに限界があり，一貫した妥当性も示されていない．PD診断には構造化面接や自記式調査票が採用されることが多く，そのなかでもDSM-Ⅳ・Ⅱ軸人格障害のための構造化面接（SCID-Ⅱ：Structured Clinical Interview for DSM-Ⅳ Axis Ⅱ Personality Disorders）が採用されることが多い．SCID-ⅡはDSM-Ⅲ-RにおいてPD診断のために考案されたが，1997年に質問内容が大幅に改定され，現在のSCID-Ⅱが登場した．SCID-ⅡにはDSM-Ⅳで削除された，抑うつ性PDと受動攻撃性PDの2つが追加され（表1），12のPDに関する詳細が記載された[2]．

表1　パーソナリティ障害の分類

A群パーソナリティ障害	①猜疑性パーソナリティ障害／妄想性パーソナリティ障害	他人の動機を悪意あるものとして解釈するといった，不信と疑い深さを示す様式
	②シゾイドパーソナリティ障害／スキゾイドパーソナリティ障害	社会的関係からの離脱と感情表出の範囲が限定される様式
	③統合失調型パーソナリティ障害	親密な関係において急に不快になることや，認知または知覚的歪曲，行動の風変わりさを示す様式
B群パーソナリティ障害	④反社会性パーソナリティ障害	他者の権利を無視する，そして侵害する様式
	⑤境界性パーソナリティ障害	対人関係，自己像，および感情の不安定と，著しい衝動性を示す様式
	⑥演技性パーソナリティ障害	過度な情動性を示し，人の注意を引こうとする様式
	⑦自己愛性パーソナリティ障害	誇大性や賞賛されたいという欲求，共感の欠如を示す様式
C群パーソナリティ障害	⑧回避性パーソナリティ障害	社会的抑制，不全感，および否定的評価に対する過敏性を示す様式
	⑨依存性パーソナリティ障害	世話をされたいという過剰な欲求に関連する従属的でしがみつく行動をとる様式
	⑩強迫性パーソナリティ障害	秩序，完璧主義，および統制にとらわれる様式
その他	⑪抑うつ性パーソナリティ障害	抑うつ的な認知および行動の広範な様式
	⑫受動攻撃性パーソナリティ障害	適切な行為を求める要求に対する拒絶的な態度と受動的な抵抗の広範な様式

SCID-Ⅱに追加されたパーソナリティ障害は，抑うつ性パーソナリティ障害，受動攻撃性パーソナリティ障害であり，DSM-5では削除されている．

（文献1より引用）

PDは従来からほかの精神障害と併存しやすく，特にうつ病や双極性障害との併存が数多く報告されている．精神科医療では，患者のアドヒアランスを促し，レジリアンスを高めることは再発予防の観点からも重要である．しかし，患者のなかには入院や外来通院しているにもかかわらず，治療に前向きではなく，精神症状が難治化し，治療が遷延化する事例は少なくない．これらの背景の1つとしてPDの併存が考えられている．

対応の留意点

精神科作業療法では開始時の動機付けが重要であり，特にPD併存者への対応では必須である．しかし，PD併存者への動機付けは，作業療法士（OTR）だけでは難しく，限界があり，多職種による対応が前提となる．治療開始前に紙面や口頭にて医師およびOTRから明確な内容説明を行い，精神科作業療法の共有と同意を得てから開始する．また，看護師が作業療法（OT）への興味や関心を聴取し，参加を促すことなど，動機付けの強化が重要となる．

精神疾患患者にPD診断を行うと複数のPDを併存している患者が多く，特に，回避性PD，境界性PD，強迫性PDの併存者はOTへの不適応が生じやすい．そのため，行動特徴を考慮したうえで，適切な対応を行い，よりよいOTを展開できるように努める．

● 回避性パーソナリティ障害

導入期では，参加意欲は低く，自信がないと述べる．OTの参加時間になると体調不良になり，それを理由に参加はできないと述べ，場や人を避ける傾向がある．また，心的側面の攻撃性が高い患者では，「作業療法は私にとって意味がない」「あんな療法は必要ない」と表出することもある．しかし，場や人などに受け入れられた感覚を得ると行動は変容し，活動的な側面が目立つようになり，回復の印象を受けるが，これは症状や行動の回復ではなく，あくまでも回避性PDの行動特徴であることを考慮する．対応としては，導入期では支持的に対応し，隣にスタッフが寄り添い，一緒に作業する場面設定やいつでも休め，体調が不良になれば帰室できることを共有しておく．また，患者によっては，作業能力は保たれているが，自身の能力よりも簡単な作品を選択することが多く，塗り絵や折り紙などを選択する傾向にある．

● 境界性パーソナリティ障害

導入期では，OTの説明を円滑に了解し，積極性が前景する患者が多く，参加時には過剰適応の行動がみられる．双極性障害が併存している事例も多く，集団活動の導入は慎重に行う．境界性PD患者は対人交流や対人関係の経過においてトラブルが生じやすく，感情の不安定や攻撃性の放出などが認められ，著しい衝動性を示すことがある．また，友達づくりの際には，「○○さんだけには言うけど……誰にも言わないでください」などといった表出により，集団や交流，ときには人間関係性にも影響が及ぶような行動を示しやすい．ときには，医療者もその影響を受け，客観性を失い，適切な医療を提供できない状況に陥ることがある．また，患者によってはストレス過多で，心身疲弊状態とともに境界性PDの側面が顕著になる事例もある．精神科作業療法では，集団を治療の手段として活用するため，境界性PDの患者については十分な配慮と考慮が必要となる．作業特徴としては，作業の継続性が不十分であり，工程や完成が難しいと思うとまったく異なるほかの作品に取り掛かるといった行動などがみられ，作業の質と量ともに安定しない．不安定性が大きな特徴である．

● 強迫性パーソナリティ障害

　強迫性PDは他PDと最も併存しやすいPDであり，OT場面では他PDが強調されるために見落とされやすい。導入期における留意点としては，OTの内容を明確に説明し，不安感を軽減することである。OTの基本として，導入する際には治療契約や治療同盟を丁寧に結ぶことが挙げられるが，強迫性PD患者に対して，導入対応が不十分であるとOTへの適応は円滑には進まない。また，強迫性PDのOTにおいて用いる作業は，左右上下が対称の作品や工程が明確で統制されているものが好まれ，見栄えのよいものが良好である。「自由に作品を選べる場」を設定してみるのもよい。そこでどのような作品を選ぶかによって，強迫性PDの側面を観察することも可能である。作業特徴としては，繰り返しの行動，作品の完成度は高いが作業速度は遅く，完成に時間を要す患者が多い。

身体症状症

疾患・障害の理解

　身体症状症とは，身体症状に対して医学的説明ができないことより，むしろ陽性の症状および徴候に基づく診断が強調されている。徴候とは，苦痛を伴う身体症状に加えて，そうした症状に対する反応としての異常な思考，感情および行動である。身体症状の診断基準は主にA，B，Cの3つから構成されており，基準Bの該当数によって，重症度を特定する（**表2**）[3]。

　身体症状症は，DSM-Ⅳにおいては身体表現性障害として分類されていた。しかし，診断的特徴などが曖昧であったために，DSM-5では「身体症状症および関連症群」として改められた。DSM-Ⅳでは身体表現性障害の診断基準の間に多くの重複があり，診断の境界が不明瞭であった。また，これらの障害をもつ患者は内科などの身体医療を受診する傾向にあり，より明確な改訂が行われた。DSM-5における「身体症状症および関連症群」では，身体症状症のほかに6項目が分類されている（**表3**）。これらの精神疾患は，以前は医学的所見が認められない症状が強調され，根拠がないために心の病（精神疾患）とされる傾向にあった。しかし，患者にとっては明らかな身体症状を自覚しており，「身体症状は存在するはずがない」といった対応は納得できるものではない。しかし，医学的には説明できない症状や徴候の存在が特徴であることは明らかであり，症状が検査などの所見と一致しないことを示すことは治療の

表2　身体症状症の診断基準

A．1つまたはそれ以上の，苦痛を伴う，または日常生活に意味のある混乱を引き起こす身体症状
B．身体症状，またはそれに伴う健康への懸念に関連した過度な思考，感情，または行動で，以下のうち少なくとも1つによって顕在化する 　（1）自分の症状の深刻さについての不釣り合いかつ持続する思考 　（2）健康または症状についての持続する強い不安 　（3）これらの症状または健康への懸念に費やされる過度の時間と労力
C．身体症状はどれ1つとして持続的に存在していないかもしれないが，症状のある状態は持続している（典型的には6カ月以上）

（文献3より引用）

表3　身体症状症および関連症群

300.82	身体症状症
300.7	病気不安症
300.11	変換症／転換性障害（機能性神経症状症）
316	他の医学的疾患に影響する心理的要因
300.19	作為症／虚偽性障害
300.89	他の特定される身体症状症および関連症
300.82	特定不能の身体症状症および関連症

（文献4より作成）

その他の精神疾患

手続きとして必要である。また，ほかのいくつかの精神疾患（うつ病，パニック症など）も身体症状から始まることがあることも留意しなければならない。以前は心気症の診断を受けていた多くの患者は身体症状症に組み込まれ，そのほかの事例は病気不安症に分類することができる。身体的不安は不安症との関連も示唆されている。

対応の留意点

　導入期では，身体症状を理由にOTを拒否する傾向にはあるが，ベッドサイドなどで無理のない状態では比較的流暢に会話できる事例が多い。ただし，抑うつ状態が重症化している患者においては身体不調が前景する。特に，老年期うつ病の患者においては，身体症状症が併存していることも多く，OTが開始されるまでに時間を要すため，事前の情報収集を丁寧に行う。また，PDに身体症状症が併存している事例では，強くOTを拒否するが，OTRとベッドサイドでは楽しく会話ができることもある。しかし，OTへの参加は頑なに拒否する。事例によっては，「こんな体だからゴルフしか楽しみがないんだよ」と述べることもある。身体症状症のOTでは，参加するまでに時間を要した事例であっても，参加してみると楽しそうに活動できる事例がおり，患者自身も活動できることに驚くことがある。そのような事例では，比較的予後は良好で，健康な部分を繰り返しフィードバックし，「この体では作業はできない」という思いに支配されるのではなく，「この体でもできる」ということを強調する。OTの参加をとおして，身体症状が軽減したり，消失したりする患者は多く，薬物療法，療養，OTの組み合わせが身体症状の回復を促す。ただし，症状として妄想がある患者に対しては，体に向き合わせることによって妄想を助長する可能性もある。特に，運動プログラムは丁寧に導入すべきである。身体症状がOTによって助長されるようであれば，すぐにその活動を中止するのではなく，医師や看護師と情報共有を試み，薬物療法の効果と並走させながら，OTを継続する。このような事例においては，「運動すると体が本当に楽になる……でも，この後が怖いんだよね。だって……あの人が体を操作してくるから……」などと，プログラム中に妄想へ入り込むことがある。その際には言葉で違う話題に切り替えることも有効である。「そういえば……」というように妄想の話を逸らしたり，より作業に入り込める環境設定を行う。

不眠障害

疾患・障害の理解

　不眠障害とは，睡眠の開始や維持が困難であるという訴えを伴った睡眠の量と質に関する不満足感である。不眠障害は多くの精神疾患と併存することが多く，症状は睡眠時間の異なる時間帯に起こり，3つに分類することができる（**表4**）。これらのなかでも睡眠維持困難は最も頻度の高い不眠症状であり，次いで入眠困難が続くが，これらの症状が組み合わさって生じることが多い[4]。

　臨床において多く認められるものは，看護師が夜勤などの確認の際には十分に眠れているようにみえても，「全然眠れなかった」「よく休めなかった」と述べる事例である。「回復感のない睡眠」ともいわれるが，このような事例では，入眠困難または睡眠維持困難と関連していることが報告されている。また，不眠の程度の定量的な基準は任意のものだが，入眠困難は20～30分以上の主

Ⅳ章　各精神疾患の精神科作業療法

観的な睡眠潜時によって，また睡眠維持困難は入眠後の20〜30分以上の主観的な覚醒時間によって定義される。早朝覚醒も同様に明確な基準はないが，予定時刻よりも少なくとも30分前であり，就寝時間なども考慮する必要がある[4]。

不眠障害では睡眠だけではなく，日中の生活にも障害が生じる。主な症状として，疲労感，眠気，認知機能（注意，集中，記憶）の低下，気分の不安定，抑うつ，不安などである。また，不眠障害は双極性障害，うつ病，不安症との併存率が高く，同様に統合失調症においても認められることから，不眠障害の回復は，再発を予防するための新たな生活の再構築において欠かせない。

表4　不眠障害の種類と概要

1. 入眠時不眠／初期不眠
   就寝時における不眠の開始困難を伴う
2. 睡眠維持不眠／中間不眠
   夜間をとおして頻回，あるいは持続性の覚醒を伴う
3. 後期不眠
   早朝に覚醒し，再び入眠できないことを伴う

（文献4より引用）

対応の留意点

不眠障害へのアプローチでは精神科作業療法が大変大きな役割を果たす。精神科治療において生活リズムの安定は優先すべき項目であり，生活リズムを改善することが症状回復の基盤となる。精神科作業療法の効果は，1日生活の基点となることである。例えば，午前10時からOTが開始されることを生活の基点とすることで，起床，整容，着替え，食事，といった日常生活が喚起される。また，医療スタッフも日常生活における行為の促しの理由になる。「何も予定がなければ，横になっていよう」を防止するのである。また，午前と午後にプログラムが予定されていることによって，患者の症状や体調の日内変動を観察することができる。午前中は参加できないが，午後は参加できる，その逆もあるが，各患者の退院後の生活を見据えたアプローチが前提となり，1日の活動をいかに維持するかが重要である。夜間によく眠れない患者は日中寝ている，横になっていることが多く，活動量が不足しているために体が疲れていない。体が疲労すれば自ずと休息を欲する。昼夜逆転の予防となる。ただし，生活リズムへのアプローチでは，急激な変化を求めすぎないようにする。そのため，OTへの参加は，分単位で検討することが患者にとっては負担感の軽減につながり，その後に時間を延長することで，徐々に生活リズムが再構築される。

文献

1) American Psychiatric Association: Diagnostic and Statistical Manual of Mental Disorders, Fifth Edition (DSM-5), American Psychiatric Association Publishing, Washington, DC, 2013.（髙橋三郎，大野 裕，監：DSM-5 精神疾患の診断・統計マニュアル，p.635-676, 医学書院，2014.）
2) First MB, Gibbon M, Spitzer RL: Structured Clinical Interview for DSM-Ⅳ Axis Ⅱ Personality Disorders (SCID Ⅱ), American Psychiatric Association Publishing, Washington, DC, 1997.（髙橋三郎，監訳，大曽根 彰，訳：SCID-Ⅱ DSM-Ⅳ Ⅱ軸人格障害のための構造化面接，p.11-42, 医学書院，2002.）
3) American Psychiatric Association: Diagnostic and Statistical Manual of Mental Disorders, Fifth Edition: DSM-5, American Psychiatric Association Publishing, Washington, DC, 2013.（髙橋三郎，大野 裕，監：DSM-5 精神疾患の診断・統計マニュアル，p.305-310, 医学書院，2014.）
4) American Psychiatric Association: Diagnostic and Statistical Manual of Mental Disorders, Fifth Edition: DSM-5, American Psychiatric Association Publishing, Washington, DC, 2013.（髙橋三郎，大野 裕，監：DSM-5 精神疾患の診断・統計マニュアル，p.355-362, 医学書院，2014.）

V章

各理論と精神科作業療法

V章 各理論と精神科作業療法

1 精神療法

稲富宏之

精神療法

はじめに

　精神療法は,「治療者−患者関係という職業的な対人関係によって,患者の心身に効果的な影響を与える心理的治療の総称」である[1]。精神科医療では精神療法,臨床心理の業務では心理療法といわれることが多い。それぞれに共通しているのはpsychotherapyから派生した訳語ということである。よび方の特徴をみると,古来より行われてきた精神現象に治療的作用を与える伝統的治療と一線を画す意図が表れているのが心理療法であるのに対し,従来との違いを強調することなく以前より行われてきた共通性に重きを置こうとするのが精神療法という名称である。名称は違っていてもいずれも,科学性を意識して展開している点において違いはない。精神療法の各種理論と方法を正しく理解して実践することが必要である。

　精神療法は,医療全体において隅々までゆきわたる基本姿勢のような汎用性の高い側面もあれば,対象者への適用の選択や技法上の熟練と技量の維持を必要とするような体系的で特殊性をもった間口の狭い側面もある。こうした広い意味でも狭い意味でも精神療法が医療全体を基礎付けている一要素であることをわかったうえで精神科作業療法（OT）を実践していかねばならない。

　OTでは,自立に役立つ生活能力の獲得や社会適応と健康増進のために治療法や援助技法を多く用いるが,あらゆる面で重要となってくるのが精神療法である。いかなるOT実践であっても,作業療法士（OTR）は対象者本人や家族との信頼関係を治療や援助過程を通じて醸成していくことを目指す。精神療法は対象者や家族が回復に向けて前向きな態度を形成することや,治療同盟や援助関係を築くことに深くかかわっている。対象者や家族が,治療に積極的に参加しようとする動機をもち,支援を求めるのに値する信頼をOTRに置かなければ,どんな治療法や援助技法であっても効果は期待できない。従って精神療法は治療や援助における効果を支えるとても重要な役割を担っている。

　さらに,OT過程では目標とルール設定,創意工夫による段階付け,OT室内における実施時間や空間的調和からみた環境調整が表1で示すような構成要素の視点で常に行われるので,堅実なOTを実施していくためには精神療法の技法に基づいて言葉を対象者に伝える必要がある。この点においても精神療法はOTの効き目を左右する。精神療法が医療のなかで行われる診療行為や援助過程の至るところで欠かせないことがわかるだろう。

　OTRは,医療現場における精神療法という限定的な側面を意識するだけでは十分でないかもしれない。近年,OTRはOT室に務める治療者としての立場だけでなく,地域で対象者の生活支援にかかわる役割が増え,あるときは治療者,あるときは生活者として振る舞うことが多くなってきているからである。そのため,OTRが実施する治療や援助の効果を促進するためにも,OTRが対象者に伝える言葉はもちろん,表情,目くばせ,語り口,身振り手振りのすべてにおける一挙手一投足さえも疎かにできない。

このように精神療法は医療や援助としての技法といった側面から，常識がある生活者としての立ち居振る舞いという側面にまで幅広く用いられているといえるかもしれない．しかし，あくまでも精神療法は精神科の専門療法の1つであることを踏まえれば，前者の精神療法に対して後者は「精神療法的態度」のようにして区別しなければならないと考える．

　精神療法は，治療における目標の合意形成と信頼関係の構築，技法の焦点化，適応と禁忌が明確になっている．それに対して，治療者が対象者から治療上のパートナーとして信頼を得ることや，回復の後押しを工夫することが「精神療法的態度」であるなら，前者との意識的な使い分けは精神療法を活かすうえで大切になってくる．OTと精神療法を区別せずにやみくもに実施することは対象者の利益にならない．OTは精神療法以外の部分で大きく発展してきているのは事実であるが，OTRは精神療法をよく学び，そしてOTには精神療法を含む部分があることを熟知してOTの本領を発揮してほしい．

表1　OTにおける精神療法で考慮すべきいくつかの構成要素

	精神療法	精神療法的態度
治療目標	同意	納得
ルール設定	明確化	適正
段階付けの有無	ある	ない
面接の場所	場所のもつ意味など	
部屋の大きさ	限定的	開放的
窓，入り口，机	位置，大きさ	
絵や花など	有無，位置	

精神療法の対象と目的

　精神療法は，主に対象者の情緒的な問題や課題にかかわることが多い．それは，対人関係につきまとう事柄に関して，対象者が自らの状況や環境に適応することに困難が生じ，結果として対人葛藤をもたらすからである．対人関係のあり方は，国や文化，地域や家庭，会社や学校あるいは役目や趣味で集う組織というように，対象者が属するさまざまな場によって規定が異なるし，また対象者はいくつかの場に重複して所属しているのも普通のことである．

　精神療法の視点で対象者の対人葛藤に向き合うためには，対象者が所属している場の共通性や，その対象者が置かれた個別の状況を考慮して，重ね合わせあるいは区別しながらその対象者の固有の問題を統合的に理解し，対人葛藤の解消と癒しによって現実適応を支えていくよう臨む必要がある．

　つまり，対象者の精神疾患に伴う症状あるいは障害がどのようにあっても本来の健康状態や現実適応を回復するために，精神療法は，薬物療法や身体的治療とは独立して，あるいは時機をみて薬物療法や身体的治療も併用しながら言葉に非言語的行動を調和させて，対象者の心理面に働きかける治療法であるといえよう．

精神療法の分類

　精神療法には理論があって技法が精緻化されているものばかりである．森田療法や内観療法を除けばほとんどの精神療法が精神分析を基礎としている．ここでは代表的なものとして精神科医の井村恒郎（1906-1981）が精神療法の技法の仕組みに基づいて分類した4つを取り上げる[1]．

支持法

　対象者の現実的な不適応の原因や，物事に対する偏った認識のもとになるパーソナリティのあり方を取り上げるのではなく，生活の主人公としての対象者が物事を主体的に決定していけるようにする。治療者や支援者側は，不適応のなかで感じている対象者の苦悩と困難を理解して受容しながら不安感を軽減し，対象者に力を添えて支えて自信の回復がなされるように働きかける技法である。

　必要に応じて，褒めて励まし勇気付け，安心できる助言を与えるような保証，あるいは医学的知識をタイムリーに提示しながら入り組んだ問題を整理整頓していく働きかけなどは直接的な方法である。ポジティブフィードバックやタイムリーな説明とよばれる対応もこれに相当する。一方，対象者の苦悩や困難感の軽減に寄与する環境調整は間接的な方法である。

　治療者側が，対象者の苦悩と困難によく耳を傾け，意識的あるいは無意識的に求めるコミュニケーションのレベルに妥当な応答ができなければ，対象者は不満を募らせてしまう。対象者を前にして，適度に警戒心を解くような柔和な挨拶を心掛け，医学的情報や客観的現実といった事実レベルが必要なのか，あるいは感情面における賛同を求めているのかといったコミュニケーション・レベルを吟味しながら治療者側の共感を的確に表す力量が求められる。十分に対象者の意を汲み取れるよう，治療者側は言葉を適切に選びとって非言語的行動とマッチさせながら共感できるよう心掛けていく。

表現法

　治療者や支援者側が，誰にも言えずに対象者の胸の内に抑え込まれている不満と悩みや口惜しさに耳を傾け，羞恥心や恐怖心に耐えて対象者がそれを表現できるように促し発散させる方法である。カタルシス（catharsis：浄化）ともよばれる。こうして発散された対象者の抑圧された感情を治療者や支援者側が寛容な態度で受け止めることによって，対象者の感情面の緊張緩和と自らの問題に対する客観的な振り返りができるようになる。内心の抑圧された感情を発散させる際は，言葉を尽くして論理的に語ることにとらわれず，ジェスチャーを交えた語りを用いてもよい。対象者の感情がスムーズに発散できる方法で，タイムリーに促すことが大切とされている。

　そのような比較的意識されやすい思考と感情だけでなく，言語的に意識しがたい無意識の葛藤に伴う抑圧もある。これにおいては，催眠や薬物療法を併用して深層にある心理的葛藤を解消するように取り組むが，特別なトレーニングを必要とするので誰にでも導入できるわけではない。

　また，非言語性の方法を用いて，心理的に抑え込まれた感情を発散する場合もある。これには遊びをとおして自己表現する遊戯，配役とシナリオに沿って演じることで感情の開放をねらう心理劇，絵画や音楽あるいは有形無形の創作活動をとおして自己表出を促す芸術療法がある。

洞察法

　対象者に自らの不適応の根本にある心理的要因や偏った認識を言語的操作によって自覚させ，対象者の内面から再適応の動きが始まるような方法である。対象者が，不適応の根本的な要因を言語的に自覚するのは容易でなく，洞察のゴールは無意識的な葛藤を再構成して意識化することである。この洞察を治療的に達成するために，理論的にも技法的にも精神分析療法が体系化され

ており，特殊な修練を積む必要がある。精神療法の大部分は，この精神分析療法を出発点にしている。精神分析療法は多くの精神療法に影響を与えており，ほとんどの精神療法はこれを応用的に発展的に取り入れている。精神分析療法は後述する。

また，集団療法も洞察法に含まれる。集団療法では，治療の対象となる個人がメンバーとして集うが，そうして構成される集団そのものが治療的因子としてメンバーである個人に作用することがねらいである。個人が社会的な意味合いをもつ集団のなかで交流することにより生じるメンバー同士の心理的支え合いが集団の治療因子であり，集団凝集性として働く点でOTが得意とする方法といえる。

訓練法

精神療法の集結は対象者の現実適応であるが，ゴールは対象者の生活場面での適応といえよう。そのため，訓練法は支持法，表現法，洞察法の仕上げとして用いられることも多く，あるいは現実適応に向けたリハーサルや試行錯誤のステップとしても行われる。これは，さまざまな形で取り組む精神療法が言語レベルの認識変化だけで現実適応に到達しないことが多いので，訓練法を巧みに併用すれば対象者が暮らしの場で心身ともに調和をもって適応することが経験的にわかっているからである。こうした訓練をとおして体験をやり直し，失敗や改善点のなかから新しい視点を見出し，適応を高めることへの意味合いも，精神療法の意義に沿っている。

また，訓練法に含まれる精神療法として，わが国独自のものとして発展している森田療法がある。ほかには，行動療法や認知療法，そして両者を融合させた認知行動療法（CBT：cognitive behavioral therapy）がある。CBTは，凝り固まった考え方を柔軟にし，より健康で社会に適応する行動がとれるように改善を試みるやり方である。

対象者は生活のなかで，無意識的に情報を処理する自動思考をもち，それから意識的に物事の見方やとらえ方をする「認知のパターン」と，それに続いて起きる「情緒的な反応と行動パターン」をもっている。この2つのバランスが不均衡になることで，対象者を取り巻く現実に適応できなくなり，その結果として精神症状を示すようになってしまうことがある。

そうした場合，新しい適応を目指すために，勝手に作動してしまうパターン化された自動思考のあり方を吟味する。そして自動思考に付いてまわる情緒的な反応と行動パターンをよく把握し，自由な物事の見方を獲得し，現実に適応したとらわれのない振る舞いができるようになることを目指す。CBTのなかでも，ストレス-脆弱性-対処技能モデルと社会的学習理論に基づく統合的アプローチとして現在最も普及しているのが社会生活技能訓練（SST：social skills training）である。このような訓練法はOTでもかなり浸透しており，訓練法として位置付けられる精神療法にはエビデンスレベルの高い治療法が数多くある。

なお，こうした治療法のなかに，最近注目を集めるマインドフルネス瞑想を応用したマインドフルネス作業療法[2]（MBOT：mindfulness based occupational therapy）がある。マインドフルネス瞑想とは，注意の自己制御と呼吸を整える練習によって身体感覚や心の状態をあるがままに感じて受け入れる訓練法であり，仏教の修養システムに由来する。MBOTの効果研究[2]によれば，境界性パーソナリティー障害患者で認められる感情の調節困難に伴う衝動行為の低減と適応行動の促進に有用であったことを示唆する報告がある。こうしたMBOTの効果を脳血流量の測定に

よるメカニズム解明[3]することにも挑んでおり，今後の展開が期待される。

以上，精神療法の4つの分類を紹介した。精神療法をより学ぶために，精神科医療のなかで行われる精神療法を概括するのに役立つ書籍[4,5]を参照してほしい。

精神科作業療法への活かし方

　精神療法の適用と効用の明確化と，誤用を避けるためにも，OTと精神療法との区別を熟知して取り組まなければならない。

　いずれの精神療法にもおおむね共通していることは，治療的侵襲を考慮して，対象者と治療者側を保護するための実施時間と場所に関するルールが設定されていることである。そして，治療と日常生活を区別する枠組みがいずれの精神療法でも決められている。

　例えば，うつ病のCBTは50分/1回の1セッションを16回実施するが，オリエンテーション的な導入セッション，治療目標とセッションで取り組むスケジュールの話し合い，気分と自動思考の区別と記録の仕方に関して各々2回程度，自動思考の検証や問題解決や対人スキル向上に関するセッションが5回，スキーマの同定や全セッションの振り返りが各々2回程度というように，治療契約だけでなく時間とセッション内容がすべて構造化されており，もちろん専門的な研修を受講して実施することが推奨されている。

　CBTのようなエビデンスレベルの高い精神療法に限らず，技法が構造化された精神療法はOTとは独立した設定のもとで実施されることが多い。一方，感情の発散を意図する精神療法における表現法としての絵画や音楽あるいは造形などは，OTプログラムのなかで比較的実施されている種目の1つである。しかし，すでに述べたように治療としてOTプログラムに加えるからには，精神療法としての設定を考慮しておかねばならないし，簡易に実施できるからといって，目的とゴール設定，対象者の選定，集結の見極めとなる達成目標というような対象者との間で交わす治療的枠組みの確認なしに実施してはならない。それらをすべて性急に決定しておかないとOTプログラムに導入できないわけではないが，OTプログラムの進捗に応じて，治療的枠組みを固める務めがOTRにはあるということを常に意識しておくべきである。

　例示したCBTのようなエビデンスレベルの高い精神療法をOTプログラムに加える場合にしても，CBTを実施できる環境設定，対象者の選定と従事する力量のあるスタッフの充足は準備事項として必須条件である。また，CBTの成果がOTプログラムのなかで統合的に評価できる体制のもとで実施しなければ，対象者の利益にならないばかりか，治療者側の実施負担感が募り勤労意欲を損ないかねない。幅広く実施されるSSTにしても同様のことがいえる。治療や援助における目標とゴール設定や集結の見通しもなく延々と続けようとすることは無益であることをOTRは理解しておいてほしい。

　また，対象者の精神疾患や障害によって精神療法の重み付けが異なることも要点の1つである。精神科医療では，薬物を主とする身体療法，精神療法，そしてOTやソーシャルワークのような心理社会療法に大別される。例えば統合失調症では，身体療法に始まり，その後に続くOTをはじめとする心理社会治療が身体療法に併用され，精神療法はいずれにおいても治療の基盤を固めつつ効果を底上げするように働きかけられる。ある

いは，うつ病では身体療法と精神療法の組み合わせによって十分な休息を経た後，養生を意図してさまざまに工夫されるOTや環境調整といった心理社会療法に多くの時間を割くようになる．不安障害やパーソナリティ障害では精神療法が優先的に実施され，身体療法とOTは時機をみて導入される．これらは典型ではあるがおおむね該当する組み合わせである．チーム医療のなかで各専門職の意見を照らし合わせて，身体療法，精神療法，OTなどの心理社会療法の妥当な重み付けを決定すべきである．

留意点

これまで精神療法をOTで活かすための視点と考え方を述べてきた．重複する点もあるが精神療法に関する留意点をまとめておく．

①生活の主人公として対象者が物事を決定していけるように主体的な側面を強める支援と，対象者の健全な心身機能を最大限に活かして現実適応を促す．

②精神療法の適用と効用を最大に発揮させるために，OTと精神療法との区別を熟知して最適化したうえで実施していく必要がある．

③精神療法とOTにおける目標やゴール設定せず，また集結を目指すことなく延々と続けようとすることは無益であり，最小の時間で達成するよう，節目を設けて効果を点検しながら臨まなければならない．

④精神療法に限らずOTも含めて該当することであるが，対象者に対して説教や命令はふさわしくなく，対象者に利益のない説得を行ってはいけない．

⑤対象者の意を汲み取る共感が求められるのであって，過剰な理解や同情はしない．

⑥常に治療者あるいは援助者としての役割を逸脱することなく，間違っても友人になるような姿勢と態度は慎むべきである．

⑦治療者と援助者はこの留意点④～⑥の禁じ手を原則として使わず精神療法に臨むべきであるが，対象者の現実適応を促すのに役立つならば，治療者の技量にもよるが禁じ手にとらわれず一時的な錯覚を対象者に与えるような臨機応変の姿勢で関係性を動かしていくこともある．これは技量のある治療者や援助者であっても控えめにしておくべき選択肢であることを強調しておく．

文献

1) 松井江美子，大橋一恵：精神療法．心理臨床大事典（改訂版）（氏原 寛，亀口憲治，成田善弘，ほか編），p.777-780，培風館，2004．
2) 織田靖史，京極 真，西岡由江 ほか：感情調節困難患者へのマインドフルネス作業療法の効果検証—シングルシステムデザインを用いて．精神科治療学，30(11): 1523-1531, 2015．
3) 織田靖史，京極 真，平尾一樹，ほか：近赤外分光法を用いた前頭前野の酸化ヘモグロビン量の比較によるマインドフルネス作業療法の効果—マインドフルネス作業療法とマインドフルネス・スキルトレーニング．精神科作業療法の比較．日本臨床作業療法研究，3: 26-32, 2016．
4) 大塚俊弘，後藤雅博，田中悟郎：心理面や行動面への働きかけを主とする「治療的介入技法」．学生のための精神医学，第3版（太田保之，上野武治，編），p.162-173，医歯薬出版，2014．
5) 榊原英輔：精神療法．精神神経疾患ビジュアルブック（落合慈之，監，秋山 剛，音羽健司，編），p.77-86，学研メディカル秀潤社，2015．

V章 各理論と精神科作業療法

2 力動精神医学

織田靖史

■ 力動精神医学とは

力動精神医学（dynamic psychiatry）は，Sigmund Freud（1856-1939）によって創始された精神分析（psychoanalysis）の適応を拡大するために開発された治療法（力動的精神療法：dynamic psychotherapy）の基盤となる理論である。

ヒトは，さまざまな関係性のなかで起こる力の相互関係によって心の状態が変化し，それに対して防衛機制を用いてコーピングするなど外的，内的な現象をとおして心の状態や精神病理に影響を与える。この心的な動的変化のプロセスを「**力動（dynamics）**」とよぶ。このように力動精神医学は，ヒトの心の動きや精神病理を現実的または内的に起こる生物-心理-社会的に働くさまざまな力の関係性（関連や因果）によって理解するという立場をとっている。

■ 精神分析の変遷

● 自我心理学

フロイトは，ヒステリー患者の診療を行うなかで，前額法を経て，カウチに寝て行う自由連想法を開発した。これが精神分析である。精神分析理論における重要な発見は，局所論（意識-前意識-無意識）と構造論（超自我-自我-イド），転移-逆転移，力動論，経済論，発達論などがある。フロイトの時代は「イドあるところに自我をあらしめよ」と無意識であるイド（エス）と超自我の葛藤に対し自我（主体的な自己）でコントロールし調和がとられることを目標とした。また，治療のなかで問題が核心に近付いたり，治療の段階が進みそうになると患者に無意識的あるいは意識的に治療を拒んでしまうという「抵抗（治療抵抗）」が生じることが認められた。この抵抗は多くの場合，無意識の表出に対する自我の防衛反応であることが多いと考えられているが，これを丁寧に解釈することで抵抗は解消される。さらに，過去の自らにとって重要な他者（養育者，多くは両親）との関係性で起こった感情を治療者に向けることで治療者-患者関係のなかで過去の関係性が再現されるという**転移**とよばれる現象を発見した。それを解釈し治療者とのよい体験をとおしてその関係性を変化させ，過去の関係性におけるよい感情を思い出す体験を治療過程のなかで起こすことを重視した。そのためには，治療者の「**中立性**」が重要であり，治療者が患者に向ける逆転移に気付き，それをコントロールすることがポイントとなるとされていた。このように，フロイトは個人の心で起こる現象を明らかにしていった。このような考え方を中心とするものを**自我心理学**とよぶ。

● フロイト以後の精神分析

もともと神経学者であったフロイトは，外科手術のメスのように解釈を用いることで心の問題を解決しようと考えていた。しかし，フロイト以降の精神分析家は，**母子関係**に注目していく。

Melanie Klein（1882-1960）は，母子関係のなかで乳児が母親を全体対象としてとらえられず，部分対象（part object）としてよい乳房（good breast）と悪い乳房（bad breast）に分裂（splitting）するとした。悪い乳房は，思い通りにいかないときの体験であり，乳児は母親の乳房に攻撃性を**投影**（projection）し，それから迫害されるという妄想的な不安をもつ。これを**妄想分裂ポジション**（paranoid-schizoid position）とよび，この状態では，**分裂**（splitting），**投影同一視**（projective identification），**取り込み**（introjection），**投影**（projection）などの原始的防衛機制が多く用いられる。その後，よい乳房と悪い乳房は母親という全体対象（whole object）に統合される。以前，悪い乳房として攻撃の対象であった乳房は，よい乳房でもあることがわかり，愛する対象である母親を攻撃し破壊しようとしていたことに罪悪感を覚え抑うつ的となる。これを**抑うつポジション**（depressive position）とよぶ。精神疾患をもつ人はこれらのポジションを内的に行き来しているとされる。このようにクラインは，フロイトの考えを発展させ，クライン派とよばれる自らの理論を生み出した。

クラインの考えを発展させたWilfred Ruprecht Bion（1897-1979）は，乳児は，自分が抱えることのできない，得体の知れない恐怖であるβ要素を外界に投射し，それを母親（養育者）が自身のα機能により言葉にし，抱えられる形にして乳児に返すという母子間のやりとりを見出した。このときのβ要素に内在するものを「**内容**（contained）」とよび，それを受け止めて解毒するα機能を有する母親（養育者）や治療者を「**容器**（container）」とよぶ。治療においては，この患者のもつ無意識的空想を患者-治療者関係で包み込む，治療者の「容器」の役割が重要であるとされている。

クラインの影響を受けたDonald Woods Winnicott（1896-1971）はビオンの「容器」に対して「**抱えること**（holding）」の重要性を指摘している。さらにクラインやビオンは内的世界における無意識的空想を重視したが，小児科医であるウィニコットは現実の場で「抱えること」を重視した。また，その母子の関係性における母親の態度は，母親が乳児に無関心であるのはよくないが，完璧であっても乳児は母親との同一化から独立せず問題となるため，「**ほどよい母親**（good enough mother）」であることが推奨されている。これは治療関係における治療者の態度を表している。このように，ウィニコットは独自の対象関係論を発展させた。

現代では，自我心理学やクライン派，対象関係論学派に加えて，共感に注目したHeinz Kohut（1913-1981）の自己心理学やThomas H Ogden（1946-），Robert D Stolorow（1942-）の間主観性学派，対人関係学派など広がりをみせている。さらに，フロイトの時代の「あのときあそこで（There & Then）」の分析から，「**今ここで（Here & Now）**」の分析へ対象の移り変わりもみられている。

個人面接における力動的理解

先に述べたように，力動的精神療法では，精神分析の理論をベースに力動という目に見えない力について面接を行い明らかにしていく。その過程は，まず「これは，こういうことですか？」というような治療者のクローズドまたはセミオープンな質問によって対象者が体験している本人なりの現実（物語）を明らかにしていくという明確化を行い，次に明確化した内容に基づき「あなたは，このように感じたのですね」などと，対象者が意識しているが言葉を濁している本人なりの事実のみではなく，なんとなく感じているが曖昧にしていることも含めて治療者と対象者の間で明らかにし対象者の**洞察**（insight）につながるような**直面化**（confrontation）を行う。これらの

結果，「あなたは，不安を感じていたのに何もしてくれない無力な家族に腹が立っていたのですね」といったように対象者自身が気付こうとしない，無意識に避けている問題に対して**解釈**（interpretation）を行い，対象者の洞察を深めていく。この一連の過程を繰り返すことで，対象者のダイナミクスを明らかにし，それによって引き起こされる問題に焦点を当て，その内的精神葛藤を明らかにしたうえで洞察し解消を目指す。さらに，それにより自己コントロール感覚の向上などにより自信の回復が得られる。そのようなポジティブな変化が対人関係の改善をもたらすことで症状の回復につながる。このように，力動的精神療法では，**明確化－直面化－解釈**の過程をとおして治療を行っていく。

> 力動的精神療法の目標は次の通りである[1]。
> ①治療同盟を確立して陽性転移をつくり，保持すること
> ②そのよい関係のなかで，患者が悩んでいる内的精神葛藤を解消していくこと
> ③自己評価の改善と対人関係の改善により症状を改善すること

集団における力動的理解

フロイトは，個人の内に「意識－前意識－無意識」という局所論を見出したが，Carl Gustav Jung（カール グスタフ ユング）（1875-1961）は集団自体が独自の意識－無意識をもつという**集合的無意識**を提唱した。その後，ビオンは，個人内の心性（心のあり方）は集団自体ももっているとし，集団に意識的な**作動グループ**（work group）と無意識的な**基底的想定グループ**（basic assumption group）があることを見出した[2,3]（**図1**）。作動グループは，グループの構成員が協同して課題を達成しようと各々が取り組んでおり，経験による学習や時間の流れを意識している集団で，自我心理学でいう自我の状態である。それによって集団は発達するのであるが，同時に作動集団は欲求不満などの苦痛によって，自我心理学でいう無意識に支配されたような状態である集団の基底的想定グループに陥りやすい特徴をもつ。基底的想定グループには，**依存グループ**（basic assumption of dependency：baD），**逃走－逃避グループ**（basic assumption of fight/flight：baF/Fl），**つがいグループ**（basic assumption of pairing：baP）があり，この順番に移行するといわれている（**表1**）[2,3]。また，ビオンはクラインの影響も受けており，作動集団は抑うつポジション的であり，基底的想定グループはいずれのグループも原始的防衛機制の形態であることから妄想－分裂ポジションであると理

図1　作動グループと基底的想定グループ

作動グループ	基底的想定グループ
・能力に応じて協同 ・知識・技術をもつ ・現実的認識（時間など） ・経験からの学習 ・科学的である	・無批判に幻想が支配 ・幻想に基づく行動化 ・現実的認識の欠如 ・経験からの学習の欠如 ・一貫しない感情的主張

（文献2より作成）

表1　基底的想定グループの種類

依存グループ
全知全能なリーダーがグループの構成員を導いてくれるという魔術的期待感をもつ未熟な集団である
逃走－逃避グループ
グループ全体が妄想－分裂ポジション的になり疑心暗鬼と被害感にあふれており，グループを脅かす敵に対して闘うのか，逃げるような行動化が起こりグループ内で中傷や攻撃が頻繁に発生し分裂するような集団である
つがいグループ
グループの中のペア（つがい）から救世主が生まれてグループを救ってくれるという救世主願望があり，未来への空想という躁的防衛によってグループが満たされる

（文献2より作成）

解できる[3]。

作業療法への活かし方

治療者と対象者が1対1で言語を用いて行う力動的精神療法と作業療法（OT）では，その治療構造に大きな違いがある[4]。従って，力動的精神療法をOTで行うことはまずない。しかし，対象者の心の状態を理解するうえで，力動的な考え方を用いることはOTにとって有用であると考える。

OTにおいて，力動的視点をどう生かすのか，ケースをとおして考えてみたい。

対象者の経験を追体験する

統合失調症と診断された退院間近の女性患者が「夜中に落武者が来て肩を切り刻んで帰る」という妄想的な訴えを突然始めたことがあった。じっくりと話を聴いてみると，「朝起きると肩が痛くてたまらない。夕方になると楽になるのだが，とにかく痛い」ということであった。実際に彼女は，動かそうとすると利き腕のほうの肩に痛みを感じているようで眉間に皺が寄っていた。「病院は嫌，早く退院したいのに……，肩が……」とイライラしながらもあきらめたように繰り返していた。

そのような状況から，筆者が推察したことは，「落武者」という表現は正体不明の肩の痛みの原因を象徴し，「切り刻む」というのはジクジク，ジンジンと折り重なるような，響くような痛みの体験であり，家に帰り自由な生活がしたいという思いと安心の場である病院を離れるという漠然とした不安との間の葛藤が相まって，それが増幅されているのではないか，というものであった。そこで，本人と話し合い，整形外科を受診し肩の治療およびエクササイズを実施することにした。肩のエクササイズは筆者とともに行い，その時間に痛みや退院についての不安を聴き，対処法を一緒に考えた。その際には，本人が語る話を特に判断することなく聴き，ときおり本人の話をまとめて「○○ということですか」といった具合に言い換えたり，「○○という気分になっているのですね」と「今ここで（Here & Now）」本人に起こっているであろうと著者がおもんぱかった感情を言葉にして表現した。同時に，彼女の話をもとに具体的な支援も実施した。そのような経過の末，彼女は「肩の痛みが楽になった」とたんに「退院する」と希望し，地域生活を始めることとなった。

対象者における人間関係の縛りを解きほぐす

適応障害と診断された20代の女性は，大学卒業と同時に県外へ就職し優秀社員として表彰されるほどであったが，家庭の事情で実家に戻ってくることとなり，県内の企業に再就職した。しかし，そこで，人間関係のトラブルが続き退職することとなった。その頃から，抑うつ的となり部屋にひきこもりがちとなった。それでも，ときおり，友人とは出かけることもあったが，その後友人との付き合いにもストレスを感じるようになり自傷行為などが出現し，心配した家族に連れられて入院することとなった。

入院後，OTが処方され筆者は導入面接として彼女の話を聴いた。彼女は，再就職の企業を辞めたのは「そこでいじめられたから」であり，「仕

事を誰も教えてくれない」と語った。その話に筆者は，周囲からの孤立感や，本人の苦しさを感じたため，「それを誰かに相談しましたか？」と質問した。すると，「誰にも相談できなかった」「悩んではいたが，家族に相談するわけにはいかない」と言い，理由を問うと「母は心配するだろうし，父は情けないとけなすだろう」と呟いた。また実家に帰ってきたのは，「母のたっての希望だった」ためで，実家に帰ってきたことで「母がこれで安心だと喜んでくれた」と嬉しかったようだった。その頃，「当時付き合っていた人とうまくいかなくなっていつも言い争っていたからちょうどよかった」と言った。しかし，彼女が実家に帰ってきたことについて「仕事人間の父はそれについては無関心で，仕事を辞めてからけなすようなことばかり言うようになった」とのことであった。

そこから筆者は，彼女が母親の依存を重圧に感じながらも，そこに自分の存在意義を見出すというアンビバレント（両価的）な思いを抱いており，共依存関係になっていること，自分を理解せず庇護者とならない父親や交際相手といった男性への怒り，特に交際相手との間で起こったいざこざは両親の関係を再現しているようにも感じられた。そんな苦しさにさいなまれながらも，誰にも相談できない孤独とすべての問題を抱え込んだ末の葛藤がストレスとなっているのではないかと推察した。そこで，自分らしさを取り戻すために好きなことに取り組むことを目標とした。また，自分の思っていることをアサーティブに母親へ伝え，相談することとした。その結果，趣味を生かしてアロマテラピーの勉強をしたり，旅行をすることで家を離れ適度な距離をとることもできるようになった。その頃から，母親との関係も改善され，それに伴い父母の関係性が，そして本人と父親の関係性が改善され，現在では楽しみながら生活されている。

作業療法士（OTR）は，対象者の心の状態を理解したうえで，現実的に介入を行うこととなる。このときにまず，対象者本人のもつ不安や葛藤に想いを馳せ，共感的に話を傾聴することで，信頼関係を築き共通の目標に対する治療同盟を生み出す。それにより対象者は現実的変化を受容できるようになるのではないかと筆者は考えている。さらに現実的に対象者のもつ不安に対処する方法を具体的に提示し，孤立しないように心理的な面のみならずソーシャルな面からサポートすることも重要であろう。同時に，臨床的推論に基づき本人が安心できる環境の整備をすることも求められる。このように，現実的介入の場面においても力動的視点をもつことは，OTRにとって重要であろう。

留意点

先の2事例とも面接では，その内容の真偽ではなく患者の話を中立的にそのまま傾聴することに配慮した。話がどんなに妄想的であっても，患者はそのような（主観的）体験をしていることには間違いない。それが，治療者にとって事実であると思われなくても，患者にとっての事実として，患者自身によって語られる話をあるがままに傾聴する姿勢が面接を行ううえでは重要である。

治療者は何も知らない。まさに「患者に教わる」のである。そのように面接に向かう治療者の姿勢をビオンは「記憶なく，欲望なく，理解なく」と述べている。これは，先入観をもたないこと（記憶なく），患者にこうなってほしい，私の面接でこうしてあげたいというイメージをもたないこと（欲望なく），患者のことをわかった気にならないこと（理解なく）ということである。

そのような姿勢を保ったうえで,「なぜ,今ここで,そのひとは,私にそのような話をするのか」という観点からそこに働くダイナミクスを「生物-心理-社会」の各視点から観察,推察し,患者自身が意識できていない不安や葛藤を紐解いていく。

このように治療者は患者が体験しているであろう現象に想いを馳せ,それを追体験することで,患者が今置かれている状態像を明らかにしていくことがOTにおいて力動的視点を用いる際のポイントである。

力動的視点をOTにおいて用いる際には,次の点について注意が必要である。

①幅広い視点をもつこと

力動という目に見えないものを扱うため,恣意的になる危険性をはらんでいる。従って,思い込みや決めつけを行わず,幅広い視点から状況をとらえることが必要である。

②中立性を保つこと

対象者は,他者との関係性や自分のなかでの葛藤など,抑圧や原始的防衛機制(否認,分裂,投影同一視など)をするような苦しい現実を抱えていることが多い。従って対象者の話を評価したり,どちらかの側についたりするのではなく,ただ耳を傾ける姿勢が求められる。これには,自分に向けられた転移に対して過度に自己開示しないということも含まれる。

③理論に現実を当てはめないこと

力動は,あくまでも現実を説明するための理論的枠組みである。従って,理論ありきで偏った現実をとらえる(解釈する)など,理論に現実を当てはめないようにし,OTR(治療者)は中立的であることが重要である。

文献

1) 西園昌久:西園精神療法ゼミナール3 精神療法入門,中山書店,2011.
2) Bion WR: Group dynamics; a review. Int J Psychoanal, 33(2), 1952.
3) Bion WR: 集団の経験-ビオンの精神分析的集団論,金剛出版,2016.
4) 山根 寛:ひととことばと作業と. 臨床精神病理,35(1): 59-66, 2014.

3 地域生活支援

木納潤一

精神障害リハビリテーションとリカバリー

　精神障害リハビリテーションの目的には，「リカバリー」という概念がある．いくつかの定義があるが[1,2]，「リカバリー」とは，精神の疾患や障害をもっていても，もっていない人と同じように自分の人生の目標や希望，夢をもつようになることである．病気に支配されてしまった自分自身の生活や人生を回復させていく過程がリカバリーといえる．この項目では，精神障害をもった人のリカバリーを大切にし，自分らしく地域で暮らしていくための支援について紹介する．

　自分らしく暮らすため，自分の目標に向かって暮らすためには，まず自分のやりたいこと，なりたい姿を思い描くことが必要である．精神障害をもった人は自尊心が低下していることや，目標をもつことに消極的になっていることがある．リカバリーは，自分で考え，自分で思い描き，自分で決断して成り立つものであり，支援者が決めるものではない．支援者は，患者にリカバリーする力があると信じ，あきらめずリカバリーできるよう支援することが必要[3]である．その手段として動機付け面接法[4]がある．支援者は，その人の話にじっくり耳を傾け，後ろ盾になり，ときに背中を押し，ともに悩みや喜びを分かち合いながら，リカバリーを育んでいくことが大切であり，それには多くの時間や経験を要する．

地域生活を支援するうえでの心構え

　人によって生活や暮らし方はさまざまである．たとえば，家族構成，家族との関係，家屋の状態，家具の配置や持っている物，生活様式，慣習，家計，家事のやり方やこだわりなどがある．精神障害をもつ人は，生活のなかになんらかの課題を抱えていることがあるが，本人は課題ととらえていないこともある．そのため，支援者が考える生活に対象者を当てはめるのではなく，その人の立場に立ち，その人のペースやリカバリーに留意し，管理的，指導的にならず支援していくことが大切である．

精神科退院前訪問指導

　精神障害をもつ人に対し，入院中から地域生活を支援する手段として，精神科退院前訪問指導がある．その大きな目的は，入院していた期間を問わず，安心して地域での暮らしを開始できるよう，退院後の暮らしを準備することである．対象者が暮らす自宅を訪問し，対象者の生活に触れることで，生活をイメージし，支援のポイントを整理できるよい機会となる．また，自宅を訪問したスタッフと対象者で，退院後の生活に関する共通のイメージをもつことや，目標と課題の共有ができるため，退院に向けた話し合いや支援が円滑になる．さらに退院後に支援を引き継ぐ支援者に，

精神科退院前訪問で得られた情報を申し送ることで，退院してからすぐに適切な支援を開始することができる。精神科退院前訪問指導は作業療法士（OTR）のほか，看護師，精神保健福祉士が担当し，入院中に6回まで実施することができる（2017年現在）。その6回の分け方は対象者によってさまざまである。支援内容は，対象者の自宅での生活を知ること，またその生活に向けた支援を検討するための評価，家族との関係や家族の生活の評価，外泊がうまくできているかを確認すること，通院手段を確認すること，場合によっては居室を清掃すること，対象者と一緒に家事をやってみることもある。日々の臨床で対象者の自宅を訪問するため，時間は限られており，訪問時の観察ポイントや介入点は事前に検討しておく必要がある。ここでは，その具体的な視点や支援する内容を紹介する。

退院支援は，対象者が安心して地域での生活を開始し，安定した自分らしい生活を送ることを目標とする。そのうえで，精神科退院前訪問指導における具体的な視点（**表1**）として，

①生命や身体に関する危機管理の視点
②地域での生活を開始するための視点
③再発を予防するための視点
④健康的・衛生的な生活を送るための視点
⑤自分らしく健康な生活を送るための視点

があげられる。次に，それぞれの視点について述べる。

表1　精神科退院前訪問における確認事項と視点

① 生命や身体に関する危機管理の視点
（1）火器の取り扱い （2）温度管理や冷暖房器具の取り扱い （3）転倒や外傷
② 地域での生活を開始するための視点
（1）食事 （2）生活を送るために必要なお金
③ 再発を予防するための視点
（1）薬との付き合い方 （2）生活リズムを整えること （3）通院手段の確保・確認 （4）緊急連絡先の確認 （5）近隣事業所との連携
④ 健康的・衛生的な生活を送るための視点
（1）セルフケア （2）居住空間の清潔保持
⑤ 自分らしく健康な生活を送るための視点
（1）精神科デイケア・精神科訪問看護 （2）家族のサポート （3）利用できる施設や場所

①生命や身体に関する危機管理の視点

● 火器の取り扱い

地域生活では，ガスや火器を取り扱う場面がある。精神障害をもつ人は，認知機能の低下を伴っていることもあり，ガスやストーブの消し忘れ，風呂の空焚きなど火災の原因になりうる点を確認しておく必要がある。たばこを吸う人の場合，たばこの吸い殻が溜まっていることも多く，火災の原因になりうる。そのため，吸う場所の検討や灰皿の場所，吸い殻の捨て方などを検討しておく必要がある。

● 温度管理や冷暖房器具の取り扱い

夏季は熱中症の危険があるため，冷房器具が使えるかを確認する必要がある。冷暖房器具については，適切な温度設定やリモコンの使用方法なども一緒に確認しておき，対象者によっては繰り返しリモコンの使い方を練習することもある。また季節に応じた衣服があるかを確認しておく必要がある。

● 転倒や外傷

精神科入院患者の多くは睡眠薬を服用していることが多く，その作用により，身体がふらつく

こと，注意が不十分であること，障害物につまずくこともしばしばみられる。自宅内での危険箇所や生活動線の確認，またその動線における移動の注意ポイントを本人と確認することも必要である。

②地域での生活を開始するための視点

退院したその日から生活を開始するための具体的な確認項目を述べる。

● 食事

家族に食事を用意してもらえるのか，どのように食料を買うのか，どのように調理するのか，何を食べるのかなど，毎日の食事の確保の仕方を確認する。

● 生活に必要なお金

精神障害をもつ人は，毎日の決まった出費への対応はできるが，予想外の出費に対応できないことや，計画的な買い物ができないことがある。また障害年金は2カ月に1回支給されるため，やりくりが難しいことも念頭に置かなければならない。お金の遣い方には問題がなくても，管理の方法に助言が必要な場合がある。

③再発を予防するための視点

地域で長く安定して生活していくためには，再発を予防する支援も必要である。ここではその支援について述べる。

● 薬との付き合い方

精神障害をもつ人は，長く薬と付き合っていかなくてはならない。そのためには，入院中の心理教育により薬の必要性を理解することが必要であるが，薬の飲み心地[5]や副作用により，薬によい印象をもっていない人もいる。薬に対する心構えの調査票（DAI-10：10-item version of the drug attitude inventory，図1）や，お薬の満足度チェックシート[6]（図2），副作用チェックシート[6]（図3）などを活用し，対象者の薬に対する印象を確認しておくことも必要である。

また，薬の回数として，毎食後と寝る前の1日に合計4回の薬が処方されていることも少なくなく，薬を飲み忘れることや，どの薬を飲めばよいかがわからなくなることもある。そのため，対象者によって1日に服用する薬の回数や内容，量について確認しておく必要がある。対象者の管理能力によっては，医師と相談して1日の服用回数を減らすことや，退院後の生活スケジュールに合わせて，病棟で服用する時間を変更するといった工夫も必要である。

精神科退院前訪問では，どこに薬を置き，どこでどのようなタイミングで薬を飲むのかを確認し，服用時間や薬の選別ができない場合は，薬剤部と相談し，薬を1つの包みにまとめることや，曜日や時間ごとに区切られた箱や壁掛けのカレンダーを使用することも，対象者が薬を飲み続けていくためのサポートとして必要となる。

定期的に処方される薬のほかに，精神が不安定なとき，便秘のとき，眠れないときに服用する頓服薬が処方されている場合，入院中から服用する時間やタイミングなどを話し合っておく必要がある。副作用に悩む人の場合，副作用が出たときの対処方法についても話し合うとよい。

● 生活リズムを整えること

精神障害をもつ人は，睡眠障害を併発していることがある。そのため，就寝時間や起床時間が日によってずれてしまうことがある。就寝時間，起床時間が安定することは就労にも必要な条件であり，再発を予防するという点においても重要である。睡眠は，寝つき，途中覚醒，目覚め，熟睡

図1　薬に対する心構えの調査票

		年　　月　　日
	氏名：	

	そう思う	そう思わない
①私にとって，薬のよい点は悪い点を上回っている	そう思う	そう思わない
②薬によって調子が悪くなると感じる	そう思う	そう思わない
③私は，自分の意思で薬を服用する	そう思う	そう思わない
④薬は自分をリラックスさせてくれる	そう思う	そう思わない
⑤薬を内服すると疲れている，鈍くなっていると感じる	そう思う	そう思わない
⑥調子が悪いと思うときにだけ薬を内服する	そう思う	そう思わない
⑦薬を内服することによって，より普通でいられると思う	そう思う	そう思わない
⑧薬によって心身のコントロールを図ることは不自然である	そう思う	そう思わない
⑨薬を内服することによって，自分の考えがはっきりする	そう思う	そう思わない
⑩薬の内服の継続によって病気になるのを防ぐことができると思う	そう思う	そう思わない

(Hogon TP, Awad AG, Rastwood R：A self-report scale predictive of drug compliance：reliability and discriminative validity. Psychol Med, 13(1): 177-183, 1983. より改変変更)

図2　お薬の満足度チェックシート

あなたの気持ちに1番近い数字に〇印をつけてください。

あなたは現在飲んでいるお薬に満足していますか。

1　　2　　3　　4　　5　　6　　7　　8　　9　　10

全然満足していません　　　　　　　　　　　　　　十分に満足しています

あなたは今，飲んでいるお薬をこのまま続けたいですか。それとも変えたいですか。

1　　2　　3　　4　　5　　6　　7　　8　　9　　10

今すぐに変えてほしいです　　　　　　　　　　　　このまま続けたいです

お薬を変えることに不安はありますか。

1　　2　　3　　4　　5　　6　　7　　8　　9　　10

すごく不安です　　　　　　　　　　　　　　　　　全然不安はありません

今のお薬のよいところ：

今のお薬に不満なところ：

お薬を変えることに不安なところ：

(文献6より引用)

図3 副作用チェックシート

あなたが服用しているお薬について教えてください			
飲んでいるお薬：			
お薬は効いていますか： □効いている　□効いていない　□よくわからない			
副作用	ない	我慢できる	我慢できない
昼間でも眠気がある ボーッとする	□	□	□
朝，なかなか起きられない	□	□	□
夜，眠れない	□	□	□
そわそわして落ち着かない（じっとしてられない）	□	□	□
食欲が増えた	□	□	□
体重が増えた	□	□	□
乳汁が出る	□	□	□
性欲がわかない	□	□	□
筋肉がこわばる，手足が震える	□	□	□
便秘である。おしっこが出にくい	□	□	□
口が渇く	□	□	□
立ちくらみがする	□	□	□
※女性の方だけ回答してください			
生理が不規則である／こない	□	□	□
※男性の方だけ回答してください			
射精できない	□	□	□
勃起しない	□	□	□
胸が張る（胸にしこりを感じる）	□	□	□
ほかに気になるところをご記入ください。			

（文献6より引用）

感に分けて確認しておくと，支援が検討しやすい。入院生活チェックリストでは，寝つき，眠った感じ，朝の目覚めという項目でチェックができるので，活用するのもよい。睡眠薬は，作用時間と薬効が分けられており，睡眠の項目を確認したうえで，主治医と睡眠薬の種類を検討することも必要になってくる。週間活動記録表（p.152 図6）などを用い，24時間の活動や行動，また家族の24時間の行動についても記録しておくと，どのような協力が得られるかを検討しやすい。

● 通院手段の確保・確認

退院後には定期的な外来受診が始まる。再発を予防するためには外来受診が必要であり，どのように通院するかの確認が必要である。公共交通機関，家族の送迎，徒歩，自転車など，いくつか交通手段があり，作業療法士（OTR）は近隣の交通機関について把握しておくことも重要である。外来受診や精神科デイケアの時間に合わせて，バスや電車の時刻表を対象者と一緒に確認することも必要である。精神科退院前訪問では，通院の練習として，バスや電車を対象者とともに利用し

て自宅へ向かい，練習することもある。

● 緊急連絡先の確認

再発の予兆（注意サインやクライシスの状態）が発生したときに自分で，もしくは家族がどこにどのように連絡するかについて取り決めをしておいたほうがよい。電話をかけることができるのか，助けを求めに自分から出向くことができるのか，夜間の緊急時はどうするのかなどを，検討しておかなくてはならない。

● 近隣事業所との連携

通院先のサービスだけでは在宅生活を支援するのに不十分な場合，ほかの在宅支援の事業所に支援を依頼することがある。ホームヘルパー，市区町村の福祉課，ケアマネジャー，保健師など，さまざまな支援者が想定されるが，退院する前に退院前カンファレンスを開催し，対象者の申し送りをはじめ，異変があれば連絡を交換できる状態を作っておくことが必要である。対象者に了解が得られれば，訪問した支援者が訪問先で日誌をつけ，情報を共有する取り決めをすることも有効である。

④健康的・衛生的な生活を支援する

● セルフケア

セルフケアについては，対象者自身の方法で遂行できる場合が多い。精神科退院前訪問では，その方法を確認し，把握することが大切であり，対象者が無理なく自然にセルフケアを続けられるよう支援する。

整容

歯磨き，髭剃り，洗顔，化粧，爪切りなど，自分で毎日行えることが望ましいが，対象者によっては苦手な動作もある。精神科退院前訪問では，自宅での整容の方法や，整容の道具を確認する。入院中に整容動作を練習することもよいが，苦手な部分は家族や支援者に手伝ってもらうことや，精神科デイケアで手伝ってもらうことも念頭に置いておく。

また，整容の遂行状態は精神の状態によって変化が表れやすい。抑うつのときは，整容ができずに髭を剃れないことや，爪が伸びていることもある。躁状態のときは，化粧が濃くなることがある。一概に整容のできていないことを指導するのではなく，なぜいつもと違うのかを把握したうえで対象者に声を掛けることが重要である。

更衣

対象者によっては，破れかけの衣服を着ていること，汚れた衣服を着ていること，いつも同じ衣服ばかり身に着けることがある。背景には，衣服にこだわりをもっている，適切な衣服を選べない，などの理由があるかもしれない。精神科退院前訪問では，衣服の収納方法や，季節に応じた衣服があるかを確認する。また，更衣も精神の状態によって変化が表れやすく，抑うつのときは寝間着から普段着に着替えられないことがあり，躁状態のときはいつもより派手な衣服を着ていることがある。

入浴

入浴動作や体の洗い方などは対象者によって異なるが，背中や後頭部など見えにくい箇所の洗い残しがあり，洗い方が不十分なことがある。入院中に，入浴の仕方や体を洗う動作を確認しておき，精神科退院前訪問では，風呂場の環境を確認する。対象者自身のやり方を尊重するが，体臭がある場合は対人交流を阻害することもあるため，不十分な点は家族や支援者に手伝ってもらうことも念頭に置いておく。

食事

　精神障害をもっている人には，肥満や糖尿病といった合併症がある人も少なくない。また食事の内容にこだわりがある人もおり，家族の悩みになる場合もある。精神科退院前訪問では，キッチンの使用状況や食べていたものを確認する。その後，どのようにすれば栄養を維持することができるかを検討する。OTRは，ヘルパーに調理を依頼するほかにも，宅配弁当や宅食サービス，惣菜，レトルト食品など，民間で使える便利なサービスや調理グッズ，食品などを把握し提案できることが望ましい。

排泄

　精神障害をもつ人は，排尿や排便にこだわりがあり，トイレに行く回数が多い。精神科薬のほかに下剤を服用している人も多く，便秘や下痢について確認しておかなければならない。また，便秘の際の頓服薬をどのような状態のときに，どれだけ服用するのか，入院中に対象者とともに確認しておく。

● 居住空間の清潔管理

　精神障害をもつ人には，掃除や片付けが苦手な人がおり，曜日別のゴミの出し方が難しく，ゴミ屋敷になる場合もあり，精神科退院前訪問指導にて自宅の清掃をすることもある。退院後に新たな生活をスタートするうえで，環境が清潔になっていることは望ましいが，その状態を維持することが苦手な人が多い。苦手な部分は支援者に手伝ってもらうことも念頭に置き，薬を保管する場所，重要な書類を保管する場所は，対象者とともに取り決めておくことが望ましい。

⑤自分らしく健康な生活を送るための支援

　病院のスタッフは，対象者が退院した後に自宅での生活をスタートし，生活が安定するところまでを見越して支援をする。生活や精神状態の安定が続くよう，また自分らしく健やかな生活を送るためには，精神科デイケアや精神科訪問看護，家族教室といった支援が必要な場合もある。

● 精神科デイケア

　それぞれの病院によって，精神科デイケアの特色があり，行われているプログラムも異なる。精神科デイケアは，同じ障害や悩みを抱える人やスタッフとのかかわりをもつ場であり，退院後の外出先としての役割もある。入院中に精神科デイケアのプログラムに参加し，その場に慣れ，スムーズにデイケア利用につなげることも可能である。

● 精神科訪問看護[7]

　対象者によって，生活上の課題や悩み，また支援してもらいたい事柄はさまざまである。退院後の精神科訪問看護は，対象者とその家族を含めて，生活や精神の状態が安定することを支援する。対象者のそのつどの悩みに対して力を注ぐこともあるが，対象者が日頃行っていることや大切にしていることを尊重し，対象者のリカバリーを信じて背中を押すことや，見守ることも行う。数カ月，数年といった長い期間で支援していく。

● 家族支援[7]

　精神障害をもつ人の家族には，周りの人には話せない苦労や悩みがあるため，同じ苦労や悩みがある家族と知り合い，共感することが家族にとって大きな安心感をもたらす。家族教室は，統合失調症，気分障害，認知症，依存症など，疾患によってグループを分けることでより生活上の共通点がみつかりやすい。対象者が地域で自分らしく生活するには，家族の病気に対する正しい知識とサポートが重要である。

● 地域で利用できる施設や場所

　医療機関以外でも，対象者が利用できる資源はある。レクリエーションやレジャーを楽しむことも有効である[8]。映画館やカラオケBOX，温泉施設，ネットカフェ，ショッピングモールなどのレクリエーション施設，そのほかにも図書館や地域活動支援センター，スポーツジム，習いごと，景色のよい公園やタバコが吸える場所など，地域には対象者が生活を楽しむための資源があり，無料で利用できる施設や，手帳を提示すれば料金が安くなる施設も存在する。作業療法士は地域のさまざまな資源やその楽しみ方を知っておき，対象者に情報提供することも大切である。

長期入院患者への生活支援

　数年もしくは数十年に渡って入院生活を送り，地域との接点を失っていた人を退院へ結び付けるためには，非常に多くの準備と支援を要する。当院では，長期入院患者を対象とした地域移行支援プログラム（知っ得クラブ，図4）を実施している。

　対象は，精神科療養病棟に入院している人で，疾患や性別は問わず，病院内での日常生活活動を自分で行うことができている人としている。プログラムの頻度は週に1回，時間は60〜90分としている。メンバーの人数は，5名前後としている。次に，時期ごとの概要を記す。

図4　知っ得クラブの概要

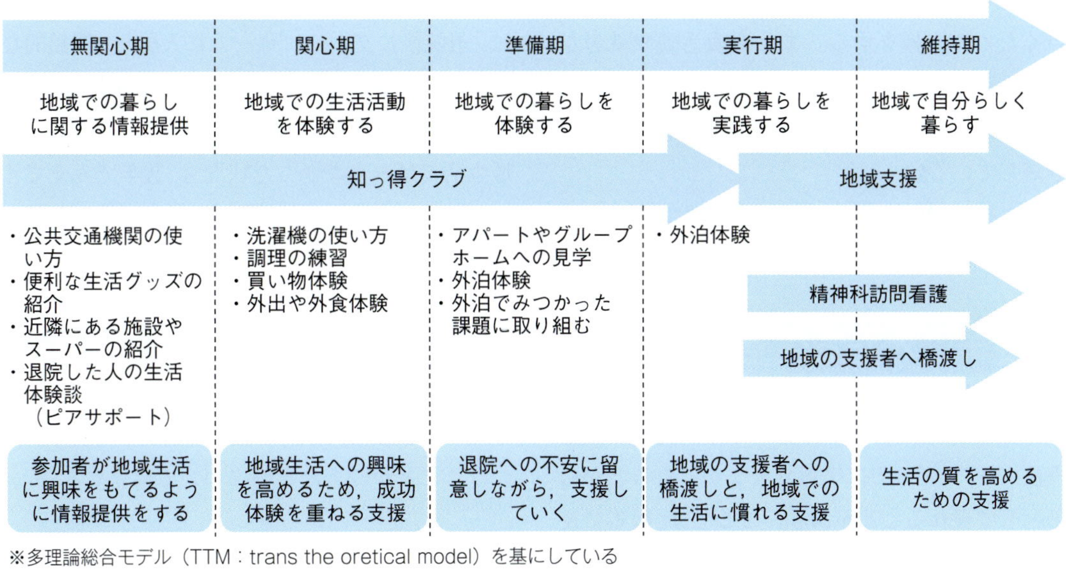

無関心期	関心期	準備期	実行期	維持期
地域での暮らしに関する情報提供	地域での生活活動を体験する	地域での暮らしを体験する	地域での暮らしを実践する	地域で自分らしく暮らす
知っ得クラブ			地域支援	
・公共交通機関の使い方 ・便利な生活グッズの紹介 ・近隣にある施設やスーパーの紹介 ・退院した人の生活体験談（ピアサポート）	・洗濯機の使い方 ・調理の練習 ・買い物体験 ・外出や外食体験	・アパートやグループホームへの見学 ・外泊体験 ・外泊でみつかった課題に取り組む	・外泊体験 精神科訪問看護 地域の支援者へ橋渡し	
参加者が地域生活に興味をもてるように情報提供をする	地域生活への興味を高めるため，成功体験を重ねる支援	退院への不安に留意しながら，支援していく	地域の支援者への橋渡しと，地域での生活に慣れる支援	生活の質を高めるための支援

※多理論総合モデル（TTM：trans theoretical model）を基にしている

無関心期（地域で暮らすこと，地域での楽しみに関する情報提供）

　長年，地域での暮らしから離れていた人を対象に，地域で暮らすために必要なこと，地域で暮らすとはどういうことか，地域で支援してもらえることは何か，など情報提供をする。具体的には，公共交通機関の使い方，便利な生活グッズの紹介，近隣にある施設やスーパーの紹介などである。参加者が興味をもつようスライドを用いながら行うとよい。

関心期（地域での生活活動を体験）

病院内で洗濯機を使う，便利な料理の材料を用いて調理をする，買い物を体験するなど，地域で暮らすことに必要な生活活動を，実際に個別やグループメンバーで体験してみる。成功の体験を繰り返し，対象者の自信を深めていく。また，事前の準備を話し合い，感想を述べ合う。

準備期（地域での暮らしを体験）

アパートやグループホームへの見学や，外出・外泊を実施する。精神科退院前訪問としてスタッフが同行しながら，実際に暮らすことが予想される場所での生活を体験する。そして，出てきた課題に取り組む。対象者にとって，実際に退院に踏み出すことへの不安は大きい。そのため，対象者のペースに合わせながら，ときに背中を押して支援していく必要がある。

実行期（地域での暮らしを実践）

体験外泊を繰り返し，退院へと結び付ける。退院後すぐは生活を安定させるために精神科訪問看護の頻度を増やし，地域の支援者への橋渡しをしながら問題を解決していく。精神科デイケアを利用しながら，地域で暮らすことに慣れていくことも有効である。

維持期（地域で自分らしく暮らす）

生活スタイルが整ってきたら，生活を維持していくための支援をする。また余暇活動や就労など，生活の質（QOL：quality of life）の向上や健康の維持向上に向けて，精神科訪問看護が支援を継続していく。

知っ得クラブの参加者には2年間にも及ぶプログラムにより，退院に結び付き，その後再発や再入院なく地域で生活できている人もいる。反対に，退院後にグループホームに入居し，閉鎖的な人間関係のなかでの生活にストレスを抱え，再発してしまったケースもある。退院後，数カ月の地域生活ではみえなかった状況も，数年でみえてくることもある。

長年にわたる生活支援

精神科の生活支援では，数カ月の入院中の作業療法（OT）だけでは予想できなかったことが結果として現れることがある。ここでは，数年に及ぶ地域での生活支援により，本人なりの幸せをみつけることができた事例について紹介する。

事例紹介

50歳代，男性，統合失調症。

8年前に仕事のストレスにより混乱が出現し，家を飛び出し，警察に保護され入院に至った。入院後は警察に追われているような妄想が強く，日夜問わず，警察を恐れるような行動，発言が続き，保護室で入院生活を送っていた。入院後に離婚が成立。事例には中学生になる娘がいた。事例の妄想に付き合いつつ，保護室でのOTを実施し，現実感の獲得を目指した。OTRは，事例の妄想をなくし，再び家族と会うことを目指し，OT介入

を1年間続けた.事例の発言や行動は変わらなかったが,チームスタッフとの話し合いのもと,退院に挑戦してみることになり,精神科デイケアと精神科訪問看護を導入した.退院後すぐは,精神科デイケアに来ることはできても,病院内をうろうろとし,警察を探す行動,警察が来ていないかをすれちがう職員に尋ねて回ることが1年近くも続いた.退院から1年後,精神科の秋祭り行事が行われ,事例が祭りの司会を担うことになった.すると事例は巧みに司会をこなし,以後,精神科デイケアの行事の企画や運営に積極的にかかわるようになった.「自分がどう過ごすべきかを考えるようになった」と話しており,この頃から,精神科デイケアの部屋で過ごすことが増えていった.退院から3年後,作業所に通うようになり,その作業所では,経験してきた仕事のノウハウを活かし,品物の検討や宣伝,商品企画と販売方法まで提案するようになった.地域でのイベントで,出店し販売を行うなど,とても精力的に活動するようになった.退院から8年後,今の生活について,「幸せです」「満足しています」と言った.

入院時にOTRが考えていた事例の幸せの形は,8年後に違う形で現れた.このように,数年先に事例が幸せと感じられる生活を獲得できることもある.入院中には予想できなかったことであった.そのため,精神科では,精神科訪問看護をはじめ,長年にわたる支援が必要であり,また,OTRだけでなく,いろいろな職種が協力し,対象者の参加を促していくことがとても大切である.

引用文献

1) 福田正人,草野建祐,三浦あやか,ほか:精神科入院治療の基本―統合失調症についての教科書以前―.臨床精神医学,44(6): 851-858, 2015.
2) 岩谷 潤,伊藤順一郎:精神科領域におけるアウトリーチ(支援)の現在と未来.臨床精神医学,46(2): 121-126, 2017.
3) 椛島敬行,原口健三,福田千代:リカバリー志向の作業療法による自己効力感の回復:認知行動療法的手法を用いて.作業療法,31(4): 394-399, 2012.
4) ステファン・ロルニック,ウィリアム・R・ミラー,クリストファー・C・バトラー:動機づけ面接法実践入門,星和書店,2010.
5) 渡邊衡一郎:精神科リハビリテーションを支援する薬物療法:Recovery達成のためには.精神障害とリハビリテーション,17(2): 163-168, 2013.
6) 渡邊衡一郎 監:あなたに合ったお薬や治療方法を一緒に選びましょう―医師と一緒に治療を選ぶための冊子―,大塚製薬.
7) 香山明美,小林正義,鶴見隆彦 編:訪問による支援の実際.生活を支援する精神障害作業療法第2版,医歯薬出版,2014.
8) 菅沼映里,新宮尚人:地域に暮らす精神疾患を有する人のリカバリー―作業遂行,重要活動項目の特性比較―.作業療法,33(1): 24-35, 2014.

4 認知行動療法

森元隆文

認知行動療法とは

　認知行動療法（CBT：cognitive behavioral therapy）とは，人の行動やものの受け取り方，考え方に働きかけ，気持ちを楽にすることを目指す精神療法の一種である。うつ病，社交不安障害，パニック障害，強迫性障害，心的外傷後ストレス障害，摂食障害などを対象とし，精神疾患ごとに治療モデルやエビデンスが示されている[1]。CBTではまず，図1に示すように，人の感情はそのときの状況や他者の発言，行動そのものではなく，これを受けてどう考えるかに影響を受けると考える。特に，頭のなかに浮かぶ考えやイメージのことを「認知」とよび，そのなかでも状況を受けて瞬間的に，自動的に浮かび上がってくる考えやイメージを「自動思考」とよぶ。また，図2で示すように，認知や感情は，行動や身体反応に影響し，またその行動や身体反応が，感情や認知にも影響する。さらに，認知にはその人の中核をなす信念（スキーマ）が影響すると考える。

　精神疾患をもつ人のなかには特定の状況でつらい感情につながるような，ときに非常に偏った考え（認知の歪み）や行動パターンに凝り固まる傾向がみられる。CBTでは，直接変えることが難しい感情そのものよりも，そこに影響する認知や行動，身体反応に焦点を当てる。具体的には，認知の歪みやスキーマに焦点を当てる認知的技法や，非機能的な行動に焦点を当てる行動的技法，不快な身体反応を軽減させるためのリラクセーション技法などを用いて，つらい感情を緩和することでその感情にとらわれなくなること，生活がしやすくなることを目指す。定型的なCBTの流れや各種技法についてはマニュアル[2]や成書[3]を参考にしていただきたいが，ここでは特に重要な治療的態度や要素，作業療法士（OTR）が広く活用できる主要な技法を紹介する。

心理教育とCBTの基本モデルに沿ったアセスメント

　CBTでは，深層心理のような確認しづらい側面を支援者が引き出すことよりも，支援者と対象者との協同作業により「今，ここにある」課題や問題の解決を目指す「協同的実証主義」を大切にする。そのため，CBTの基本モデルや考え方，症状との関連について対象者に説明する心理教育をはじめに行う。

　具体的には，まず図1や図2のようなCBTの視点や基本モデルを紙に書いて示しながら，説明を添える。「認知行動療法では，周囲の状況や他者の発言，行動を受けてどう考えるか，つま

図1　CBTにおける環境と感情・気分，認知の関係

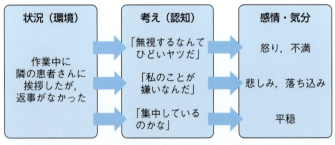

人の感情や気分は，そのときの状況や他者の発言・行動（環境）そのものではなく，これを受けてどう考えるか（認知）により影響を受ける。

図2　CBTの基本モデルと具体例

例：Aさんは料理プログラムで味付けを間違えて，その際にほかの患者さんから「しっかりしな」と言われた。このときにAさんの頭のなかには「本当に俺はダメなヤツだな……」という考えが浮かび，気持ちが落ち込み無力感が湧いてきた。以降の味付けはほかの人に任せ，ほかの工程も行わずに座ってできあがりを待っていた。そうしていると，頭のなかで「俺はダメなヤツだな」とずっと考えてしまい，余計に落ち込んできた。そんな気持ちでいると，胃が痛んできたりどっと疲れが出てきて「こんなこともできないなんて」と余計に無力感を感じ，そのまま座って過ごしていた。そうしていると，またほかの患者さんから「どうしたの？　しっかりしな」など，激励を受けて落ち込むこととなる。
味付けの間違いの際に「誰だって間違うことはあるさ」と考えることができれば落ち込むこともないが，Aさんには「俺は役立たずで何をやってもうまくできないんだ」という信念（スキーマ）があったため，自分を責める考えが浮かび，このような悪循環につながった。

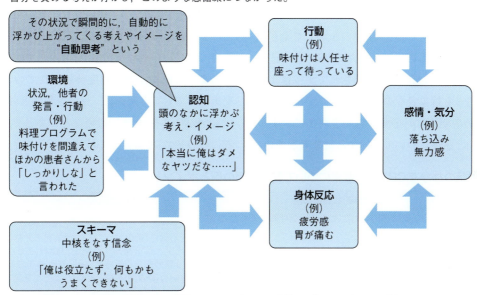

認知や感情は人の行動や身体反応に影響し，それがさらに感情や認知にも循環的に影響する。

り**認知**が**感情**に影響すると考えます」「また，**認知**，**感情**は**行動**や**身体反応**とも相互に影響し合うといわれています」「うつや不安，怒りや恐怖などの感情そのものを変えることは難しいですが，その感情につながるような認知や行動を見直して，その幅を広げることで，感情にとらわれなくなることを目指します」「この考え方に基づいて，○○さんもご自身の考えや行動を一緒に見直していきませんか？」といったように導入する。対象者の理解度によっては，**図2**の各要素で図解した例を加えて説明する。

このようにCBTの基本モデルを共有したうえで，対象者とともにアセスメントに入っていく。具体的には，対象者が今困っている問題，解決したい課題を取り上げて，CBTのモデルに沿った対話を進める。このときに重要なのが，型にはめたような質問を繰り返すのではなく対象者の主体性を尊重して意見を出しやすい雰囲気を作り出すことである。具体的には「そのときの考えは？」「行動はどうでしたか？」とこちらが質問を重ねて一方的に整理して提示するのではなく，まずは対象者の自由な語りを聞いたうえで，気持ちや考えを受け入れながら「そのように考えたときに落ち込んできたのですね」「嫌な気持ちになるので，そこに行かないようになったということでしょうかね」など，モデルに沿って聞き返しをしていく。また，可能な限り対象者が自分で答えを見つけ出せるような「ソクラテス的問答」を行うことで，対象者のセルフヘルプにつながるように配慮する。対話のなかで出てきた要素を，ノー

トやホワイトボードに書き出しながらCBTのモデルに沿って整理していくが，このときに「これは感情？　認知？　混ざっているけどどう分けて書こうか？」などと整理しながら書こうとすると，対話がしづらくなる。そのため，対話を中心にしつつ，気になったことを書いていき，（ある程度聞いたうえで）書いた情報をモデルに当てはめて整理するという方法のほうがやりやすい。書き出して視覚化することで，頭のなかでぐるぐると渦巻いていたものを第3者的にみる（外在化）機会となり，それだけで「整理されてすっきりした」と述べる対象者も少なくない。

CBTの各要素に対応する質問を**表1**に示すが，特に認知と感情について混同する対象者が多い。その際には，「認知とは頭のなかに浮かぶ考えで，文章で浮かんでくることが多い。感情はどちらかというと一言で表される気持ち」と説明すると理解されやすい。また，感情については，病態によって，あるいは個人の特性によっては喚起されづらい場合も多い。そういうときはブレインストーミングで感情の種類を列挙するワークを行うことや，感情の種類を多く書いたカードを用いて当てはまる感情を選んでもらうこともある。そのうえで，ホームワーク（宿題）を活用して実生活でどのような感情がどの程度喚起されているのかを実感してもらうために，感情を種類と強度（0〜100％や，1〜10の10段階などによって，対象者に合わせて）で評定する練習を行うことも多い。

表1　対話のなかでCBTの各要素について聞く質問の例とポイント

CBTの要素	具体的な質問の例	質問時のポイント
環境	「つらい気持ちになったときの状況を教えてください」 「それはいつでしょうか」 「どこで起こった出来事ですか」 「周りにどのくらいの人がいましたか」 「どのようなことが起こったのでしょうか」 「誰がどのようなことを言ったのでしょうか」	・そのときの状況がわかるくらい具体的に ・できる限り（過度にしつこい印象を与えない程度に）事実と解釈を分けるように確認していく 例：「意地悪をしてきた」→「"意地悪をされた"というのは具体的にどういうことを言われたり，されたのでしょうか」など
感情	「そのときにどんな気持ちになりましたか」 「一言で言うとどんな感情でしょうか」	・感情が喚起されづらい対象者には，感情の種類を多く書いたカードを用いて当てはまる感情を選んでもらうのも有用
認知	「そのときにどんなことを考えていましたか」 「どんな言葉やイメージが頭に浮かんでいましたか」	
行動	「そのときにどんな行動をとっていましたか」 「そのように考えたり感じた後はどのように過ごしていましたか」	
身体感覚	「そのときに身体はどんな状態でしたか」 「身体において普段と違う感じや反応はありませんでしたか」	
スキーマ	「そのような考えに至る信念のようなもので思い当たるものはありませんか」 「気が付けば同じような考えをしていることはありませんか」	・いろいろな場面での考え方を聞いていくことでみえてくる側面なので1場面の質問のみで同定することは難しい

行動活性化

「行動活性化」とは「行動の量を増やす」ことではなく「気持ちが活性化するような行動を増やす」ことを指す概念で，特定の行動と「楽しい」「落ち着く」「スッキリする」といった快感情とのつながりを体験してもらうことである。私たちの日常生活では，無意識に行っている行動も多い

が，特にうつや不安にとらわれていると「何もできていない」と考えて自分を批判し，さらに抑うつや不安が増化する。さらには「今の状態だと何もできない」と考えて閉じこもるという行動をとることで，うつや不安から離れられなくなる，という悪循環につながる。行動活性化では「日常生活記録表」を用いて，毎日自分が行っている行動とその影響を確認するところから始める。

具体的には，1日を1時間，30分刻みで区切る表を作り，各時間帯の自分の行動を記録していく。その行動とともに，そのときの感情とその強度を合わせて記録する。感情については，対象者の感情識別能力が低い場合は，「うつのみに着目しましょう」「不安と安心に着目しましょう」などあらかじめ限局して設定することで日々取り組みやすくなる。また，几帳面でやりすぎてしまう人にも着目する感情を限局して設定したり，強度の判定も0～100％ではなく1～10の10段階，あるいはもっと段階を減らして設定することもある。特に，詳細に書こうとする人はエネルギーを使いすぎて記録が続かないので，早めに確認をして「具体的に，簡潔に」書くよう勧める。このような記録を1週間ほど続けていくと，「やっぱり何もしていないときにうつがひどい」「お風呂に入っているときはあまり不安は感じていないことがわかった」「食事が終わると達成感を感じている」など，行動と感情のつながりに気付いていく。

そのうえで，「よくない感情につながる行動をやめる」という方向と，「よい感情につながる行動を増やす，見つける」という2つの方向で，対象者と治療者で検討していく。このときのポイントとしては，「うまくできなくてもOK，まずは本当に感情が変わるかを試してみよう」というスタンスで取り組むことが大事になる。特に自己効力感の低い対象者では「自分にはできないと思う」と決め付けて行動計画が決まらないことが多い。そういうときには，「1つの実験としてやってみて，そこでできなかったら次にまた工夫しましょう」と声を掛けると動き出すきっかけになることがある。また行動計画を決めるときにも，できそうな行動を選ぶ（例：外出する→窓を開ける），本心でやりたい・楽しめる行動を選ぶ，大きな感情の変化よりも小さな感情の変化から目指す計画にする，といった配慮があると継続しやすい。どうしても行動計画が見つからないときは「過去にやりがいのあったことや楽しかったことはどうでしょうか」「楽しいとか落ち着く，とまでいえなくても少しホッとするようなことはどうでしょうか」と問いかけながら協同的に探っていく。

認知再構成法

認知再構成法では，ある状況における自動思考や認知の歪みに焦点を当てることで認知と感情のつながりを実感し，そのうえで「違う考えが浮かぶと感情も変わる」という体験を目指す。そのためによく使われるのが「コラム法」という方法である。

コラム法では，まず図3のような表を作成する。1つ目のコラムには「状況」を置き，「気持ちがつらくなる状況を書いてみましょう」と促す。このときに「どこで」「どのような人がいて」「どのようなことが起こったのか」「誰がどのようなことを言ったのか」などその状況を他人が想像できるくらいの具体的な表現で書くほうが，その後の検証が進みやすい。出来事を選ぶのに悩む対象者の場合は，昔のことよりも最近のこと，特に気になっていることを選ぶよう勧める。その後に，そのときの感情やその強度を評定して2つ目のコラムに書き込む。感情について思い浮かびづ

らい対象者には，p.250に記載した感情の種類を多く書いたカードを用いる方法や，強度の幅を狭くする方法が有用である。そのうえで，「そのときに頭に浮かんでいた考えやイメージを教えてください」と尋ねて自動思考を同定する。いくつか考えを述べる対象者の場合は，特に感情を揺さぶった考えをチェックし，限局したほうがまとまりやすい場合が多い。ゆっくりと進める必要がある場合や，自動思考の同定に着目する場合は，「3つのコラム法」としてここまでで区切って使用する。

4つ目のコラムは「根拠」で，自動思考のもとになるような「事実」を書き込む。ここでは，「推測」や「解釈」と「事実」を分けることを意識して取り組むことが大事になる。そのうえで5つ目のコラムの「反証」というところに，自動思考と矛盾する事実を探して書き込む。どの対象者もここが難しく，心理的抵抗が生まれやすい箇所である。ここでは，「自分が調子のよいときだったらどのようなことに気付けそうですか」「友達や知り合いがこういうふうに考えていたらどうアドバイスしますか」など，第3者の視点や過去の経験に目を向けるよう問いかけると意見が出てくることが多い。そのうえで考えられる自動思考とは異なる柔軟な考えを6つ目のコラムである「適応的思考」に書き込む。ここでは，根拠と反証を経て対象者が考えたことを記入するが，図3の例のように根拠と反証を「（根拠）かもしれないけど（反証）かもしれない」という視点を提供して考えてもらうとほかの状況について検討するときにも応用しやすくなる。そして，最後の7つ目のコラムには，適応的思考を経た後の「今の感情」とその強度を書き込む。

コラム法を行うときに大事なのが，書き方にこだわりすぎないことである。きれいにきちんと書けていなくても「新しい気付きやヒントを得られればOK」ということを共有してスタートすることが大事になる。また，コラム法では自動思考を

図3　コラム表の枠組みと具体例

例：Bさんはある日，夕方の職場で上司に仕事の相談をしたかったが，その日は忙しい日で上司も機嫌が悪そうであったため相談できなかった。このときは迷いや恐れがあり（その強さは70％と50％），頭のなかには「こんなときに相談したら迷惑かも」という考えと「今忙しいんだよ」と怒鳴られるイメージがあった。その思考や「機嫌が悪そう」という根拠を探したところ，その日は残業をするほど忙しく，上司は貧乏ゆすりをしていたことが挙げられた。また以前に機嫌が悪い人に話しかけて怒鳴られた経験も何度かあった。一方で，その反証を考えるとBさんはこの上司に怒られたことがないという事実もあった。また"同じような状況でこう考える人に自分だったらどうアドバイスするか"という視点で考えると「相談しないほうが後から怒られてもっと怖いかもしれないよ」と言うだろう。そして，根拠と反証を「（根拠）かもしれないけど（反証）かもしれない」としたり，別の考えを入れると適応的思考が見えてきた。
Bさんの場合，このように考えた結果，迷いやおそれも減り，同じ場面で相談できるような気がして楽になったため問題は解決できた。しかし，場合によっては本当に忙しくて相談すると怒られることもあるかもしれない。その場合は，忙しそうな人に話しかけるときにどうしたら気分を害しにくいかを問題解決技法で検討したり，そういう場面で話しかける技能やその自信がない場合は，実際に練習することも必要になる。

状況	感情	自動思考	根拠	反証	適応的思考	今の感情
夕方の職場で，忙しくて機嫌が悪そうな上司に仕事の相談をしたかったが，できなかった	迷い（70％）恐れ（50％）	「こんなときに相談したら迷惑かも」という考えと「今忙しいんだよ」と怒鳴られるイメージ	・残業をしていた ・貧乏ゆすりをしていた ・機嫌が悪い人に話しかけられて，怒られた経験がある	・この上司には怒られたことはない	・確かに機嫌は悪いかもしれないけど，あの人には怒られたことがないから大丈夫かもしれない ・相談しないほうが後から怒られてもっと怖いかも	迷い（30％）おそれ（20％）

変えることが目的のように思えるが，主な目的はつらい感情にとらわれず冷静に状況をみて問題を解決することである．自動思考が大きく偏っていて独りよがりのような形で苦しんでいることが問題であれば適応的思考を得ることで解決するが，思考を切り替えるのみでは問題そのものの解決に至らない場合もある．そういうときには，問題解決技法[2]をはじめとしたほかのCBTの技法や，対象者の問題を解決するための自立生活技能や社会生活技能に働きかける技能訓練と合わせて実施する必要がある．

精神科作業療法への活かし方

対象者との面談，個別介入での活用

　対象者との面談を実施するなかで，CBTのモデルに沿って困りごとを整理することは有用である．どういう状況で何に困っているのかを漠然と聞くよりも，CBTのモデルに沿って聞くことで，OTRとしても対象者としても整理されやすい．また，アセスメントも同様に行うことで，CBTの技法を使った面接や個別介入とのつながりも説明しやすくなる．

　一方で，定型的なCBTに準拠した介入としてOTRがCBTを実施するには，研修会やスーパービジョンなどのトレーニングの機会を考慮すると厳しい現状がある[4]．しかし最近では，定型的なCBTをベースとしつつも補助教材などを活用することで，必ずしも高度なスキルをもっていなくても研修を受けて実施できる簡易認知行動療法が提唱されている[5]．こういった資源を活用しながら，OTRによる面談や個別介入を実施することは有用であると考える．また，対象者がセルフヘルプのために利用できる書籍[6,7]やインターネット教材[8]などの学習資源について情報提供して一緒に取り組むことは，OTRの個別介入の一環としても導入しやすい．

集団認知行動療法

　集団認知行動療法（CBGT：cognitive behavioral group therapy）とは，グループでCBTの基本モデルや技法を学ぶことで，対象者の対処技能の向上や問題解決を図る形式である．集団で実践できることから作業療法（OT）やデイケアのプログラムとして組み込みやすく，OTRとしても活用しやすい．対象疾患としてはうつ病を中心に，統合失調症や強迫性障害，物質使用障害など，さまざまな対象におけるエビデンスや実践例も示されている[9,10]．臨床場面で活用するにあたってはグループを運営する力量が求められるが，CBGTでは治療者以外のメンバーがいることで適応的思考へのヒントや問題解決のアイデアなどは生まれやすい．また，「○○さんの話を聞いて"こう考えればいいじゃないか"と思ったけど，俺も同じ状況だったらこう思うかもしれない」というように，ほかのメンバーへの助言をとおして自身の傾向や解決のヒントを得る機会も生まれる点がCBGTのメリットでもある．

　また，最近普及が進んでいるメタ認知トレーニング（MCT：metacognitive training）[11]もCBTを基本理論とした集団のプログラムであり，スライドやマニュアル[12]が整備されているためOTRとしても導入しやすい．MCTでは統合失調症患者に特徴的な認知の歪みや感情の特性について，練習課題をとおして気付きを育むことが特徴的であり，最近ではうつ病患者向けのD-MCTも活用可能である[12]．

行動実践の場としての既存の作業療法プログラムの活用

　OTRがCBTを理解する1番のメリットは，既存のOTプログラムを認知行動パターンの同定や行動実践の場として活用できることにある．具体的には，OTプログラムとしてなんらかの活動に取り組んでいるときに「どういう状況でどのような感情が出てくるのか」「どのような考えが浮かんでくるか」「そのときの身体感覚はどのような感じか」「いつもこういう場面で同じようなことを考えていないか」など，リアルタイムで対象者に問いかけることができる．このように，対象者と同じ環境下で行動を観察しながら認知や感情，身体感覚を確認し，これらを共有できるのは作業活動を治療手段とするOTRの強みであると考える．さらに，行動活性化の一環として「どういう活動をすると感情が活性化されるか」を実践する場としても，認知再構成で気付いた特定の場所や他者との交流場面でのストレスに対する適応的思考や問題解決法を試す場としても，OT場面は活用できる．プログラム時間外の個別面談でCBTのモデルに沿ったアセスメントをして対象者と共有できていれば，プログラム中に「また自動思考が来ちゃったね」「一瞬つらくなったけど○○さんと話した適応的思考を思い出せたよ」など対象者自身が話すこともある．

留意点

　これまで述べた通り，CBTの基本モデルに沿った対象者のアセスメントや介入は，OTRにとっても有用である．また，CBTの協同的に問題解決を目指すという視点は，OTRの支援観とも親和性が高い．さらに「CBTは専門的な精神療法というよりも，対人支援にかかわるすべての職種が身に付けておくべき基本的な考え方になっている」[4]といわれており，OTRも活用できるようになるべきであると考える．一方で，臨床場面においてCBTを活用する際にはいくつか留意すべきポイントがある．

　まず，CBTの目的について，対象者のなかには「考えを変えるということは，プラス思考になれということですよね？」と尋ねる人も多い．ときには治療者も「認知の歪み」「適応的思考」という用語から「考え方（のクセ）を修正する，プラス思考を目指すプログラム」と理解している場合もある．CBTでいう「適応的思考」とは「プラス思考になること」ではなく，「マイナスの面だけではなくプラスの面もみること」である．現実世界では，マイナス思考だからこそ気付くことがあり，現実に合った見方である場面も多いため，プラス思考のみだといわゆる「空気の読めない人」になることもある．しかし，マイナス思考のみになるとつらい感情にとらわれて冷静な対処ができなくなり，生活もしづらくなる．そこで，プラスの面からもみて視野を広げることで，1つの感情にとらわれないようにすることを目指すのが「適応的思考」の意図するところである．治療者としては**「考え方を変えましょう」という視点ではなく，「考え方を見直して幅を広げることで，1つの感情にとらわれないようにし，その結果生活がしやすくなる」という視点**で対象者とともに取り組むことが大事になる．

　また，CBTは考え方が比較的シンプルでわかりやすいことから，前述したようにセルフヘルプの書籍[6,7]やインターネット[8]の活用も進んでいる．しかし，治療者として実施する際には相応の知識の獲得やトレーニングを積むことが重要である．知識としては本項目の内容では不十分であるため，CBT関連の研修を受けたうえで実践することが求められる．

さらに留意すべきことは，対象者に実施する前にまず自分自身で取り組むことである．これはCBTに限らないが，特にCBTにおいては「考え方や行動の幅を広げて，1つの感情にとらわれないようにする」経験を治療者自身が重ね，その視点ややりやすさ，やりにくさを実感することが必須である．具体的には，セルフヘルプの資源[6-8]も活用しながら自分自身の認知行動パターンを見直し，1つの感情にとらわれているときにCBTの技法を試しておくと，治療者として実践するときにおおいに役立つ．そして，自分自身で実践しながら専門書を読み，研修会や講習を受けて知識を身に付けるとともに対象者に実施していくことで，さらに理解が進んでいく．

引用文献

1) 松本和紀：認知行動療法の現在とこれから？　医療現場への普及と質の確保に向けて　特集にあたって，精神医学，59: 397, 2017.
2) 大野　裕：認知療法・認知行動療法 治療者用マニュアルガイド，星和書店，2010.
3) ジュディス・S・ベック：認知行動療法実践ガイド：基礎から応用まで　第2版，星和書店，2015.
4) 藤澤大介，大野　裕：認知行動療法の職域拡大の方向性とチーム医療，精神医学，59: 413-418, 2017.
5) 大野　裕，田中克俊：保健，医療，福祉，教育にいかす 簡易型認知行動療法実践マニュアル，きずな出版，2017.
6) 大野　裕：こころが晴れるノート　うつと不安の認知療法自習帳，創元社，2003.
7) アンソニー・P・モリソン，ジュリア・C・レントン，ポール・フレンチ，ほか：精神病かな？と思ったときに読む本，星和書店，2012.
8) 大野　裕 監：認知行動療法活用サイト「こころのスキルアップ・トレーニング（ここトレ）」．(http://www.cbtjp.net/, 2017年10月現在)
9) 中島美鈴，奥村泰之 編：集団認知行動療法実践マニュアル，星和書店，2011.
10) 集団認知行動療法研究会 監：さあ！やってみよう集団認知行動療法　うつ・不安への支援のために，医学映像教育センター，2011.
11) 石垣琢麿：メタ認知トレーニング（MCT）の概要と有効性．最新精神医学，20: 125-130, 2015.
12) MCT-Jネットワーク事務局：MCT-Jネットワークホームページ．(http://www.mct-j.net/index.html, 2017年10月現在)

5 社会生活技能訓練

中村泰久

社会生活技能

　社会生活技能とは，自分の気持ちやニーズをほかの人に伝えるためのあらゆる行動であり，私たちはそれによって毎日の生活で人とかかわりながら個人的目標を達成している。日常的に行う作業活動は他者とのかかわりのなかで行われており，その実行には社会生活技能が必要である。

　本人が獲得すべき技能は，条件によって変わってくる。その条件とは，具体的にどんな状況なのか，そこで何を目的に行動しようとしているのか，その場で承認されている社会的規範や期待は何か，交流している人との相互関係はどんな種類のものなのか，などである。

社会生活技能の3つの情報処理過程

　社会生活技能は，「社会的認知」「社会的問題解決と意思決定」「表出技能」といった3つの情報処理過程に分けることができる（図1）[1]。このうち「社会的認知」とは，「他者の意図や性質を理解する人間としての能力を含む対人関係の基礎となる精神活動」と定義され[2]，自分がコミュニケーションをとっている相手がどんな感情を示しているかを正確に読み取る働きである。「社会的問題解決と意思決定」は，具体的な状況における個人的目標達成のためのいろいろな選択肢を考慮する段階である。選択肢を考慮するとは，内容は何を話し，どう表現し，どの状況でどのような反応をするのかなどの判断を指す。「表出技能」は，周囲の状況を認知し，何をどのように話すかを決定した後に求められる。これは適切な語句を選び，文章にし，話し言葉にまとめる言語的な技能と表情，ジェスチャー，視線，姿勢，対人距離などの非言語的な技能で表出される。これは言語的表出として声の抑揚，音程，大きさ，調子，反応時間，流暢さが該当し，非言語表出に表情，ジェスチャー，視線，姿勢が該当する。この3つの情報処理過程の段階が適切に使用されることで，社会生活技能として用いられる。

図1　社会生活技能の3つの情報処理過程

社会的認知

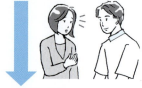

ほかの人が話していることと，その社会的状況が示している社会的および環境，期待などを正確に受け取ること。

社会的問題解決と意思決定

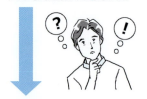

具体的な状況における個人的目標達成のためのいろいろな選択肢を考慮すること。

表出技能

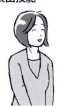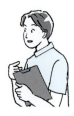

適切な語句を選び，文章にし，話し言葉にまとめる言語的な技能と表情，ジェスチャー，視線，姿勢，対人距離などの非言語的な技能で表出される。

（文献1より改変引用）

社会生活技能訓練（SST）

　SSTとは，social skills trainingの略で「社会生活技能訓練」や「生活技能訓練」などとよばれている。SSTは1970年代の米国における脱施設化政策に伴い，Robert Paul Liberman（1937-）（ロバート ポール リバーマン）を中心に地域生活支援の技法として開発された。わが国ではリバーマンらの来日講演の行われた1988年以降に普及し，1994年には診療報酬に認められた（入院生活技能訓練療法料）。

　SSTは社会学習理論を基盤とし，ロールプレイやモデリング，正のフィードバックなどの行動療法の技法を用いた構造的な学習を繰り返し行い，学習した技能を日常生活へ般化させることにより，社会適応の改善を図り，ひいては生活の質を高め，対人状況における認知と行動のとり方を系統的に訓練していく治療法で，行動の変容に重きをおく認知行動療法の1つである[3]。よりよい社会生活を送るためには生活技能が必要であり，SSTでは主に行動レベルでの対人技能（social skills）の獲得を標的としている。

● 対象

　SSTは，社会技能が不十分なため，なんらかの社会生活上の問題があり，それを克服したいと希望する人が対象者となる。例えば，対象者や用いる場としては，統合失調症などの精神疾患や知的障害，発達障害のある人，さらに医療福祉領域だけでなく，職業リハビリテーションと学校現場での不登校，ひきこもりの生徒，学校教育，司法における更生などが挙げられ，学習により技能を獲得することのできる可能性のある多くの対象に適応されている。精神疾患においては急性期からも導入可能であるが，回復期から維持期に本格的に導入することで社会適応を図りながら，再発を予防する効果が期待できる。

● 訓練内容

　SSTは対人技能の獲得を目的とした基本訓練モデル，対処能力の養成を目的とした問題解決技能訓練，特定の対人技能の獲得を目的とした課題領域別モジュールなどの技術がある。

　基本訓練モデルはSSTにおいてもっとも行われている形式である。基本訓練モデルの進め方を**表1**に示す。基本訓練モデルでは，対象者の希望や問題意識に沿いながら，個々人の目標を設定し，それを実現するために必要な技能を分析して段階的に練習を行う。本人の希望に基づき簡単な技能から，複雑な技能の獲得に至るように展開する必要がある。基本訓練モデルは前述した社会生活技能の3つの情報処理過程における表出技能に注目した訓練でありロールプレイが重要である。ロールプレイとは日常に起こる課題場面を，その場の参加者たちが役割を演じることで課題解決の手がかりを得る方法である。ロールプレイは学習しようとする技能を実際に再現し，リアルな場面設定をする必要があり現実の人物に近い相手役を準備し，立ち位置や相手との距離などで

表1　基本訓練モデルの進め方

①はじめの挨拶 ②新しい参加者を紹介する ③SSTの目的と決まりを確認し合う ④宿題の報告を聞く ⑤練習課題を明確にする ⑥ロールプレイで技能を練習する ➡ 　→（次の人へ進み，上記④から繰り返す） ⑦チャレンジする課題を決める ⑧終わりの挨拶（次回の予告）	（1）練習することを決める（agenda setting） （2）場面を作って1回目の練習をする（dry run） （3）よいところを褒める（positive feedback） （4）さらによくする点を考える（corrective feedback） （5）必要ならばお手本をみる（modeling） （6）もう1度練習する（role rehearsal） （7）よいところを褒める（positive feedback） （8）チャレンジする課題を決める（homework assignment） （9）実際の場面で練習してみる（in vivo practice）

きるだけ条件を近付けるように設定する。認知機能の低下により学習の困難さが認められるが手続き記憶は保たれている対象者は多く，実際にやってみることで本人や周囲が気付いていない認知や行動上の表出技能の特性を知ることができる[4]。また，模擬的な環境でロールプレイを行うことで実際の場面で行う自信や意欲をもてることが期待できる。

問題解決技能訓練（**表2**）は，前述した社会生活技能の3つの情報処理過程における「社会的問題解決と意思決定」に対して訓練を行う。対象者はまず，解決したい問題は何かを明らかにし，ブレーン・ストーミング法で問題の解決方法を複数挙げ，それぞれの選択肢のメリットとデメリットを検討する[5]。なお，この問題解決方法として複数の異なったアイディアを出すことは発散的思考とよばれ，SSTを実際の生活場面へ般化を促すうえで重要な概念である[6]。問題解決技能訓練において問題を示した当事者と参加者が複数のアイディアを検討し，具体的な問題解決に向けた行動計画を立案し，実行に移すという手順を踏むことが重要である。

課題領域別モジュールはUCLAの臨床研究センターで開発された自立生活技能プログラムである。各課題モジュールは服薬自己管理，症状自己管理，物質乱用管理，地域生活への再参加，基本会話，友情と親密さ，余暇活動のレクリエーション，職場で必要な基礎コミュニケーションなど課題別に構成されている[7]。モジュールを用いた訓練は①導入，②動画を用いた質疑応答，③ロールプレイ，④社会資源管理，⑤派生する問題，⑥実地練習，⑦宿題の7つの過程からなり，動画による説明と内容に関する質疑応答やロールプレイ，フィードバックなどを組み合わせて実施していく[6]。動画を用いるため，理解が難しい場合は繰り返しみることとロールプレイを繰り返すことで行動の変容を図ることができる。

図2 モジュールを用いた訓練

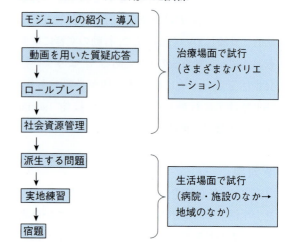

表2 問題解決技能訓練

①問題（困っていること）を確定する（具体的に，場面で）：当事者
②それが当面どうなればいいか（できそうな目標設定）：当事者
③現在その人がやっている方法をアイディアのところに板書
④ほかの参加者から問題や場面についての質問を受ける
⑤ほかの参加者からアイディアを出してもらい全部板書（このときにできる，できないは検討しない）
⑥それぞれのアイディアについてメリット，デメリットを検討（メリットについてはそのアイディアを出した人から聞く）。当事者からは聞かない
⑦アイディア全部の検討が終わったら，当事者に物理的，経済的などさまざまな理由で「絶対に」無理なアイディアがないかという実行可能性を検討してもらう
⑧メリット・デメリットを考えてアイディアの優先順位を決める（当人および参加者。組み合わせも可）
⑨解決のためのアイディアが社会資源とアクセスすることが必要だったり，専門的な知識を必要とする場合はスタッフが意見を出す
⑩対応の練習が必要な場合はロールプレイを行う
⑪次回に結果を報告してもらうことにして，参加者に当人がお礼を言って終わる

● スタッフの役割と参加者・実施時間と回数

スタッフとして，リーダーとコリーダーの2名が参加し，10名程度の小集団で行われる。リーダーはセッションの進行を行い，コリーダーは板書とリーダーの補助を行う。集団形式のSSTの時間は参加者により異なるが，症状の安定した対象者であれば60～90分で実施されることが多い。

SSTで重要な技法

● モデリング（modeling）

モデリングとは，モデルの観察を通じて行動を学習することを指す。ほかの人がある技能を使用するのを観察して，その技能を学ぶことである。SSTでは，ある社会生活技能を明確に，頻繁にモデリングすることを重視している。生活技能を学習する場合，モデリングとしてロールプレイを何回も行い，モデリングへの参加者の注意を直接高めて，技能について参加者と話し合いを行う。リーダーとほかの参加者のモデリングをよくみて学習し，行動を変容させることが期待できる。

● 般化（generalization）

般化とはSSTの場面で獲得された技能を，それ以外の場面でも使えるようになることを指す。SSTにおいては生活技能を学習することだけでなく，参加者の身の回りで自然に起こる対人場面でその技能を使えることが重要である。この技能の般化に対しSSTではセッションで技能を教わったあと，参加者にはSSTセッション以外に自分の生活環境のなかで練習できるように宿題の設定を行う。そして次回のセッションで宿題が実行できたかを振り返る。また対象者の生活環境の周囲にいる人に協力してもらうことが必要になる。

● 症状の重い参加者への対応

セッションを進めるうえで
①会話を短く，要点を絞る
②同じ場所で同じ時間に行う
③努力や改善に向けて小さな進歩を褒める
④基本的な技能を繰り返し復習することに注力する

などのことに注意する[7]。

さらにトラブルとして，出席率が低い，理解ができない，混乱する，集中ができない，ひきこもるなどに対し，セラピストは対象者の安全と安心を保証した信頼関係のうえで，訓練を実施することが重要である。

SSTの効果とほかの心理社会的治療との関連

KurtsらがおこなったSSTの効果に対するメタアナリシスによると，標的とした技能獲得の効果サイズは大きく，そのほかの社会生活技能や陰性症状に対しては，中程度の効果が期待できることが報告されている。しかし，標的とした技能の獲得は認められるが，それ以外の社会生活場面へ般化しづらいことが報告されている[8]。この技能の般化を促すうえで精神障害の障害構造とほかの心理社会的治療との関係を図3に示す[9]。SSTは作業療法（OT），認知行動療法と同様に，活動（能力障害）を主たる介入標的とする技法といえる。SSTや認知行動療法は各技法を行う際に，一定の手続きや環境を明確に構造化することが定められている。その点，OTは，治療構造を自由に設定できるため，SSTで学習した社会生活技能をOT場面で活用することで，般化が期待でき，有用性が高まる。さらにSSTは心身機能・身体構造（機能障害）を標的とした認知機能へのリハビリテーションとの併用，cognitive behavior therapyとの併用や，参加（社会的不利）に着目した家族

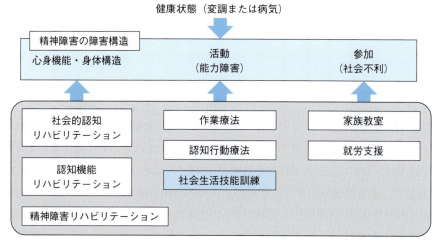

図3 精神障害の障害構造と心理社会的治療

(文献9より引用改変)

教室や就労支援との併用により,リハビリテーション効果を高めて展開できる可能性があるという報告がなされている[10]。新たな試みとして,SSTのロールプレイをヴァーチャルリアリティで実施することでモチベーションの向上と般化を促す可能性があることが報告され[11],今後の新たな技術開発が期待されている。

以上,SSTの効果とほかの心理社会的治療との関連性などを述べた。精神疾患に対するリハビリテーションの展開において,急性期から徐々に生活リズムが回復し,社会的交流が増え,社会生活技能を獲得し,生活目標が発見されるなかで,自尊心を回復し対象者が自分自身の人生を取り戻す過程が求められる[12]。その過程を支えるものは,対象者が生きていくうえでもつ希望である。反対に障壁となるものは失敗を重ねた末の自信のなさや,失われた社会的体験である。スナイダーは希望を「目標達成のための精神的な意志力(willpower)と手段力(waypower)の総和」と定義している。これを踏まえると社会生活技能訓練は対象者の希望を理解し,訓練を通じ,対象者のwillpowerとwaypowerを高めていく実践といえる。作業療法士(OTR)は対象者の人生の希望を理解し,必要な社会生活技能を評価したうえで訓練を実施することが求められる。

引用文献

1) ロバート・ポール・リバーマン:精神障害と回復 リバーマンのリハビリテーション・マニュアル,星和書店,2011.
2) 池淵恵美,中込和幸,池澤 聡,ほか:統合失調症の社会的認知:脳科学と心理社会的介入の架橋を目指して,精神神経学雑誌 114;489-507,2012.
3) 岸本徹彦:作業療法の臨床実践に役立てるSSTの理論と技術,OTジャーナル 47:755-762,2013.
4) 池淵恵美:SST(社会生活技能訓練)の作用機序と臨床現場での効果的な実施方法,精神医学 55:215-222,2013.
5) 後藤雅博:社会生活技能訓練.臨床精神医学 増刊号 41:183-187,2012.
6) 豊巻敦人,久住一郎:認知機能改善療法をどのように増強できるか,精神科治療学,30:1473-1478,2015.
7) A・S・ベラック,K・T・ミューザー,S・ギンガリッチ,ほか:わかりやすいSSTステップガイド,統合失調症をもつ人の援助に生かす,星和書店,2005.
8) 西園昌久 編著:SSTの技法と理論 さらなる展開を求めて,金剛出版,2009.
9) 松田康裕,池淵恵美:認知機能リハビリテーションとSSTの併用による効果,精神医学,55:223-230,2013.
10) 河合正好:統合失調症の社会機能訓練とその効果を高める新たな試み,常葉大学保健医療学部紀要 6:7-15,2015.
11) Park KM, Ku J, Choi SH, et al. : A virtual reality application in role-plays of social skills training for schizophrenia : a randomized, controlled trial. Psychiatry Res, 30(189) 166-172, 2011.
12) 野中 猛:分裂病からの回復支援,岩崎学術出版,2000.
13) チャールズ・A・ラップ:精神障害者のためのケースマネジメント,金剛出版,1998.

6 認知リハビリテーション

岩根達郎

認知リハビリテーション

認知機能障害

統合失調症をはじめとする精神疾患は，幻覚や妄想などの症状がある程度の安定をみせても，認知機能障害が存在するためにさまざまな生活のしづらさを生じさせることが多い。認知機能障害における認知とは，注意や記憶，作動記憶，問題解決，社会認知などの個々の認知機能を指す。注意機能が低下すれば，作業に取り組み続けることや，複数のことに注意を払うことが難しくなる。記憶機能が低下すれば，指示を忘れたり，新たな情報を得て利用することが難しくなったりする。実行機能が低下すれば，作業を計画することや，よりよく解決するための効果的な策を考えることが難しくなる。社会認知が低下すれば，他者がどのように感じているのか，どのような意図が含まれているのか，などの理解が難しくなり，社会的状況において誤解が生じる。患者の言葉では「頭がまわらない」「全然覚えられない」「頭が悪くなった」などのように語られることも多い。このように認知機能障害は日常生活能力や対人関係能力，作業遂行能力などに影響を与え，結果として就労などをはじめとした生活に，幅広い影響を与える。そのような「うまくいかない感じ」の生活が続くことで自己効力感は低下し，well-beingが低下することにもつながっていく。

認知リハビリテーション

認知機能障害に対する治療としては，直接標的となる認知機能の向上を目指し，生活の変化を目標とする矯正療法とよばれる手法と，補助具や環境調整などを利用して認知機能障害による影響を軽減する代償的・適応的アプローチがある。

認知リハビリテーションには複数の手法があり，それぞれ少しずつ異なる特徴をもっている。わが国では神経認知（注意や記憶などに関する領域）に対してはNEAR(Neuropsychological and Educational Approach to Cognitive Remediation)[1]やVCAT-J（Vocational Cognitive Ability Training by Jcores）[2,3]が，社会認知（原因帰属様式や心の理論などに関する領域）に対してはSCIT（Social Cognition and Interaction Training）[4]やMCT（the Metacognitive Training Program for Schizophrenia Patients）[5]などが実施されている。

● **神経認知機能障害に対するリハビリテーション**

先述したNEARやVCAT-Jが挙げられる。どちらも認知機能障害を改善する心理社会的手法である認知矯正療法の1つである。認知機能をターゲットにしたコンピュータセッションで認知機能障害を改善し，言語セッションで橋渡しを行い，般化および強化を目指すというものである。次にその構造を解説する。詳細は各マニュアルを参考にしていただきたい。

① 対象者

知的障害がないなどの明確な基準はあるが，治療の精度が高まれば基準は柔軟なものになりうる。小集団で実施される場合が多いが，同時に開始するのではなく，段階的に導入する（ロールインアドミッション）ことで，治療構造に不慣れな

参加者は認知矯正療法士（CRS：cognitive remediation specialist）のより綿密なアプローチを受けることができ，先輩参加者はより自律的に取り組むことが可能となる。機関や現場によってロールインアドミッションが困難である場合には，参加者それぞれの習熟度，理解度，ゲームの進捗状況などが互いに意識されないような配慮が必要となる。

② 実施者

CRSが実施する。認知リハビリテーションの効果は治療者によって左右される。CRSは治療の精度を高めるため一定の講習を受講し，試験に合格することが必要である。加えて一定期間のスーパービジョンを受けることで精度をさらに高めていくことも必要である。

③ 必要物品

参加者分のコンピュータ，作業分析された認知機能に焦点を当てたソフトウェアなど。

④ かかわりのテクニック

反応形成，エラーレス学習，プロンプト，モデリング，頻繁な肯定的フィードバックなどのテクニックの使用が行動・学習理論から推奨される。教育心理学により学習への喜びや動機付けがあるときに，最もよく，効果的に学び，情報を長く保てることが示されている。これらのかかわりのテクニックを駆使し，動機付けや自己効力感を高め，望まれる結果に結び付けていく。

⑤ 期間／頻度

週2回，60分のコンピュータセッションと週1回，60分の言語セッション。もしくは週2回，1回90分で実施し，そのうちコンピュータセッションが60分，言語セッションを30分ずつとする方法がある。少なくとも週2回実施することが求められており，6カ月間実施することが標準的な実施法として定められている。

認知リハビリテーションでは特に参加者の内発的動機付けに高い関心を置いている。この動機付けが高まることにより，セッション内だけでなく日常生活場面においても認知機能改善に対して主体的，持続的に取り組むことが可能となる。

認知矯正療法は，認知機能障害を改善するという目的が特化されたものであるが，精神障害のある人が地域で生活していくためには，ほかにもさまざまな能力が必要となる。そのため，認知矯正療法のみを対象者に提供するのではなく，ほかの作業療法（OT）や心理教育，就労支援などのさまざまなリハビリテーションプログラムと併せて提供することが望ましい。また，ほかのプログラムを実施することで般化を促すことも容易になる。認知矯正療法だけですべてが解決するのではなく，トータルリハビリテーションの一部として認識し，提供していくことが重要である。

● 神経認知へのリハでの注意点

NEAR，VCAT-J以外にも認知機能障害に焦点を当てたプログラムは存在する。当然，手工芸や調理活動も用い方によっては認知機能障害を改善するプログラムとなる。しかし，認知機能障害にアプローチする際には，どのようなプログラムにおいても対象者と認知機能障害についての認識を共有することと，メタ認知を強化するという視点は絶対条件となる。対象者は何がしたくて，どのような困難さがあって，それはどのような認知機能障害が影響しているのか，というアセスメントが共有されていなければ認知機能の改善効果は望めない。どれだけ丁寧にアセスメントし，どれだけ丁寧にかかわれるか，が効果に影響するという点については，ほかのリハビリテーションプログラムと同様である。

認知機能障害に対するリハビリテーションは，対象者のよりよい生活を考えていく際の1つの有効なプログラムである。しかし，どのようなリハビリテーションプログラムであれ，きちんとした

図1 パソコンセッション

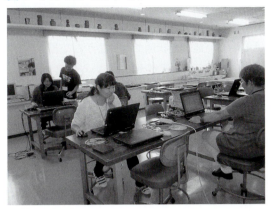

図2 言語セッション

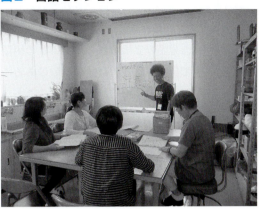

アセスメントに基づき実施されることが大前提である。マニュアルが整備されているが、マニュアルどおりに実施したからといって必ず効果があると保証されるものではない、あるいはより高い効果を目指せるわけではない。対象者が困難と感じている作業がどのように認知機能障害の影響を受けているのか、認知機能障害によってどのような困難が生じているのか、あるいは困難に気付きにくくなっているのか、どのような形でやりとりすることで気付きが得られるのか、どのようなやりとりにより日常生活や就労場面に活かすことができるのかなどを、きちんとアセスメントし、それを対象者と共有し、実施していくことが重要である。ただ「NEARをしている」「認知機能リハをしている」だけでなく、どのように認知リハを実施すれば、より効果を高められるかという視点をもち、メンテナンスを日々欠かさないことは、CRSにとって忘れてはならない重要な任務である。その目新しさや手技に目を奪われがちだが、プログラムを行うこと自体が目的になってしまわないよう、対象者に寄り添ったリハビリテーションが重要であることはいうまでもない。

● 社会認知機能障害へのリハビリテーション

まず、標的とする統合失調症の社会認知機能障害の下位概念を挙げる（**表1**）。こうした特徴から、臨床的には妄想が発生しやすい状態となる。感情認知では、表情や音韻から相手の本来の意図や感情と違った意味にとらえる傾向が認められる。特に表情変化のない状態を「あの人が怒っている」ととらえるものなどがある。原因帰属様式は行動の結果における原因をどこに求めるかというものである。外的人的原因帰属は「他人のせいにする」ということであり、なんらかの原因を他人に帰する傾向である。ポケットに入れていた携帯電話がなくなっていた場合、実際は足元に落としているにもかかわらず、「あの人が盗んだ」と考えることなどがある。結論への飛躍（jumping to conclusion）は"こうだからこう"という合理的な理由もなく、過少な情報のみで結論が導き出されていく傾向である。統合失調症の患者では誰かが笑っている場面から「自分が笑われている」

表1 社会認知機能障害の下位概念

感情認知、社会認知	顔の表情認知、音韻認知
	社会的場面の解釈 （例）中立的な表情を恐怖として誤って認識してしまう
原因帰属様式	外的-人的原因帰属
	結論への飛躍 （過少な情報収集と強すぎる確信度）
心の理論	他者視点のとらえにくさ
	手がかり使用の困難

という悲観的な結論や，「馬鹿にされている」などの怒りにつながる結論に飛びつく傾向が強い。心の理論では「相手の立場で思考することの困難さ」が目立って認められる。自分が経験のあることを，経験していない人の立場で思考することが難しい。自分がしていて楽しいことは他人もしていて楽しい，自分が楽しかったから相手も楽しかったはず，という一方的な思考から，相手の感覚とのズレが生じてしまう。

このような困難さから，「他人とうまくやっていくことが難しい」「嫌われている」などの主観的なつらさへとつながっていく。そういったつらさや対人関係のトラブルに発展していくような思考をメタ認知し，よりよく現実的に思考していくためのプログラムとしてMCTやSCITがある。

どちらのプログラムもマニュアル化されており，社会認知機能障害に対する知見があれば比較的容易に実践することができる。結論への飛躍などによる社会認知のズレは疾患による影響を受けていない健康な状態でも生じうることであり，「病気だから」「症状だから」という感覚ではなく，「人間であれば誰しもが生じる思考のエラー」というノーマライズした感覚で実施することで，対象者にとって受け入れやすくなる。このことは，対象者がリハビリテーションで得たことを日常生活に般化していくための動機付けにもなり，結果としてwell-beingの向上につながりやすい。作業療法士（OTR）自身の失敗を赤裸々に語り，ユーモアを交えて例示していくことが，建設的な場作りになり，対象者も自らの体験を話しやすくなる。社会認知に対するアプローチのビギナーは，まずは自身の失敗を社会認知の言葉で名付けていくことからスタートしてほしい。

MCT

MCTとは，統合失調症においてよくみられる認知的エラーや問題解決のバイアスに焦点を当てた認知行動療法の1つである。これらの認知的エラーや認知バイアスは，それ自体，あるいは，それらが組み合わされることにより，誤った信念を作り出し，妄想に至らせてしまう。MCTのねらいは，これらの認知的歪みに気付かせ，問題解決のレパートリーを補完したり，変化を促したりすることにある。次にMCTの構造を解説する。

①対象者

統合失調症および統合失調症スペクトラム障害が主たる対象である。また，精神病的症状（特に妄想，関係念慮，幻覚）を現在あるいは過去に示していた場合にも適用できる。対象者には1回約1時間のセッションに参加可能であること，グループを崩壊させないことが求められる。そのため，不適切な行動（反社会的，性的，敵意など）を示す躁状態では，症状が改善するまで参加できない。

②実施者

できるだけ統合失調圏の患者との長期間にわたる治療経験をもつ心理士か精神科医，看護師，OTRが望ましいが，マニュアルを熟読することで誰でも容易に実施できることが特徴である。

③必要な機材

プロジェクターとパソコン。

④期間，頻度

プログラムには2つのサイクルがあり，それぞれ8つのモジュールから構成される。週2回実施することが推奨されている。

⑤グループの人数

グループの人数は3〜10人までとされる。

⑥実施上の注意

MCTの理論や実践を理解するためマニュアルの熟読は必須となる。また，実施者は，参加者の症状や知的能力，興味関心に合わせて適切に内容

認知リハビリテーション

（スライド）や言葉を選ぶ柔軟さが要求される。

MCTは，
①帰属スタイル（失敗を他者のせいにする）
②結論への飛躍Ⅰ
③思い込みを変える
④共感Ⅰ
⑤記憶（間違った記憶への過剰な信頼）
⑥共感Ⅱ
⑦結論への飛躍Ⅱ
⑧自尊心と気分

の8つのモジュールから構成されており，妄想への潜在的寄与因子として考えられている思考スタイルが，各モジュールに組み込まれている。毎回テーマが違うため，対象者はどの時点からでも参加できる。対象者が楽しく参加でき，特別な用具を必要とせず，訓練すればどのような職種でも実施が可能だという「使い勝手のよさ」がMCTの特徴である。

● **精神科救急病棟でのMCT**

導入の際には，対象者が理解しやすいよう「日常生活での気分の落ち込みがないか」「対人関係におけるトラブルについて自分自身を責めすぎていないか」などを聞き，「そんなトラブルを防ぐ方法を学ばないか」と声を掛けるなど，より生活に近くイメージできることが重要である。導入のオリエンテーションで，対象者が何について学ぶのかをイメージできず，意味や価値のないものだと感じてしまうと，導入も難しくなる。

セッションにおいては，参加に対する動機付けを維持していくことが重要で，さまざまな工夫がされるべきである。オープンなプログラムでは毎回新しい参加者が導入となるため，MCTを簡単にわかりやすく紹介するために，スライドを用いた説明が毎回の開始時に必要となる。また，各モジュールでの外国の例え話を日本文化のなかで理解しやすいものに変更したり，対象者がよりイメージしやすいようOTRがモデルとなって，誰にでも起こりうる認知バイアスを提示したりするなかで，対象者の理解を促し，動機付けを高めていく。また，OTRがモデルとなることで，先に述べたノーマライズにもつながる。セッション中は，ユーモアや遊び心があるスライド課題を多く用いることも重要である。対象者は，クイズ感覚で親しみやすい印象をもち，グループとしても堅苦しいものから楽しい雰囲気となりうる。しかし，クイズに正解することに注意が向けられ，課題の本質が見失われないように意識しなければ，日常生活への般化につながりにくい結果となる。また，対象者が互いにさまざまな認知を学習する機会も必要となるため，ディスカッションが活発に行われるよう，対象者同士で意見を交換する時間を十分に確保することも必要である。発言が難しい対象者の場合は，サブリーダーによりフォローが得られるように配慮する。このディスカッションは自己理解を促進し，さまざまな思考パターンを知る機会，学ぶ機会となる。

SCIT

SCITでは，社会認知が形成されるプロセスを重視し，個人が自己の社会認知プロセスを理解，認知，モニターし，日常生活で応用することを目標としている。SCITは認知行動療法を参考にしているが，認知スキーマなどの認知様式を直接取り上げる認知行動療法のアプローチと異なり，社会認知が形成されるプロセスに介入する。そのため，SCITでは非合理な信念の基底にある論理を扱うのではなく，妄想の形成や維持をもたらす偏った解釈プロセスを介入対象としている。SCITには社会認知障害を標的とするほかの介入方法と異なる特徴がある。ほかの介入方法が，どちら

Ⅴ章 各理論と精神科作業療法

かといえば感情知覚など社会認知の限定された一面に焦点を当てるのに対して，SCITは，社会認知全体を対象としている。また，SCITでは，理論よりも応用面を重視しており，社会認知課題を具体的に患者の日常生活における問題に関連付けて応用練習を促していく。次にSCITの構造を解説する。

①対象者

18歳以上，回復期から安定期の被害妄想のある人が適応となる。IQ70以下の知的障害のある人，重篤な薬物やアルコール依存の人は適応でないとされている。

②グループの人数

5～8名の対象者と，2名の実施者で行うことが推奨されている。

③期間，頻度

週1回，45～60分のセッションを20～24回実施する（約半年間）。

④内容（表2）

第1～3段階の3つの治療段階に分かれ，第1段階は「導入と感情について」，第2段階は「状況把握」，第3段階は「確認」となっている。第1段階では社会認知について説明し，社会的状況での感情の役割，感情－思考－行動の相互作用について理解を促し，原因帰属様式の柔軟性の向上を目標にする。マニュアルには写真や動画が付属しており，具体的に理解が進むよう使用する。第2段階では「結論への飛躍」「原因帰属バイアス」について取り組む。推測と事実を区別することや，正確な推測をするための情報収集の練習をする。統合失調症の人は，曖昧な状況で事実関係を確認することなく，最初に思いついた答えを正解として思い込む傾向がある。この結論への飛躍を回避するために「違う考え方をする戦略」を練習する。だが，対象者には「違う考え方をする」こと自体が難しい人もいるため，SCITでは3人の架空のキャラクターを用いて次の3種類の原因帰属を学ぶ。「他罰的なビル（外的人的原因帰属）」，「自責的なメアリー（内的人的原因帰属）」，「お気楽なエディ（外的状況的原因帰属）」である。第2段階でも視覚教材に加えてゲームなどでも推測と事実を分ける練習を行う。第3段階ではこれまでに修得したスキルをより確実なものにし，実生活での場面に応用していけるよう練習していく。

● 社会認知リハでの注意点

目的は「well-beingの向上」であることを忘れてはいけない。ほかのアプローチでも同様だが，「プログラムを実施すること」に躍起になってい

表2　SCITの内容

第1段階	導入と感情について	セッション1・2	導入
		セッション3	感情と社会的状況
		セッション4	感情を定義付ける
		セッション5	他者の感情を推測する
		セッション6	感情推測の更新
		セッション7	疑心
第2段階	状況把握	セッション8	結論への飛躍
		セッション9・10	方略1：ほかの推測を考えつく
		セッション11・12・13	方略2：事実と推測を区別する
		セッション14・15	方略3：さらに証拠を集める
第3段階	確認	セッション16～20	確認

ないかという治療者のセルフモニタリングも必要である．プログラムを進めていくなかでは，対象者の理解が滞っている場合や，自分に置き換えて思考することが難しい場合も多々生じてくる．思い切って期間を延長したり，繰り返してみたりするなどして，丁寧に進めていきたい．どのように対象者の生活に般化していくかという点に力を注ぎ，プログラムを卒業した後も社会認知で使用した言葉を使って共有していくことも大事である．

MCTやSCITを学んだからといって，すぐに考え方が変わるわけではない．しかし，生活場面でそのつど考えることにより，少しずつOTの困難さが軽減していく．自分で対処していこうとする感覚を高めていくことは正しいに違いない．そして，MCTやSCITを学ぶことにより，薬や病気にコントロールされているのではなく，自分が自分の人生をコントロールするという感覚につながっていく．最終的には，自己効力感を高め，自身の今後の人生を自分で歩めるようになっていくことが重要であると考えている．認知機能障害に対するアプローチをほかの治療方法やかかわりと相互補完的に使用しながら，対象者のwell-beingが向上していくことをサポートしていくことが重要である．

引用文献

1) アリス・メダリア，ナディン・レヴハイム，ティファニー・ハーランズ，ほか：「精神疾患における認知機能障害の矯正法」臨床家マニュアル，星和書店，2008．
2) Matsuda Y, Morimoto T, Furukawa S, et al.：Feasibility and effectiveness of a cognitive remediation programme with original computerised cognitive training and group intervention for schizophrenia：a multicentre randomised trial. Neuropsychol Rehabil, 6: 1-11, 2016.
3) 佐藤さやか，梅田典子，小野彩香 ほか：認知機能リハビリテーションは就労支援にどのように役立つのか．精神科臨床サービス，16: 364-370, 2016．
4) デイビッド・ロバーツ，デイビッド・ペン，デニス・コームズ：社会認知ならびに対人関係のトレーニング（SCIT：Social Cognition and Interaction Training），星和書店，2011．
5) 石垣琢磨：メタ認知トレーニング（Metacognitive Training：MCT）日本語版の開発．精神医学，54: 939-947, 2012．

7 運動療法

田尻威雅

運動療法とは

　運動をすると気分がスッキリすることは誰もが経験している。しかし，この周知の事実に対して見合った実践がされていないのが実情である。特に，精神疾患による病気の症状や不規則な生活習慣の影響で運動不足になりやすい傾向がある。

　厚生労働省のみんなのメンタルヘルス総合サイトにもあるように，ライフスタイルを整えることはこころの健康にも大切で「ストレスと上手につきあうには，まず毎日の生活習慣を整えることが大切です。バランスの取れた食事や良質の睡眠，適度な運動の習慣を維持することが，健康の基礎固めになります」[1]とある。

　よって，ここでは「運動を行ったことの影響により，生活習慣の再構築から心身ともに改善していく」ということを中心として精神科作業療法で行う運動療法について説明する。

　これは単一に，運動のもつ治療因子を用いるだけでなく，**運動を「作業」のツールとして活用**することが重要である。つまり，運動をとおして「体を軽くすることから気分を軽くする体験・体感を得る」ことや「集団で取り組むことから安心感や希望を得て，さらに他者の行動から気付きをもたらす」など，作業療法士（OTR）とともに振り返りを重ねることでストレスに耐えるスキルを獲得することへつなげることである。

運動そのものの治療因子として（＝in）

①気分の安定（ストレス発散・不安症状の改善）
　心地よい感覚や動き。

②食欲増進：「美味しい」と感じ，食事が楽しめる。

③睡眠の改善：心地よい疲労感や臥床時間を減らすことで睡眠の質が向上。

運動を作業療法での介入に用いるための作業のツールとして（＝as）

①治療へ主体的に取り組む
　運動して「体が軽くなる」から「気分が軽くなる」体感を得ることを繰り返すことで自らの行動を強化して，生活習慣の一部とする。また，作業療法士（OTR）とのフィードバックを重ねることで体調に合わせた運動メニューを組み立てられるようになる。

②成功体験
　目標設定が明確であるため達成感を得やすい。小さな達成感を成功体験として積み重ねていくことで自信の回復や心の体力作りにつながる。

③直面化・内省
　運動をとおして活動と休息のバランス集団治療因子の要素により，さまざまな気付きをもたらす。

④対人交流による安心感や楽しみ

⑤回復の物差し
　また，運動が対象者にとって有効であるかどうかを評価するには，国際生活機能分類（ICF：International Classification of Functioning, Disability and Health）にあるさまざまな領域（domains）を系統的に分類し理解する必要がある。

この領域（domains）とは，「生理的機能，解剖的機能，行為，課題，生活・人生のさまざまな分野における実際的で有意義な組み合わせをなした複数のまとまりのことである」である。そして，1人1人の患者自身が運動をどのように受け止め，どのような動機で行うかが重要である。

精神科作業療法への活かし方

精神科作業療法における運動療法は対象者とかかわり，相互作用を取り入れながら評価を行う参与観察を重要とし，OTRの認知的要因により目的と結果が異なってくる。ここでは，運動プログラムの流れと介入のポイント，各運動の目的と効果と運動をツールとして活用した際の療法の意義について説明する。

免疫力を高めてバランスのよい体力作り

各々の退院後の生活予後と現状のアセスメントを行い，次の4つをポイントとする。
①ストレスにより崩れやすい自律神経，ホルモン，免疫力の働きを調整し，ストレスに耐える体力を作る。
②無理をしない自己のペースを知り，日常生活のなかで適切な運動を行う。
③心地よい感覚や動き（「気持ちがいい」など）を感じられるものを取り入れる。
④体内リズム（夜は寝る，昼は起きる状態）を安定させる。

キーワード

● 主体性
「過度なストレス」が海馬を萎縮させ，さまざまな精神疾患に関与しているといわれている。また，自発的な運動が海馬の神経細胞増殖を促進することで抑うつ低減効果を得られることが報告されている。しかし，強制的な指示の下に運動を行った場合，海馬の神経細胞増殖は促進されない。よって，運動が自発的に行われるか否かは重要である。自発的な運動とするためには動機付けをより内発的にする，あるいは外発的な動機付けでも主体性の高い動機付けとなるような工夫が必要である。また，自己の運動を実現しているのは自分自身であるという主体の意識（運動主体感）[2]は脳のイメージと実際に動いた感覚の差異を最小限とするために重要である。さらに，自己の行動をコントロールできているという感覚（主観的な運動主体感）[2]は症状回復の実感におけるポイントとなる。

● 習慣化
プログラムに無理なく定期的に参加できることを目標とする。そして，活動性を高めながら退院後の生活を見据えた体力作りを行う。また，日常生活において般化するように道筋を立てる。そのためには，負荷量と体力，自己のペースを把握し企画して取り組むことができるようになるような支援を行うことが重要である。

● 作業感
自分が作業を行っているという身体をとおして浮かび上がる感覚[3]。身体的・精神的な感覚を感じるままに作業に取り組み，自分に浮かび上がるものを受け止めていき，それに気付く。そのプロセスこそが「生きる」ことにつながり，自分らしく生きていくためのポイントとなる。

運動プログラムの流れ

体調確認と目標設定からスタートして，各々に適した集団メニューと個別メニューを組み合わせたプログラムを遂行してOTRと振り返りをするまでの例を図1に示す。

図1　運動フロー

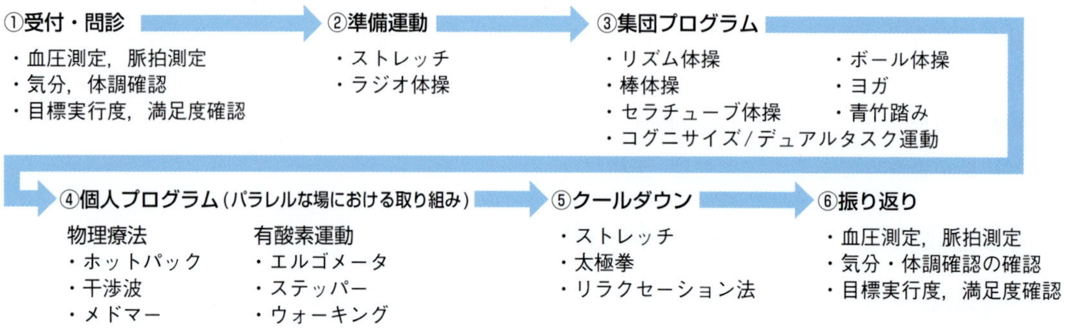

①受付・問診
・血圧測定，脈拍測定
・気分，体調確認
・目標実行度，満足度確認

②準備運動
・ストレッチ
・ラジオ体操

③集団プログラム
・リズム体操　　・ボール体操
・棒体操　　　　・ヨガ
・セラチューブ体操　・青竹踏み
・コグニサイズ／デュアルタスク運動

④個人プログラム（パラレルな場における取り組み）
　物理療法　　　　　有酸素運動
　・ホットパック　　・エルゴメータ
　・干渉波　　　　　・ステッパー
　・メドマー　　　　・ウォーキング

⑤クールダウン
・ストレッチ
・太極拳
・リラクセーション法

⑥振り返り
・血圧測定，脈拍測定
・気分・体調確認の確認
・目標実行度，満足度確認

介入のポイント

受付・問診・振り返り

運動開始にあたって，精神面・身体面のリスクを確認する。運動中の事故防止に重点を置き，記録用紙に患者本人が記入することは運動のリスクを評価する手段としてとても有効である。また，事前に既往歴，家族歴，服薬，転倒歴，生活習慣，身体に症状がある場合の自覚症状・痛みの有無，ニーズ聴取，平常時血圧・脈拍，日常生活活動能力を把握しておく。さらに問診以外に体温，倦怠感，睡眠，食欲，頭痛・腹痛の有無，関節痛の有無，疲労，前回の運動時の疲れ，実施意欲，精神症状を確認しておくことも重要である。さらに，安全に実施できる服装や靴などの確認を行う。

気分・体調に関しては，数値化（10段階評価やパーセンテージにて評価）して示し，可視化することが望ましい。これを用いることで介入前後での回復の感覚を比較的容易に意識することができる。実際に身体を使いながら確かめ，活動をとおして身体との付き合い方を学習することが大切である。OTRは，発言や表情などをとおして表現された思考や感情に理解を示す。

フィードバック時の注意点として，過大評価や過小評価の場合は運動過程で数値化されたものを用いてともに振り返り確認を行う。これらにより認知行動療法的な要素が加味され，患者本人に合ったペースの把握と運動習慣が安全に定着することが期待される。

プログラム立案

回復の時期に応じてメニューを作成する。

● 導入期
運動メニューをOTRとともに立案する。

目標
①無理がなく負荷の少ない運動から始める（安心の保障）
②休息（リラクセーション）：快刺激の入力

③身体感覚の回復：心地よい感覚や動きを取り入れる
④基本的生活リズムの回復：離床の促し（短時間からのOTR参加）

介入のポイント

患者のなかには体の痛みやコリなど身体症状の訴えが多い人もいる。身体症状による体のきつさの緩和のためにリラクセーションを中心としたストレッチや物理療法などを用いた受動的な取り組みから開始する。快刺激によってもたらされる心地よさから体が楽になる感覚に気付き，自己の気分や体調の変化についての振り返りを実施する。

● **継続期**

運動メニューを自分で立案することができる。

目標
①自己のペースの理解（無理をしない自己のペースを知る）
②自己能力や限界の確認（自分の限界に気付く）
③自己コントロール能力の回復（体内リズムの安定）

介入のポイント

能動的な活動の開始。患者個人の目標に向けて段階付けを行いながら負荷量を増やしていく。さらに，活動をとおして行動特性を評価する。そして，活動と休息など必要部分での介入や枠組み内での生活リズムへの適応実践を行う。

● **集結期**

自己で立案した運動メニューを上手に使いこなす（体調に合わせた運動量の調整）。

目標
①体力の獲得（生活管理・役割遂行・社会生活に必要な体力）
②活動性の維持（「よい加減」を意識した運動習慣）

介入のポイント

日常生活のなかで運動を取り入れる習慣の獲得と継続していくためのセルフコントロールの獲得。

各運動の目的と効果

有酸素運動

ラジオ体操，ウォーキング，ジョギングなどがあるが，強度・時間はさまざまである。強度が高ければ心肺持久力の向上，中等度は脂肪燃焼に有用である。また，大筋群を利用して持続的に行う反復運動（有酸素運動）は，心拍数を安定させ，内分泌や自律神経のバランスを正常化させる。内的・外的ストレスに対して，生体の内部環境の恒常性は神経・内分泌・免疫の調節系により維持されている。これらの3つの系は，情報伝達の仕組みを共有して，総合的に生体調整系として働いている。心理的ストレスは，視覚，聴覚などの感覚系を介して中枢神経系に影響を及ぼす。そして，視床下部－下垂体－副腎皮質系あるいは自律神経系を介して免疫系に影響を及ぼす。また，視床下部におけるCRHc（corticotropin-releasing hormone）分泌と交感神経は相互に影響し合っている。

有酸素運動を実施するうえでは目標に応じた運動強度を設定することが重要である。運動強度を設定する方法はさまざまにある。そのなかで①心拍数を用いる方法，②主観的運動強度（RPE：rating of perceived exertion），③代謝当量（METs：metabolic equivalents）を用いる方法を紹介する。

①は患者本人でも計測可能であり，客観的評価ができる．②は患者本人の主観的評価をOTRとともに振り返ることができ，①の値と比較し適正な評価ができているかの判断にも用いることができる．また③を用いることで退院後の生活において負荷量を勘案することができ，運動の般化につなげることができる．目標心拍数と主観的運動強度を用いることで，患者個人に合った適切な運動レベルによる，適切な運動量を提供することで，日常生活に必要な体力維持向上が望める．また，肥満傾向にある場合は，生活習慣の改善が期待できる．自宅で実施可能なプログラムを提供することで，退院後の生活の維持，再発予防へつながる．

①心拍数を用いる方法

目標心拍数 = {(220 − 年齢) − 安静時心拍数} × (最大酸素摂取量) + 安静時心拍数

※最大酸素摂取量は，基本的に50％であるが，低運動者や糖尿病患者に対しては20〜30％が適していると考えられている．

例）年齢30歳，安静時心拍数70，最大酸素摂取量50％とする

{(220 − 30) − 70} × 0.5 + 70 = 130
目標心拍数目安 = 130

これは，あくまでも目安である．この目安で3〜6分の有酸素運動を行い，心拍数が一定であれば適正と考えられる．

②主観的運動強度（RPE）

運動を行うと動悸（脈）が高まり，息（呼吸）が荒くなる．このような変化は，心拍数あるいは換気量の変化として生理学的に数量化できるが，当然のことながら患者本人も自覚する．このような患者本人の自覚を直接数量化する指標が主観的運動強度（RPE）である．代表的な指標としてはボルグの15段階スケールが挙げられる（**表1**）．

③代謝当量（METs）

安静座位でのエネルギー消費を1としたとき，その何倍のエネルギー消費かを表す単位である（**表2**）．一般に3METs未満は低強度，3〜6METsは中強度，6METs以上は高強度と分類される．1METsの運動強度はおおよそ1kcal/kg/時（体重1kg当たりの単位時間当たり消費カロリー）に対応するので，消費カロリーの概算をつかみやすい．

● ラジオ体操

日常的に取り組みやすく，手続き記憶として覚えており，誰でも取り組みやすい運動である．ダイナミックストレッチ効果により全身の筋や脳への血流を改善させる．13個の意味のある運動の組み合わせであり意識的に取り組むことで運動効率が高まることが期待される．

● リズム運動

一定のリズムで同じ動作を繰り返す運動であり，筋肉の緊張と弛緩を繰り返すことでセロトニン神経を活性化させる．また血液の循環を改善し，新陳代謝が改善することで疲労物質が排出さ

表1 主観的運動強度のスケール

表示	主観	強度（％）	心拍数（拍/分）
20		100	200
19	非常にきつい	92.9	
18		85.8	180
17	かなりきつい	78.6	
16		71.5	160
15	きつい	64.3	
14		57.2	140
13	ややきつい	50.0	
12		42.9	120
11	楽に感じる	35.7	
10		28.6	100
9	かなり楽に感じる	21.4	
8		14.3	80
7	非常に楽である	7.1	
6		0.0	60

（文献6より引用）

表2 生活活動・運動のMETs表

	METs	生活活動	運動
低強度	1.5	入浴，食事	
	1.8	立位，皿洗い	
	2.0	料理，洗濯，整容，更衣	ゆっくりとした歩行(53m/分未満)
	2.5	植物の水やり，ゴミ捨て	ヨガ
中強度	3.0	家財道具の片付け，窓ふき 子供の世話(立位)，散歩 台所の手伝い，大工仕事，梱包	普通歩行(67m/分) 電動アシスト付き自転車，太極拳 ボウリング，バレーボール
	3.5	階段を下りる，軽い荷物運び 床磨き，風呂掃除，草むしり 釣り，掃除機での掃除 モップがけ	歩行(75〜85m/分未満) 自転車(8.9km/時) 自転車エルゴメータ(50W) レジスタンストレーニング，体操
	4.0	階段を上がる，動物と遊ぶ，介護	ラジオ体操第1
	4.3	農作業	やや早歩き(93m/分)
	4.5	耕作，家の修繕	ラジオ体操第2
	5.0	子供と遊ぶ	かなり早歩き(107m/分)
	5.5	シャベルで土や泥をすくう	自転車エルゴメータ(100W)
高強度	6.0	スコップで雪かきをする 家具・家財道具の移動・運搬	ウエイトトレーニング バスケットボール
	7.3		エアロビクス
	8.0	重い荷物の運搬	ランニング(8.0km/時)
	8.3	荷物を上の階に運ぶ	ランニング(8.4km/時)

(文献7より引用)

れ疲労が回復しやすくなる。

● エルゴメータ

膝や腰に負担が少なく，体力に自信がない患者でも導入しやすいトレーニングである。体力の維持・向上，体重コントロールなど，患者個人に合わせた目標設定を行える。心拍数・時間を計測でき，多段階で負荷をかけることができる。モニターを見ながら自己調節が可能である。また，座位で行うため使用前・使用後に注意することでトレッドミルと比較すると転倒などの危険性は低い。

レジスタンス運動

重力や慣性力・弾性力を利用した筋力運動であり，チューブトレーニングやマシンを用いたトレーニングなどがある。健康増進の目的で行うトレーニングの場合，大きな筋群（胸部，肩，背部，腹部，臀部，下肢）のそれぞれについて，週2〜3回，同じ筋群について48時間以上の間隔を空けてトレーニングするのがよい。

● セラチューブ体操

ゴムチューブを使って体全体を使った運動を行う。ゴムの伸縮性を利用し，本人の体力や筋力に合わせて関節運動を実施。回数やレベル設定など患者個人に合わせて行えるため，運動が苦手でも取り組みやすい。

● ボール体操

関節運動学に基づいて作成された柔らかいボールを使用する。ボールの押圧による刺激で全身の筋肉を整えながらバランスよく鍛えることができる。運動意欲の低い患者にも導入しやすく効

果を感じやすい。自宅などでも手軽に取り組むことが可能。効果として姿勢の改善, 血行促進による肩こりなどの疼痛緩和など実感が得やすいのも利点の1つである。

リラクセーション

● ストレッチ運動

準備体操やクールダウン, 休息の意味合いなどさまざまな目的で取り組むことができる。柔軟性の向上, 運動効果の増加, リラックス効果などが認められる。ストレッチ後は前頭葉で α 波を増減させる。心拍数が低下し, 副交感神経が優位になるためリラックスにつながりやすい。また筋肉の疲労回復にも効果が認められる。

①棒体操

新聞紙という身近なもので作った棒を使用し, 大関節を中心に動かす。基礎体力が付くことや運動回数のレベル設定も患者本人に合わせて行えることが利点である。年齢や体力の有無を問わず取り組みやすい運動である。

②青竹踏み

家事活動を行いながら, またテレビを観ながら行える運動であり, 家庭内で取り入れやすい。足底のツボが刺激されることで全身の血流が促進され, 体質の改善が期待される。

● 物理療法

①ホットパック

温熱療法の1種であり, 患部を温めることによるさまざまな効果が認められている。効果の1つとして, 血流増加から体内の発痛物質（ブラジキニンなど）が除去され, 疼痛が緩和されることが挙げられる。

②干渉波

異なる2つの周波数の電流を用いて行う電気治療である。効果として, 鎮痛, 鎮静, 血流促進, 筋緊張の緩和, 関節可動制限の緩和, 末梢神経麻痺の緩和, けがの回復などが期待される。

コグニサイズ／デュアルタスク運動

身体運動と認知課題を同時に行うエクササイズである。2つ以上の課題を同時に遂行することで注意機能の向上を図る。また身体と脳を同時に刺激することで, 転倒予防や認知症予防が期待される。

留意点

アセスメント

運動には回復段階に応じたプログラムが必要となるが, 留意点として, 対象となる年齢層が幅広いこと, また症状や副作用によりバランス能力の低下や身体イメージが変化していることが挙げられる。そのため, 安全で無理なく生活へ取り入れることができる運動が望ましい。

事故予防

運動場面ではけがや事故のリスクが高くなる。十分な準備運動（ラジオ体操, 整理運動など）と, 運動後のクールダウン（休息, 水分補給, 物療など）を行う。

禁忌・中止基準など

- 重症高血圧（収縮期＞200mmHg，拡張期＞110mmHgのいずれかを満たす）
- 頻脈性不整脈また徐脈性不整脈
- 運動により悪化する可能性のある神経筋疾患，筋骨格疾患，リウマチ性疾患
- コントロール不能な代謝性疾患（糖尿病，粘液水腫など）
- 運動による影響が考えられる心疾患

※そのほか，運動による影響が考えられる場合は，医師と相談のうえ実施の可否を決める。

引用文献

1) 厚生労働省：みんなのメンタルヘルス
   (http://www.mhlw.go.jp/kokoro/first/first02_2.html，2018年2月現在)
2) 森岡 周：リハビリテーションのための脳・神経科学入門，改訂第2版，協同医書出版社，2016.
3) 髙橋章郎，早坂友成，編：精神科作業療法 運動プログラム実践ガイドブック，メジカルビュー社，2016.
4) 荘村多加志：ICF 国際生活機能分類，p.3，中央法規出版，2002.
5) 泉水宏臣，永松俊哉，井原一成，ほか：回復期にある精神疾患患者を対象とした運動療法の試み．体力研究，107: 15-22, 2009.
6) 柳澤 健：理学療法士・作業療法士 ブルー・ノート 基礎編，メジカルビュー社，2005.
7) 国立健康・栄養研究所：改訂版『身体活動のメッツ（METs）表』，2012. (http://www.nibiohn.go.jp/files/2011mets.pdf．2018年2月現在)

8 リワークプログラム

芳賀大輔

リワークプログラム

リワークプログラムとは休職された人が，職業準備性を高めて仕事に復帰するためのプログラムである。リワークプログラムの対象は，主にDSM-5（Diagnostic and Statistical Manual of Mental Disorders, Fifth Edition）において定義されている抑うつ障害群や双極性障害および関連障害群を有する患者が中心である。近年，リワークプログラムが必要になってきている背景には，精神疾患での休職者の増加だけでなく，会社が休職者に求める復職の条件が厳しくなっていることもあると思われる（図1）。

リワークプログラムを提供しているのは，障害者職業センター，作業療法（OT）を行う医療機関やデイケアセンター，福祉サービスの就労移行支援事業や自立訓練などである。

リワークプログラムは，特定の手技や方法を指すのではなく，複合的なプログラムの組み合わせで成り立っていることが多い。複数のプログラムを組み合わせることで，利用者の能力を多面的にとらえることができる可能性が高くなる。

具体的に各機関でのリワークプログラムの違いをみていく。障害者職業センターでは，気分や体調の自己管理の指導，グループミーティング，SST（social skills training：社会生活技能訓練），ストレス対処法，運動，作業などが行われている。医療機関においては，個人プログラム，特定の心理プログラム，教育プログラム，集団プログラム，そのほか運動やリラクセーションプログラムに分かれる。福祉サービスでのリワークプログラムでは医療機関と同様のプログラムが提供されている。福祉サービスでは個々の施設による違いが大きく，全体としてリワークプログラムがどのような取り組みがなされているかの詳細はわかっていない。医療機関におけるリワークプログラムの中心的な存在であるうつ病リワーク研究会では標準的なリワークプログラムの作成などにも取り組んでいる[1,2]。

またさまざまな独自のプログラムとして，工場ライン向け作業に特化したプログラムやうつ症状の軽減，自分の身体的変化・疲労感などの気付きの運動プログラムがある。また，リワークプログラムの参加者は男性が中心となりやすいので，女性が安心して利用できるようにし，生理周期など女性ならではの悩みを話し合え，食生活や栄養バランスなどにも目を向けるプログラムもある。さらに成人のASD（autism spectrum disorder：自閉症スペクトラム）者に対する対人スキルの向上を目的としたコミュニケーションプログラムや休業中の成人の発達障害の方を対象としたリワークプログラムであるSSR（social skill renovation）プログラム，双極性障害に特化した心理教育プログラム，サイコドラマの手法を用いて，男

図1 リワークの役割

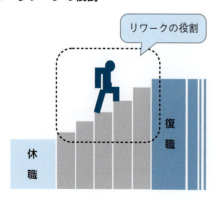

性の悩みの解決や新たな視点の獲得，感情の発散などを行うメンズサイコドラマも存在する。それ以外に，注意や記憶，遂行機能など，認知機能をトレーニングする認知リハビリテーションや表情認知や情動認知，原因帰属などに焦点を当てたSCIT（social cognition and interaction training：社会認知ならびに対人関係のトレーニング）プログラム[3]，実際に地域にお店を出店するためのミーティングと共同作業を実施するプレジョブプログラムも存在している[4]。

そのなかで①自分の体調変化や疲労感などに気付くためのプログラム②運動プログラム③心理教育④個人プログラム⑤認知行動療法⑥認知リハビリテーション⑦社会認知プログラム⑧プレジョブプログラムについて概要やねらい，注意点などを記述する。

①自分の体調変化や疲労感などに気付くためのプログラム

概要

日常生活の記録表や生活記録表などを用いて1日のスケジュールや睡眠時間，気分の変化などを記載するものが多い。1日のスケジュールには予定と実際の行動を記載する。気分はプログラムごとに記載する。こまめに記載することで，そのときの感覚や感情を忘れないようにする意味もある。

ねらい

自分の日常生活を客観的にみる機会になる。予定どおりに日常生活が送れているかを確認し，日中の活動と睡眠のバランス，プログラムごとや朝夕などの気分と感情，行動が体調に関連していることを理解するための一助になる。

注意点

こまめに書かないと忘れてしまい適当につけることになる。そうなると客観的な指標としての価値が下がる可能性があるので実施前のオリエンテーションでねらいや目的などをきちんと理解してもらう必要がある。

②運動プログラム（図2）

概要

ヨガやストレッチなどを用いて運動をする。自分達で講師をすると参加者の能力などを把握しやすい。外部の講師を利用する場合は，事前に利用者のことや目的などについて打ち合わせしておく必要がある。

ねらい

運動をすることで体力を向上させる，身体感覚やボディイメージを高める，また，疲労感を感じることを目的にする。また運動は気分の変化を感じやすく，リワークプログラムの初期に使用しやすいプログラムである。

注意点

初めて参加した人のなかにはそれまでの休職の状況や病状，完璧にしたいという考えなどによって，「思ったほど体が動かなかった」と自己評価する方がいるので注意が必要である。運動が久しぶりという方はバイタルチェックなども行う。自己評価と，スタッフをはじめとする他者からの評価が異なる場合があり，そのすり合わせが必要な参加者もいる。

図2　ヨガプログラム

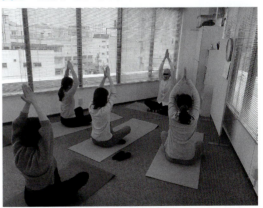

③心理教育（図3）

概要

疾患や障害，服薬，場合によっては睡眠リズム

や社会制度などについて講義を実施する。病気や服薬の内容は共通として，それ以外は，個々のリワークに参加されている方の困りごとや必要度に合わせて内容を追加することが望ましい。

ねらい

自分の病気や障害のことを正しく理解し，対処方法を身に付けることを目標にしている。必要な時期には服薬習慣や生活リズムの見直し，ときには飲酒などの習慣の見直しなど，生活全般における知識を高めることを目標にしている。

注意点

病気や障害に対して自身の受け入れが不十分な場合は，都合のよい部分だけを取り入れて解釈する可能性があるため，理解度をチェックする必要がある。

図3　心理教育プログラム

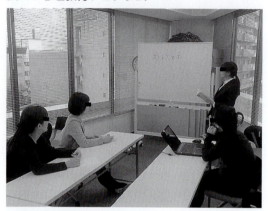

④個人プログラム

概要

会社を想定してパソコン作業などを実施する場合と，リワークプログラムの補足的に実施する場合がある。いずれにしても決まった時間，自分で課題を設定しそれに集中して行うというプログラムになる。作業内容は，パソコン入力，本を読んで要約する，仕事に必要な特定の資料作りなどが多い。

ねらい

一定時間，職場復帰を模擬的に実施するため集中力や作業スピードなどを確認することができる。また，本の要約では内容の理解度やまとめる力などを確認することができる。

注意点

個人プログラムの目標設定や目的が曖昧であると，集中して取り組むことができない利用者がいるため，オリエンテーションや活動中の様子観察も重要になってくる。

⑤認知行動療法

概要

認知行動療法はリワークプログラムで多く取り入れられているものの1つである。認知と行動の両面からの働きかけにより社会生活上の問題の改善や解決を図るプログラムである。リワークプログラムでは集団で実施することがある。また，イギリスでは，認知行動療法が第1選択で，すべての患者に推奨されるとしている[1,2]。

ねらい

環境・認知・気分・行動・身体の状態を相互に影響するととらえて，問題の解決方法を考える。周りの意見やスタッフの意見を取り入れることで認知の歪みや偏りを理解し修正することを促している。また問題を整理して解決方法を導き出すことで，行動の変容を促すことも目的にしている。なおプログラムの詳細については別章（p.248～）を参考にしてほしい。

注意点

支援者は研修などを受けてトレーニングをしたうえで実施する必要がある。また，記憶や注意などの機能が低下していると効果が表れにくい可能性がある。

⑥認知リハビリテーション

概要

パソコンゲームなどを用いて注意・記憶・遂行機能などのトレーニングと日常生活への般化な

どを意識した話し合いを行う。パソコントレーニングを週2日，話し合いを週1日程度実施する必要がある。そのため，参加者1人1台のパソコンを用意しておく必要がある。

ねらい

注意・記憶・遂行機能などの向上を目指す。ただし機能の向上だけでなく，recovery[5]（リカバリー）やwell-being（ウェルビーイング）などを意識して取り組むことが重要とされている。なおプログラムの詳細については別章（p.261～）を参考にしてほしい。

注意点

支援者は実施する前に一定の研修を受ける必要がある。また，統合失調症向けに作成されている内容が多く，リワークプログラムで実施する場合はその選定も重要になってくる。さらに本人の問題意識と仕事で必要な能力などに配慮した導入のタイミングも重要になってくる。

⑦社会認知プログラム

概要・ねらい

わが国において比較的容易に使用できる包括的なトレーニングとしてSCITとMCT[6]（meta-cognitive training：メタ認知トレーニング）がある。この2つについて記述する。

SCIT

SCIT[7]は，「表情認知」「状況の理解」「結合」の3つの段階で構成されている。訓練は，1回50分，週1日24週以上の頻度で1～2名の支援者により行われる。表情認知は，表情から得た情報を，日常生活と関連付けることである（図4）。表情の読み取りは，表情の変化に注目することで行うとされている。写真や動画を見て感情がわかりやすい表情とわかりにくい表情を区別し，理解する必要がある。

「状況の理解」では，結論への飛躍など間違いやすい点について教えるとともに，社会状況の認知の柔軟性を高める・事実と推測を区別するといったことを支援する。推察ではなく，事実から結論を引き出すことや曖昧さに対する忍耐を向上させることで，結論の飛躍傾向を減少させることもある。

「統合」では，今まで学んできたことを実践することになる。この段階では，参加者自身の対人

図4 表情を見るポイント

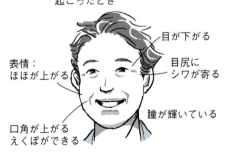
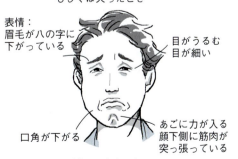

（文献7より改変引用）

関係の問題を用いて状況と行動計画を一緒に考え，結論への飛躍を避けて，事実と推察を区別し他者への対応を検討することになる。

MCT

MCTは，妄想や妄想的な概念の認知のインフラを変えることを目的にしている。8つのモジュール（①原因帰属②結論の飛躍Ⅰ③考えを変える④心の理論Ⅰ⑤記憶⑥こころの理論Ⅱ⑦結論の飛躍Ⅱ⑧自尊心と気分）で構成されている。これらのテーマに沿って認知の歪みに気付かせ，問題解決を図ることを目的にしている。また，集団での実施を想定している。特徴として内容が構造化されており，容易に導入できる，各国で実施されている，ほかの心理社会的介入法と連動させやすいことなどがある。本来，統合失調症向けに開発され，その日本語版が作成されているが，最近ではうつ病のためのMCTや個人向けMCTなども実施されている。

注意点

支援者は研修などを受けてトレーニングをしたうえで実施する必要がある。また，記憶や注意などの機能が低下していると効果が表れにくい可能性がある。どちらのトレーニングも週に1回実施した場合，4～5カ月間を要し，継続的で安定したリワークプログラムの参加が求められる。

⑧プレジョブプログラム

概要

会社に見立てて，リーダーとそのほかの役割を決め，出店のプロジェクトを実施することで自分の今の能力や問題について把握する。実際にお店を出すまでの流れは，出店要件やスケジュールの確認→リーダーの決定（必要な作業の洗い出し）→役割ごとの話し合い・準備，収支予算の作成→当日の運営→振り返り（売り上げ報告）→課題点の共有と次回への引き継ぎをすることになる。

ねらい

課題への取り組み方や疲労感，課題へ集中力のほか，ほかの参加者との交流や協調性，グループ内での役割行動，適切な自己主張，他者からのアイディアや注意などへの対処方法など，対人関係にかかわる評価ができる。また，議論内容などでスタッフが予想していない方向に行く可能性はあるが，会社での会議中の様子をイメージすることもできる。

注意点

スタッフが集団全体の仕事量をみておく必要がある。特にやりすぎる，完璧に仕上げることにこだわりすぎる人に対しては仕事量や納期などの時間の管理が必要になる。また，小グループに分かれての話し合いや作業が行われることもあるので，全体の仕事量だけでなく役割ごとに分かれた場合の動きや進捗状況も把握しておく必要がある。

精神科作業療法の活かし方

実際に作業療法士（OTR）がかかわるリワークプログラムが実施されている場面は，精神科作業療法以外にデイケア，福祉サービスの就労移行支援事業などである。精神科作業療法においては，OTRが実施者となるが，それ以外では多くが多職種と共同で実施することになる。この場合，OTRの活かし方を模索することになる。OTRに求められている点を挙げるとすれば①モチベーションの維持向上，②作業を用いたアセスメント・治療，③今起こっている問題をとおして将来

の困りごとを考えること，である．

　まず1つ目のモチベーションの維持はリワークプログラムの継続的な参加には欠かせない部分である．日本作業療法士協会では，生活行為向上マネジメント（MTDLP：management tool for daily life performance）を推し進めているが，リワークのなかでも仕事に対する興味やモチベーション，やりがいは重要な要素になる．そのため「なぜリワークプログラムが必要か」「復職に向けてどのようにリワークプログラムが役立つか」復職するためにリワークプログラムが必要という一般的な概念ではなく，「個々の問題を解決するのにどの部分が必要か」「どのような能力が身に付くか」「なりたい自分にどのように近付けるか」などを参加者に話すことで，リワークの意義を理解・納得してもらうことが重要になってくる．このようにモチベーションを維持するためのかかわりも精神科作業療法のなかで大事なことの1つになる．

　次の2つ目を考える．そもそもリワークプログラムには，OTRの決まった役割というものが存在していない．そのためOTRの視点を活かしたアセスメントやかかわりが求められている．リワークプログラムに限らずOTRは，作業を用いてアセスメント・治療をする専門職である．そのため実際にプログラムを体験してもらうことでアセスメントが進んでいくことを理解してほしい．うつ病をはじめとして休職中の方には知識も豊富で言語的なコミュニケーション能力が高い方が多数存在する．その様子から仕事はできている，しっかりやれていると感じてしまう．しかし，そのような場合も実際に作業を実施してもらいアセスメントすることが重要になる．意外な部分でできないことが発覚し，見た目と違った一面が見えてくることもある．

　また，リワークプログラムでは時間的な制約もあり，認知行動療法の知識や日常での活かし方などの知識を得てプログラムを終了することがある．もちろん知識がないよりあるほうがその後の生活や仕事で役立つことが十分に考えられる．可能であるなら実際に認知行動療法の知識を活かす場面を設定して体験してもらうことで，より効果が期待できる．実際やってみることで利用者からは「考えていたより難しかった」「聞いただけでわかったつもりになっていたが，やってみて自分の苦手なことがはっきりした」などさまざまな意見が出ることが多い．

　体験することにより気付いた，自分が苦手な部分は，実際に職場に戻ったときに失敗しやすい点，配慮が必要な場面といえる．体験の後は，これを訓練の場で活かすだけでなく，将来会社で起こる可能性のある問題としてとらえ，対処を考えておくとよい．この部分でOTRの専門性を発揮できると思われる．

　もちろん病気の知識や障害の特徴を充分に理解していることは前提になる．こうした視点をもつことで，参加者は自分自身にかかわる問題として，プログラムに取り組めるようになり，さらには，自分に必要なものとしてとらえ積極的に参加するようになるという，好循環が生まれる．

　このように単にリワークプログラムを提供するだけでなく，モチベーションを保つ，実際に体験してもらうことでアセスメントする，今起こっている問題をとおして将来困ることを想像することが精神科作業療法をリワークプログラムのなかで活かすために必要なことになってくる．もちろん利用者の日常生活に症状の影響はどの程度あるのか，1日をどのように過ごしているのか，当面の生活はどうしているかなど，生活全般を考えることもOTRには求められている．

留意点

　今回はリワークのプログラムを紹介したが，さまざまな手技を紹介すると，単にそれらの手技を勉強して実施することが精神科作業療法ととらえてしまう方もいるかもしれない。単に認知行動療法を行えばいい，認知リハビリテーションを実施すれば精神科作業療法になるという間違った使用に至ってしまう危険性がある。個々の治療方法は一定の訓練が必要なものもありそれらをしっかりと学ぶことは作業療法（OT）にとっても間違いではない。しかし，どのプログラムを選択するか，何が必要かはそのリワークプログラムの参加者個々の問題に合わせる必要がある。単に認知行動療法のみを提供する，運動プログラムだけを提供するというのでは精神科作業療法として成り立っていないのではないかと感じることがある。

　精神疾患による休職者が増加傾向にあるなかリワークプログラムでは今後，さまざまな取り組みがなされることが予想される。また，新たな治療方法が開発されることになるだろう。それらすべての治療方法に意味がないとは思わないが，利用する方の困りごとを中心においてそれを解決するために必要なプログラムは何かを検討しなければ，OTRが手技や治療方法に振り回される結果になるのではないかと感じている。この点を自分自身も肝に銘じてOTの強みを活かし，個々の利用者に必要なリワークプログラムが各地で提供されることを望んでいる。

引用文献

1) 秋山 剛：精神障害者の就労移行を促進するための研究，平成27年度 総括研究報告．
2) 五十嵐良雄：リワークプログラムの多様化に対応したプログラムのモデル化に関する研究，平成27年度 分担研究報告．
3) Roberts DL, Penn DL, Combs DR：社会認知ならびに対人関係のトレーニング治療マニュアル（中込和幸，兼子幸一，最上多美子，監訳），星和書店，2011．
4) 芳賀大輔：精神障がい者等の就労支援の新たな取り組み．リハビリテーション，2017．
5) National Institute for Health and Care Excellence (UK)：Generalised anxiety disorder and panic disorder (with or without agoraphobia) in adults: Management in primary, secondary and community care. 2011.
6) National Collaborating Centre for Mental Health (UK)：Psychosis and schizophrenia in adults: treatment and management: Updated Edition. 2014.
7) Anthony WA: Recovery from mental illness: the guiding vision of the mental health service system in the 1990s. Psychosoc Rehabil J, 16(4): 11-23, 1993.
8) Penn DL, Roberts DL, Combs D, et al: The development of the social cognition and interaction training program for schizophrenia spectrum disorders. Psychiatr Serv, 58(4): 449-451, 2007.
9) 石垣琢磨：メタ認知トレーニング（Metacognitive Traning；MCT）日本語版の開発．精神医学，54(9): 939-947, 2012.

索引
和文・欧文

●あ
アウトリーチ 25
青竹踏み 274
アセスメント 274
あたまならし 160
アルコール依存症 64, 174
アルツハイマー型認知症
.... 193, 197, 198
アルバイト 131
安定期 169

●い
医学モデル 9, 10, 62
医師 25
維持期 111, 170, 173, 246
依存グループ 234
一方向的 23
一般的外的治療構造 102, 103
一般的内的治療構造 102, 105
一般病院 40
今ここで 233, 235
医療観察法 86, 87
——病棟 86, 89

●う
うつ病 64, 203
運営母体 49
運動フロー 270
運動プログラム 163, 276
運動療法 186, 188, 268

●え
エルゴメータ 273
エンパワメント 24, 64

●お
お薬の満足度チェックシート
.... 240
オープンダイローグ 24
音楽療法 217, 218

●か
介護サービス包括型 79, 80
解釈 234
外出訓練 89
外的治療構造 102

外的内的治療構造 102, 104
外的な引き金 169, 172
外泊訓練 89, 135
回避性パーソナリティ障害 221
回復期 111
回復段階 110
外部サービス利用型 79, 81, 82
抱えること 233
学習障害 203
過食性障害 179
家族支援 244
活動記録表 135, 144
活動の構造化 107
加藤普佐次郎 3
カナダ作業遂行測定 152
からだならし 160
菅 修 3
簡易認知行動療法 253
環境調整 160
関係づくり 74
看護師 25, 87
観察法 192
患者-スタッフ協業 22
干渉波 274
関心期 246
カンファレンス 22
鑑別診断 41, 45
緩和期作業療法 38

●き
基底的想定グループ 234
機能分化 33
気分と疲労のチェックリスト
.... 118
気分の年輪 146
逆転移 26
急性期 110
急性期作業療法 36
休息 134, 140
休養 133, 140
境界性パーソナリティ障害 221
矯正療法 261
共同生活援助 79
強迫性障害 163
強迫性パーソナリティ障害 222
記録の保存義務 7

●く
薬に対する心構えの調査票 240
クライシスプラン 162
クラフト 139, 140
クリニカルパス 22
クリニック
——の環境 49
——の機能 49
——の立地 49
グループホーム 79
呉 秀三 2, 4
訓練法 229

●け
経済協力開発機構 34
芸術活動 184, 186, 188
芸術療法 228
継続期 112
元気回復行動プラン 126
健康自己管理 125

●こ
行動
——活性化 250
——期 170, 173
——障害 192
——特性 134, 136
国際疾病分類 第10版
.... 12, 16, 89, 143, 268
コグニサイズ 274
こころならし 160
個人
——OT 182, 216
——支援 84
——情報の保護に関する法律 ... 6
——情報保護法 6
——プログラム 278
コーピング 159
個別OT 89
コミュニティミーティング 24
コラム法 251
ゴール設定 94, 99
根拠のある作業療法 191
混合状態 149
コンサルテーション・リエゾン活
動 41, 44

283

●さ

災害精神科救護 — 42
再評価 — 94, 100
作業
　——感 — 269
　——機能障害 — 158
　——の構造化 — 107
　——バランス — 158
　——療法士 — 26
サテライト型住居 — 83
サテライトクリニック — 49
作動グループ — 234

●し

思案期 — 170, 173
自我心理学 — 232
時間の構造化 — 107
思考障害 — 120
事故防止 — 274
自殺企図 — 41, 44
自殺予防 — 41, 44
支持的精神療法 — 216
支持法 — 228
思春期OT — 218
疾患別デイケア — 54
実行期 — 246
実施計画 — 94, 99
知っ得クラブ — 245
疾病
　——管理とリカバリー — 125
　——教育 — 188
　——性 — 19
疾病及び関連保健問題の国際統計分類 — 157
指定通院医療機関 — 86
指定入院医療機関 — 86
自動思考 — 248, 252
児童思春期精神医療 — 41
自動車運転 — 195
自閉症スペクトラム障害
　— 133, 203, 205, 206
司法精神科作業療法 — 88
社会
　——行動リズム表 — 144
　——生活技能 — 256
　——生活技能訓練 — 257
　——的入院者 — 61
　——的認知 — 256
　——的問題解決と意思決定 — 256
　——認知機能障害 — 263
　——認知プログラム — 279
　——認知リハ — 266
　——復帰調整官 — 87
　——モデル — 24
習慣化 — 269
週間活動記録表 — 150, 152, 242
集結期 — 113
集合的無意識 — 234
修正型電気けいれん療法 — 42
集団
　——活動 — 186, 196
　——支援 — 84
　——認知行動療法 — 253
　——療法 — 229
　——OT — 217
自由度 — 104
周辺症状 — 197
就労移行支援事業 — 68
就労継続支援A型事業 — 68
就労継続支援B型事業 — 68
就労ゼミ — 131
主観的運動強度 — 144, 271, 272
主体性 — 269
準備期 — 170, 173, 246
障害者雇用促進法 — 68
障害者差別解消法 — 6
障害者就業・生活支援センター
　— 70, 72
障害者総合支援法 — 68, 70
障害調整生命年 — 73
障害を理由とする差別の解消の推進に関する法律 — 6
情報収集 — 94
初回エピソード精神病 — 211
職能回復プログラム
　— 184, 186, 188
職場適応援助者支援事業 — 70
ショートケア — 34, 54, 55
ジョブコーチ — 70
自立生活技能 — 125
事例性 — 19
神経性
　——過食症 — 179, 180
　——無食欲症 — 186, 188
　——やせ症 — 179, 180
神経認知機能障害 — 261
心神喪失者等医療観察法 — 5
身体
　——合併症医療 — 41, 44
　——感覚レベル — 214
　——状況の把握 — 61
　——症状症 — 222
　——表現性障害 — 42
心的関係の構造化 — 108
身辺処理 — 121
心理教育
　— 125, 128, 154, 163, 277, 278
心療内科 — 51, 53
心理療法 — 226
心理療法士 — 87

●す

睡眠 — 158
睡眠−覚醒リズム — 118
スタッフ協業 — 22
ストレス対処 — 121
ストレッチ — 139, 140
　——運動 — 274
ストレングス — 28, 62
　——モデル — 62
スペクトラム — 17

●せ

性格特性 — 179
生活
　——技能訓練 — 23
　——機能と障害 — 26
　——記録表 — 135, 136
　——チェック表 — 218
　——モデル — 10
脆弱性−ストレス−対処力量モデル — 19
脆弱性−ストレスモデル — 18
精神衛生法 — 4
精神科 — 51, 53
　——アウトリーチ — 59
　——医 — 87
　——クリニック — 47
　——専門療法 — 42
　——退院前訪問指導 — 238
　——デイケア — 244
　——訪問看護 — 244
精神疾患の診断・統計マニュアル
　— 16, 157

精神病院 32
精神病者監護法 4
精神病発症危険状態 211
精神病未治療期間 211
精神分析療法 228
精神保健福祉士 25, 87
精神保健福祉法 5
精神保健法 5
精神療法 226, 230
摂食障害 42, 179
セラチューブ体操 273
セルフケア 243
前思案期 170, 173
前頭側頭型認知症 194
専門的多職種チーム 87, 130

● そ
双極性障害 77
双極Ⅱ型障害 149
躁状態の場合 149
双方向的 23, 24
底上げ 167
底つき 167

● た
退院前不安 126
大うつ病性障害 138
退行 27
代謝当量 144, 271, 272
代償 101
対象行為 86
代償的・適応的アプローチ 261
対処行動 159
対人交流 121
短期ゴール 99
短期目標 139

● ち
地域移行支援作業療法 36
地域障害者職業センター 70
地域生活支援作業療法 38
チーム 21
　　　──医療 21, 22
注意欠陥多動性障害 203
注意サイン 215
　　　──シート 144
中立性 232
治癒像の視覚化 219

長期ゴール 99
長期目標 138
直面化 233
治療段階 112
治療臨界期 211

● つ
追体験 158
つがいグループ 234

● て
デイケア 34, 52, 54, 55, 130
デイナイトケア 34, 54
デュアルタスク運動 274
転移 232

● と
投影 233
　　　──同一視 233
動機付け面接法 238
統合失調症
　　　 15, 16, 18, 64, 216, 264
　　　──スペクトラム障害 264
　　　──の行動特性 120
洞察 233
　　　──法 228
逃走－逃避グループ 234
導入期 112
特定不能摂食障害 179
トップダウン 12, 63
取り込み 233

● な
内的な引き金 169, 172
ナイトケア 34, 54
内容 233
難治性うつ病 42, 45

● に
二次障害 204
日常生活記録表 251
日常の気分グラフ 144
入院生活チェックリスト 118
入眠困難 224
認知 248
　　　──機能 121
　　　──機能障害 120, 261, 262

　　　──機能リハビリテーション
　　　 128
　　　──矯正療法 262
　　　──行動療法 23, 163, 248, 278
　　　──再構成法 251
　　　──リハビリテーション
　　　 261, 278

● ね，の
年代別デイケア 54
脳血管性認知症 193

● は
廃用症候群 196
バウムテスト 150, 154
場所の構造化 107
パーソナリティ障害 220
パターナリズム 9
パニック障害 203
ハネムーン期 169, 171
ハームリダクション 169
パラレル 28
　　　──OT 128
ハローワーク 70
般化 259
パンフレット 122

● ひ
ヒエラルキー 22
ひきこもり 204, 218
ひとならし 160
人の構造化 108
否認 167
評価計画 95
評価実施計画 94
表現法 228
表出技能 256
標準化復職準備性評価シート
 144
表情 279
　　　──シート 217, 218

● ふ
フォローアップ 94, 100
副作用チェックシート 240, 242
復職支援 73
復職準備性 147
服薬状況 192

物質関連障害および嗜癖性障害群 ……… 167
物理療法 ……… 274
不登校 ……… 204
不眠障害 ……… 223, 224
プライマリケア医 ……… 41
プレジョブプログラム ……… 280
分裂 ……… 233

●へ, ほ
壁期 ……… 169, 172
棒体操 ……… 274
母子関係 ……… 232
ホットパック ……… 274
ボトムアップ ……… 11, 12, 63
ほどよい母親 ……… 233
ボール体操 ……… 273

●ま
マインドフルネス ……… 162
マインドフルネス作業療法 ……… 162, 229
マンネリ化 ……… 74, 76

●む
無関心期 ……… 245

●め
明確化‐直面化‐解釈 ……… 234
メタ認知 ……… 120, 262
── トレーニング ……… 253

●も
妄想分裂ポジション ……… 233
模擬的な作業 ……… 62
モジュール ……… 258
モデリング ……… 259
森田療法 ……… 229
問題解決技能訓練 ……… 258
問題解決技法 ……… 253

●や
薬物療法 ……… 133, 134, 163, 216
役割遂行能力 ……… 121
矢谷令子 ……… 3

●ゆ
有酸素運動 ……… 271

●よ
陽性症状の認知行動療法 ……… 125
ヨガ ……… 277
抑うつポジション ……… 233

●ら
ラジオ体操 ……… 272

●り
リアルオキュペーション ……… 59, 62
リエゾンチーム ……… 44
理学療法士及び作業療法士法 ……… 6
リカバリー ……… 64, 238
力動 ……… 232
── 精神医学 ……… 232
リズム体操 ……… 272
離脱期 ……… 169, 171
リハビリテーションゴール ……… 138
リハビリテーション準備性 ……… 89
両価性 ……… 167, 181
リラクセーション ……… 274
リワーク ……… 28, 73
── プログラム ……… 276
臨界期動揺 ……… 135
臨床心理士 ……… 25

●れ
レジスタンス運動 ……… 273
レジリエンス ……… 19, 64
レビー小体型認知症 ……… 193

●ろ
老年期うつ病 ……… 133, 223
ロールプレイ ……… 257

●A
A型事業 ……… 70
ACT ……… 24
AD ……… 193
Adolf Meyer ……… 2
Alzheimer's disease ……… 193
AN (anorexia nervosa) ……… 179, 180
ARMS (at-risk mental state) ……… 211

●B
B型事業 ……… 70
BED (binge-eating disorder) ……… 179
BN (bulimia nervosa) ……… 179, 180
bottom-up approach ……… 114
BPSD ……… 197, 201

●C
Carl Gustav Jung ……… 234
CBGT ……… 253
CBT (cognitive behavior therapy) ……… 23, 248, 253
Claudius Galenus ……… 2
contained ……… 233
COPM ……… 152, 154
critical period ……… 211

●D
DAI-10 ……… 240
DALY (disability-adjusted life year) ……… 73
dementia with Lewy bodies ……… 193
DSM-5 (Diagnostic and Statistical Manual of Mental Disorders, Fifth Edition) ……… 16, 73, 143, 157, 167, 220, 276
DLB ……… 193
Donold Woods Winnicott ……… 233
DUP (duration of untreated psychosis) ……… 211
dynamics ……… 232

●E
eating disordered ……… 179
EBOT (evidence-based occupational therapy) ……… 191
EDNOS (eating disorder not otherwise specified) ……… 179
Emil Kraepelin ……… 15
empowerment ……… 64
Eugen Bleuler ……… 16

●F
FEP (first episode psychosis) ……… 211
FTD (frontotemporal dementia) ……… 194

INDEX

●G
generalization ……………………… 259
good enough mother ……………… 233
GRID評価 ……………………………… 159

●H
harm reduction …………………… 169
Heinz Kohut ………………………… 233
Here & Now …………………… 233, 235
Hermann Simon ……………………… 2
holding ……………………………… 233

●I
ICD-10 (International Classification of Diseases, Tenth edition) …………………… 16, 157
ICF (International Classification of Functioning, Disability and Health) ……… 12, 16, 24, 27, 89, 143, 150, 152, 268
IMR (illness management recovery) ……………… 125, 128, 130
International Statistical Classification of Diseases and Related Health Problems …… 157
Inventory Scale for Mood and Sense of Fatigue ………………… 118
ISDA (Inventory Scale of Daily Activities for Sub-acute In-patients) ………………… 118, 151, 154

●K, M
Kurt Schneider ……………………… 16
MBOT (mindfulness based occupational therapy) …………………………… 162, 229

MCT (metacognitive training) ……………………… 253, 264, 280
MDT (multi disciplinary team) ……………………………… 87, 89, 130
Melanie Klein ……………………… 232
metabolic equivalents …… 144, 271
METs …………………… 144, 271, 272
modeling …………………………… 259

●N
NEAR (neuropsychological educational approach to cognitive remediation) ……… 129

●O
occupation as ends ……………… 114
occupation as means …………… 114
occupation entered treatment ……………………………………… 114
OECD (Organisation for Economic Cooperation and Development) ………………… 34

●P
PD (personality disorder) …… 220
Philipp Pinel ………………………… 2
place then train アプローチ …… 63

●R
rating of perceived exertion ……………………………………… 271
real occupation …………………… 59
recovery ……………………… 64, 279
resilience …………………………… 64
Robert D Stolorow ……………… 233

RPE (rate of perceived exertion) ……………………… 144, 271, 272

●S
Samuel Tuke ………………………… 2
SCIT ………………… 264, 266, 279
SDS ………………………………… 154
SICL (Social and Independent Living Skills) ………………… 125
Sigmund Freud ………………… 157, 232
SMSF …………………… 118, 151, 154
SST (social skills training) ……………………… 23, 257, 259
strength …………………………… 62

●T, V
Thomas H Ogden ………………… 233
top-down approach ……………… 114
train then place アプローチ …… 63
VaD (vascular dementia) ……… 193

●W
waypower …………………………… 260
well-being ………………………… 266
Wilfred Ruprecht Bion ………… 233
willpower …………………………… 260
WRAP (Wellness Recovery Action Plan) ……………………… 126
WSM (Wellness Self Management) ……………………… 125

●数字
4重の治療構造 …………………… 102
10-item version of the drug attitude inventory …………… 240

精神科作業療法の理論と技術

2018年	4月	10日	第1版第1刷発行
2023年	8月	30日	第4刷発行

- ■編　集　早坂友成　はやさか　ともなり
- ■発行者　吉田富生
- ■発行所　株式会社メジカルビュー社
  〒162-0845　東京都新宿区市谷本村町2-30
  電話　03(5228)2050(代表)
  ホームページ　https://www.medicalview.co.jp

  営業部　FAX　03(5228)2059
  　　　　E-mail　eigyo@medicalview.co.jp

  編集部　FAX　03(5228)2062
  　　　　E-mail　ed@medicalview.co.jp

- ■印刷所　三美印刷株式会社

ISBN 978-4-7583-1925-6　C3047

©MEDICAL VIEW, 2018.　Printed in Japan

- ・本書に掲載された著作物の複写・複製・転載・翻訳・データベースへの取り込みおよび送信（送信可能化権を含む）・上映・譲渡に関する許諾権は，（株）メジカルビュー社が保有しています．
- ・JCOPY〈出版者著作権管理機構　委託出版物〉
  本書の無断複製は著作権法上での例外を除き禁じられています．複製される場合は，そのつど事前に，出版者著作権管理機構（電話 03-5244-5088, FAX 03-5244-5089, e-mail：info@jcopy.or.jp）の許諾を得てください．
- ・本書をコピー，スキャン，デジタルデータ化するなどの複製を無許諾で行う行為は，著作権法上での限られた例外（「私的使用のための複製」など）を除き禁じられています．大学，病院，企業などにおいて，研究活動，診察を含み業務上使用する目的で上記の行為を行うことは私的使用には該当せず違法です．また私的使用のためであっても，代行業者等の第三者に依頼して上記の行為を行うことは違法となります．